类风湿关节炎防治问答

主　编

徐　军

副主编

汪玉萍　贾　勤　叶翔尔

编著者

（以姓氏汉语拼音为序）

曹卫众　陈能芳　陈玉申　戴雅琴

高　玮　高艳明　贾　勤　李大军

李　哲　刘　冰　商丹英　汪四花

汪玉萍　王晓飞　夏　燕　徐　军

叶翔尔　于增志　张晓春　朱红英

金盾出版社

内 容 提 要

本书共分诊断篇和防治篇,以问答的形式简单介绍了类风湿关节炎的概述、病因、病理、发病机制、临床表现、实验室检查、影像学检查、诊断标准及鉴别诊断等;详细叙述了类风湿关节炎的防治,包括防治的目的、基本原则、具体措施和详细方法,其中包括药物治疗、中医辨证施治、关节保护技术、物理因子疗法、运动疗法、康复治疗、饮食疗法和其他防护措施等。其内容丰富,通俗易懂,图文并茂,科学实用,适合类风湿关节炎患者及其家属阅读,也适合社区医师、基层医务人员参考。

图书在版编目(CIP)数据

类风湿关节炎防治问答/徐军主编.— 北京 :金盾出版社,2015.12(2017.9 重印)

ISBN 978-7-5186-0503-3

Ⅰ.①类… Ⅱ.①徐… Ⅲ.①类风湿性关节炎—防治—问题解答 Ⅳ.①S593.22-44

中国版本图书馆 CIP 数据核字(2015)第 203268 号

金盾出版社出版、总发行

北京太平路 5 号(地铁万寿路往南)

邮政编码:100036 电话:68214039 83219215

传真:68276683 网址:www.jdcbs.cn

封面印刷:北京印刷一厂

正文印刷:北京万博诚印刷有限公司

装订:北京万博诚印刷有限公司

各地新华书店经销

开本:850×1168 1/32 印张:10.75 字数:269 千字

2017 年 9 月第 1 版第 2 次印刷

印数:4 001～7 000 册 定价:32.00 元

(凡购买金盾出版社的图书,如有缺页、倒页、脱页者,本社发行部负责调换)

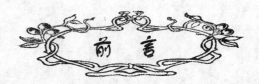

前　言

　　类风湿关节炎是以对称性多关节炎为主要表现的异质性、系统性疾病。由于其发病部位不但累及多个关节，出现关节结构破坏、畸形等问题，从而影响患者的运动功能，而且还可造成关节外其他器官的病变，进一步导致患者生活质量下降。因此，强调类风湿关节炎的诊断和防治十分重要。

　　然而，与骨关节炎、强直性脊柱炎等其他风湿免疫性疾病一样，类风湿关节炎的病因不明，有多种因素可导致其发生或加重。因此早期发现，采用药物治疗、康复治疗和外科治疗等综合治疗手段，以积极控制病情发展，努力提高患者的生活质量，这是类风湿关节炎防治的有效途径。

　　本书沿袭了《关节养护与骨关节炎防治》与《强直性脊柱炎防治问答》的写作风格，即以疾病的诊疗思路为编写框架，在简要介绍与类风湿关节炎相关的病理和发病因素等内容的基础上，详细介绍了类风湿关节炎的诊断和防治知识。其中，着重突出了类风湿关节炎的康复治疗内容。

　　在编写过程中，力图通俗易懂、图文并茂、科学实用，以使广大患者、读者能够在书中寻找到解决部分困扰问题的可行方法。同时，基于编写所涵盖的内容，本书也可供基层医务人员参考。

　　当然，由于知识的深度与广度所限，本书难免疏漏与错误杂陈，因此也殷请广大读者批评指正，以求在今后不断修正、提高。

作　者

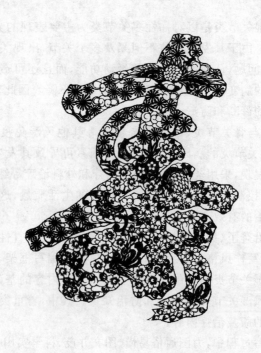

CONTENTS 目录

诊断篇

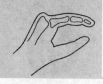

目　录

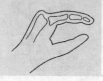

防治篇

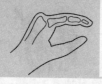

目 录

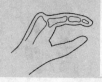

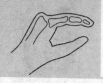

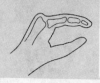

12

诊 断 篇

1. 什么是类风湿关节炎

类风湿关节炎是以对称性多关节炎为主要表现的异质性、系统性疾病。具体而言,对称性指的是双手、双足、双腕、双膝等关节同时发病;关节炎指的是除有关节疼痛外,还有关节周围软组织肿胀或积液;所谓多关节炎指的是至少 3 个关节区(如近端指间关节、掌指关节、肘关节、膝关节、腕关节、跖趾关节等)存在关节炎。类风湿关节炎患者全身所有关节均可受累,但最常累及的关节是腕关节、掌指关节、近端指间关节,其次是足趾关节、膝关节、踝关节、肘关节和肩关节等(图 1)。

类风湿关节炎最常见的临床表现为关节肿胀、疼痛和晨僵。其中,所谓的晨僵是指早晨起床后关节僵硬、肿胀,不能活动,或是活动受限,要 1 小时以后才能恢复,严重时 4～5 小时才能恢复。类风湿关节炎若未得到及时、规范的诊疗,则可能会出现关节结构破坏、畸形等问题,典型的畸形有手指天鹅颈样畸形和纽扣花样畸形等。关节强直和畸形会进一步影响关节功能,导致患者生活质量下降。

除关节症状之外,类风湿关节炎患者还会出现皮肤色素沉着、贫血、血小板增多、肺间质病变、胸膜炎、心包炎等损害。少数患者还可见到类风湿结节,类风湿结节多见于肘关节背侧、指关节、骶骨突、枕骨突和腓肠肌腱等处。多数类风湿关节炎患者实验室检查表现为血类风湿因子阳性、抗环瓜氨酸肽抗体阳性、血沉加快、C 反应蛋白增高。类风湿关节炎患者 X 线检查可发现病变的关节有骨侵蚀等破坏性改变,或是局限性脱钙,晚期因骨关节破坏而

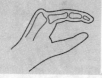

出现关节畸形。

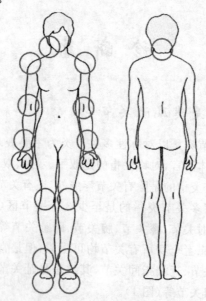

图 1 类风湿关节炎好发关节

总之，类风湿关节炎是由自身免疫紊乱造成的全身性疾病，以侵蚀性关节炎为特征，患者存在关节肿痛、晨僵等临床症状，以及骨侵蚀、畸形等关节破坏性改变，甚至还会出现内脏器官系统的损害，同时血沉加快、类风湿因子阳性。而且，由于类风湿关节炎属于慢性、进行性、侵蚀性疾病，容易造成患者残疾，并丧失生活自理能力。因此，类风湿关节炎需要治疗的时间较长，可长达数年至数十年，有时甚至是终身。

2. 哪些是类风湿关节炎的主要易感因素

（1）感染因素：有人认为病毒及细菌感染可能是类风湿关节炎发病的主要诱因。研究发现，EB（Epstein-Barr）病毒及来自于结核分枝杆菌的 65KD 热休克蛋白可以引发机体的自身免疫反应，诱发类风湿关节炎。很多类风湿关节炎患者的滑膜中可找到细小病毒 B19，还有巨细胞病毒、肝炎病毒及人类免疫缺陷病毒（HIV）等，也与类风湿关节炎发病有关。

（2）遗传因素：类风湿关节炎具有复合遗传病的特征，如不完全外显率、遗传变异、多基因参与。如果父母双方有一人患类风湿关节炎，其子女的患病率为 2%～5%，单卵双生子同患类风湿关节炎的一致率为 30%～50%，由此提示，类风湿关节炎发病有家族倾向。大量研究证实，类风湿关节炎与人类白细胞抗原某些表型相关。其他可疑的遗传因素包括免疫球蛋白基因重组、细胞因子及其增强子的基因多态性、T 细胞受体基因等。

（3）内分泌因素：雌激素、孕激素、雄激素、泌乳素、催产素等性激素与类风湿关节炎发病有关。雌激素、雄激素、孕激素或其代谢产物可通过各自的结合蛋白、受体或介导蛋白对类风湿关节炎的发病和演变产生影响。服用避孕药的妇女及妊娠妇女患病率低，约 75% 的女性患者在怀孕后症状会减轻，而通常在产后症状复发；男性患者则血清睾酮水平下降。

3. 类风湿关节炎还有哪些诱发因素

（1）环境因素：类风湿关节炎的发病率具有在温带、寒带和亚热带高，热带低；潮湿地区高，干热地区低的特点。因此，潮湿、寒冷环境是类风湿关节炎的诱发因素之一。如果长期居住在潮湿、寒冷的环境中，机体内环境平衡失调，分泌炎性细胞因子增多，引起炎性反应，会诱发类风湿关节炎。此外，潮湿、寒冷的环境还会加重患者病情。潮湿、寒冷的环境造成类风湿关节炎患者关节及周围血管、神经功能不全，血管舒缩缓慢、不充分，并且皮肤温度升降迟缓。同时，潮湿环境湿度增加，致使骨关节神经的敏感性增加；寒冷环境，血流缓慢，血液中和滑膜内纤维蛋白原增多，血中肾

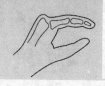

上腺素水平增高,甚至暂时性血栓形成,加上温度下降时血液中冷球蛋白凝集及滑液中透明质酸含量增多,致使滑液黏度增高,加大关节运动阻力,从而使关节疼痛加重。

(2)精神因素:长期精神压力过大,突然遭受外伤应激刺激,会诱发类风湿关节炎。长期、反复的精神刺激(如长期辛苦劳作、疲劳过度)可引起交感神经兴奋,内分泌失调。人体在遭遇重大精神刺激后,会发生急性应激反应,体内各种激素水平失衡,导致促炎性因子分泌增多。当患者携带有类风湿关节炎易感基因时,可诱发类风湿关节炎。

(3)生活习惯:吸烟、饮酒、每日饮用超过3杯咖啡等不良生活习惯也会诱发类风湿关节炎。男女吸烟者,类风湿关节炎的患病风险增加;男性吸烟者,类风湿关节炎患病风险增加4倍以上。研究表明,随吸烟量的增加,患者类风湿因子的效价增高,同时吸烟可导致广泛的血管内皮损伤,与血管炎的发生或加重有关。此外,长期吸烟、饮酒和过量饮用咖啡还会导致内分泌失调,增加类风湿关节炎发病的危险因素;干扰药效发挥,降低药物作用;影响类风湿关节炎治疗效果。

总之,类风湿关节炎的发病与多种因素有关。其中,感染是引起类风湿关节炎发病或激发免疫反应启动的因素,遗传造成了类风湿关节炎的易感性,多种复杂的致病因子参与了类风湿关节炎患者关节与全身免疫紊乱过程。

4. 哪些人易患类风湿关节炎

从上述类风湿关节炎的病因中不难发现,易患类风湿关节炎的人群包括:①血缘亲属(如父母亲、爷爷、奶奶、兄弟姐妹等)患有类风湿关节炎者。②血缘亲属中患有其他风湿病(如干燥综合征、系统性红斑狼疮、硬皮病等)者。③患有某种自身免疫性疾病(如自身免疫性甲状腺炎等)者。④女性。类风湿关节炎的男女患病比例约为 1:3。尤其是更年期妇女、产后妇女。⑤50～60 岁的中老年人。类风湿关节炎的高发年龄为 50～60 岁，男性发病率随年龄增长呈不断增加趋势；女性发病率于 50～75 岁达到平台期，此后发病率逐渐降低。⑥长期处在寒冷、潮湿的工作环境或居住环境者，可能导致类风湿关节炎的发生或病情加重，原因在于不良的环境因素对全身免疫系统可能具有刺激作用。⑦不良生活习惯，如长期吸烟者。⑧长期精神压力过大，处于紧张劳累状态者。

上述人群属于类风湿关节炎的高危人群，与普通人群相比，更具有罹患类风湿关节炎的危险性。

5. 为什么女性容易患类风湿关节炎

类风湿关节炎女性患者比例较高，并显示如下特点：更年期女性的发病率明显高于同龄男性及老年女性；产后发生类风湿关节炎的患者明显增多；病情进展比较快，也更为严重。那么，为什么女性容易患类风湿关节炎呢？

（1）与雌激素等性激素水平有关：女性类风湿关节炎患者体内雄激素作用或促蛋白合成作用的激素代谢产物含量水平明显降低。服用避孕药的女性中，类风湿关节炎的发病率较未使用者低 50% 左右。患类风湿关节炎的女性于月经期或妊娠 2～3 个月后，其症状可缓解，月经后或产后其关节炎症状又迅速恶化，没有生育过的女性类风湿关节炎发病率高于多产妇及绝经期女性。由此表明，女性雌激素水平高是女性类风湿关节炎发病率高的原因。而孕激素则可能减缓类风湿关节炎发生。性激素通过免疫作用导致疾病变化。男性类风湿关节炎患者雄激素代谢产物呈现低水平状态的特点也是佐证。女性患者妊娠期间病情明显减轻，发病率明显下降的原因是，在妊娠期母亲体内的雌激素、孕激素、皮质类固醇增加。在这个阶段，与 Th1 相关的细胞因子减少，与 Th2 相关的细胞因子增加，促炎性细胞因子减少。此外，胎儿与母体 HLA

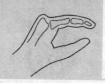

不相容时,病情会减轻。产后病情加重的原因为,母体内的孕激素、雌激素、皮质类固醇、促肾上腺皮质激素释放激素的水平相继下降。产后哺乳可以促进母体分泌泌乳素和催产素,这两种激素能够抑制皮质类固醇的产生。上述这些激素的变化导致肾上腺皮质激素和性腺激素的相对缺乏,使得对炎症反应的抑制作用被削弱,造成产后类风湿关节炎病情加重。

(2)遗传因素:女性类风湿关节炎发病率高的另一个原因是血清中出现免疫球蛋白 G(IgG)的含量取决于 X 染色体的数量,女性的 X 染色体为两条,因此女性比男性患类风湿关节炎的概率大。

6. 类风湿关节炎的发病机制是什么

(1)分子模拟学说:类风湿关节炎可能是由某些抗原,对具有敏感性的某些遗传背景的人,刺激产生免疫反应后而发生。对自身免疫病而言,环境中的刺激抗原在发病时起作用,不一定持续存在,而以后的持续发展为分子模拟作用。分子模拟可理解为环境中抗原与自身抗原相似发生交叉反应,环境中抗原消失后自身抗原使免疫反应得以延续。分子模拟学说认为,外来抗原在分子结构和(或)抗原性上与机体某种抗原相似而造成对自身抗原的交叉反应(自身免疫性)。这种自身抗原经过携带人类白细胞抗原(HLA)-DR 分子的抗原呈递细胞的吞噬、加工,激活了 T 细胞,从而发动和驾驭了类风湿关节炎的整个病程。人体的自身抗原可能有软骨的Ⅱ、Ⅳ、Ⅵ型胶原及其他的软骨和软骨细胞抗原。但是,真正的致关节炎抗原可能还是不清楚。类风湿关节炎患者滑膜组织中的巨噬细胞、树突状细胞、血管内皮细胞、B 细胞、激活的 T 细胞,甚至滑膜成纤维细胞样细胞均高度表达 HLAⅡ类分子,均可能作为抗原呈递细胞。

(2)T 细胞免疫反应学说:环境中抗原在关节引起反应后释放

足够量细胞因子,使局部的抗原呈递细胞大大增强,使原属于隐匿的自身抗原得以呈递给逃脱被消灭的或逃脱免疫耐受的免疫活性T细胞。类风湿关节炎滑膜组织经酶消化后散成单个细胞,其中T细胞占 30%～50%,大部分为 CD4$^+$ 细胞,高于 CD8$^+$ 细胞 4～14 倍。T细胞活化后产生大量细胞因子,这些细胞因子进一步刺激巨噬细胞及 T 细胞产生免疫反应。接下来滑膜细胞免疫反应,B细胞产生自身抗体可形成免疫复合物,引起关节局部和其他部位病损。

7. Th1/Th2 细胞因子失衡在类风湿关节炎发病机制中起什么作用

近来研究表明,辅助性 T 细胞亚群 Th1 和 Th2 细胞及其分泌细胞因子水平失衡与类风湿关节炎的发生密切相关。Th1 细胞主要分泌白介素-2、γ 干扰素和肿瘤坏死因子-α。Th2 细胞主要分泌白介素-4、白介素-5 及白介素-10。在生理条件下,这两种细胞亚群之间存在动态平衡及相互抑制。这种动态平衡一旦被打破,机体则处于 Th1 占优势或 Th2 占优势的状态,并由此导致疾病的发生。

研究表明,类风湿关节炎发病中起重要作用的是 Th1 细胞。当 Th1 细胞活性超过 Th2 细胞活性时,就可诱发类风湿关节炎。自身反应性 Th1 细胞通过对自身成分的免疫应答诱导和维持滑膜炎症,最终可导致关节软骨的破坏。并且,这些 T 细胞还可通过分泌细胞因子影响其他免疫细胞活性,如促进巨噬细胞活化等。因此,Th1/Th2 细胞因子失衡对类风湿关节炎的早期诊断及早期治疗具有重要指导意义,尤其是以细胞因子为靶向治疗的生物治疗。控制 Th1 型细胞因子的产生或补充 Th2 型细胞因子,如白介素-4、白介素-10,调节它们的平衡可能具有治疗意义。

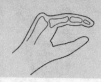

8. 趋化因子在类风湿关节炎发病中起作用吗

趋化因子是一类具有化学趋化作用的免疫分子,具有吸引白细胞移行到感染部位的功能,在炎性细胞迁移、浸润等炎症反应中起重要作用。

每一种趋化因子具有 4 个保守的半胱氨酸残基,根据其中 2 个残基位置的不同,可将趋化因子分为 4 大超基因家族,即 CXC、CC、C 和 CX3C。与每一种趋化因子相对应的其受体则命名为 CXCR、CCR、CR 和 CX3CR。同时,也可将趋化因子视为配体,将趋化因子各家族分类为 CXCL(包括 16 种趋化因子、CXCL1、CXCL28)、CCL(包括 CCL1、CCL28)、XCL(包括 XCL1、XCL2)和 CX3CL1。在类风湿关节炎发病过程中,趋化因子主要由滑膜的巨噬细胞产生,可对中性粒细胞、淋巴细胞、单核细胞等产生趋化作用,其中起主要作用的趋化因子如下。

(1)CXC 趋化因子超基因家族:在类风湿关节炎中起重要作用的种类较多。CXC 主要对中性粒细胞产生化学趋化作用,并能促进黏附分子表达、细胞与基质间的相互作用、细胞骨架的重新构建、中性粒细胞的"呼吸爆炸"及其他炎症反应。

(2)CC 趋化因子超基因家族:与类风湿关节炎相关的 CC 也有 4 种之多。CC 主要对单核细胞产生化学趋化作用。此外,对 T 细胞、NK 细胞、嗜酸性粒细胞、嗜碱性粒细胞等,也具有一定的趋化作用。

(3)趋化因子的受体:类风湿关节炎患者的滑膜液和滑膜组织中的 T 细胞主要表达 CXCR3 和 CCR5 这两种受体,滑膜液中的单核细胞主要表达 CCR5,提示 CCR5 在类风湿关节炎的发病机制中可能起作用。

由此可见,趋化因子在类风湿关节炎的发病中起重要的作用。直接抑制趋化因子及其受体,可治疗类风湿关节炎。应用趋化因子及其受体的抗体以抑制炎性淋巴细胞在滑膜的浸润,从而阻断慢性滑膜炎的发生、发展,将会成为未来治疗类风湿关节炎的一个方向。

9. 基质金属蛋白酶在类风湿关节炎破坏中起什么作用

基质金属蛋白酶是一种蛋白水解酶,主要功能为破坏胶原和蛋白多糖,在胞外基质的降解和重塑中起重要作用。基质金属蛋白酶包括胶原酶和分解蛋白多糖的酶类,分别由成纤维细胞、巨噬细胞、软骨细胞、中性粒细胞等分泌。上述细胞分泌时均以无活性的酶原形式存在。而激活后的酶中含有半胱氨酸和活化的锌离子。

天然的Ⅱ型胶原纤维不会被一般的蛋白水解酶所消化,但属于基质金属蛋白酶的胶原酶在中性环境中却可以直接使天然的Ⅱ型胶原纤维裂解成片段——明胶形成,而明胶可被其他基质蛋白酶和一般的蛋白酶进一步消化。与Ⅱ型胶原不同的是,其他类型的胶原纤维可直接被基质金属蛋白酶所降解、消化。在类风湿关节炎,属于基质金属蛋白酶的胶原酶主要破坏蛋白多糖的聚合体,解聚的蛋白多糖再由其他蛋白酶所消化。

类风湿关节炎受累关节的炎症滑膜和血管翳可能是某些基质金属蛋白酶的主要来源。90%以上的滑膜衬里层细胞(成纤维细胞和巨噬样细胞)含有这些基质金属蛋白酶。由衬里层细胞分泌的酶或酶原,可通过滑膜作用于无血管翳附着的部分软骨。滑膜液中的中性粒细胞分泌的基质金属蛋白酶可直接作用于软骨基质,更主要的是与软骨相连接的血管翳细胞含有大量的胶原酶,可直接对软骨进行破坏。

10. 骨桥蛋白与类风湿关节炎有什么关系

骨桥蛋白是激活的巨噬细胞、淋巴细胞等分泌的一种磷酸化

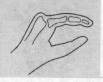
糖蛋白,广泛存在于细胞外液、炎症部位和骨组织的细胞间质,能够参与组织修复、自身代谢等功能,并在免疫系统中具有重要的趋化作用,可促进巨噬细胞和树突状细胞向炎症部位聚集,但如何参与炎症的作用机制不太清楚。

类风湿关节炎患者关节滑膜液中骨桥蛋白含量增高。骨桥蛋白在类风湿关节炎发病中可能的作用机制如下。

(1)骨桥蛋白通过增加白介素-18的表达,或白介素-18增加了骨桥蛋白的表达而导致类风湿关节炎受累关节的炎症反应和组织损伤。

(2)骨桥蛋白通过促进Th1细胞因子的分泌,抑制Th2细胞因子的分泌而在类风湿关节炎中起作用。

(3)骨桥蛋白可能作为病灶部位的T细胞所分泌的炎症因子,可以加速和加重Th1细胞因子的作用。因此,骨桥蛋白在类风湿关节炎发病中也起重要作用。当然,类风湿关节炎发病机制复杂,而骨桥蛋白可能只是其中的一个环节。

11. 类风湿关节炎与人类白细胞抗原DR有何关联

Ⅱ类人类白细胞抗原(HLA)由一个α链和一个β链组成,两个链均穿过整个细胞膜。在细胞外,这一分子有4个区(α_1、α_2、β_1、β_2),其中α_1和β_1组成一个凹坑。只有吞噬性的细胞(如吞噬细胞)表面有Ⅱ类人类白细胞抗原。在吞噬过程中被溶酶体分解的蛋白质的肽段结合于Ⅱ类人类白细胞抗原的凹坑里。此类分子又可以进一步分为HLA-DP、HLA-DQ、HLA-DR、HLA-DN和HLA-DO。

目前,主要采用聚合酶链反应检测HLA-DR4。一般以患者单个核细胞DNA为模板,以人工合成的特异性HLA-DR4 DNA片段为引物,在DNA聚合酶作用下增扩HLA-DR4 DNA片段,再经电泳观察特异区带。有关研究表明,HLA-DR 基因与类风湿关节炎密切相关,具体特点如下:①男性类风湿关节炎的 HLA-DR4 频率高于女性,数值分别为 70% 和 35%。②HLA-DR4 及类风湿关节炎均阳性的类风湿关节炎患者的发病年龄较早(16～32岁)、病变累及关节多、病情较重,关节外表现明显,并且预后差。因此,HLA-DR4 是判断类风湿关节炎患者预后的一个有效指标。

12. 什么是正常滑膜关节

正常的滑膜关节,其相互关节的骨表面覆盖纤维软骨,但是不包括关节囊插入部周围,也就是纤维性关节囊插入部和纤维软骨之间的小区域,仅仅被滑膜覆盖,成为裸区。因为与滑膜直接接触,不受软骨保护,该处骨表面易于发生滑膜炎引起的骨破坏(图 2)。

11

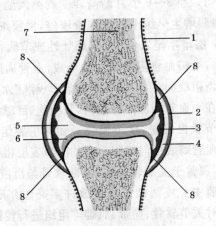

图 2　滑膜关节示意图

1. 骨膜;2. 关节囊的纤维外层;3. 关节囊的内滑膜层;

4. 脂肪和疏松结缔组织;5. 关节间隙;6. 软骨;7. 骨骼;8. 裸区

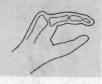

骨膜与关节囊的纤维外层相延续。滑膜内层呈褶状，被骨髓起源的 A 细胞和间质起源的 B 细胞覆盖，后者具有吞噬作用。这两层一般为脂肪组织所分隔。滑膜下组织富含血管，滑膜细胞下面没有基底层，有助于血管和血管外组织的液体交换。滑膜液体是血浆的透析液，包含一些细胞成分，如中性粒细胞和巨噬细胞。与血浆相比，纤维蛋白原和蛋白质要低于血浆，具有润滑作用和营养作用。关节软骨的营养来自于滑膜液体的扩散，以及经过软骨板下方，进入软骨深层的血管和滑膜软骨交界面的血管。

13. 类风湿关节炎有哪些基本病理改变

(1)关节基本病理改变：类风湿关节炎的最初的基本病理改变为滑膜炎。病变早期，滑膜充血水肿；间质中单核细胞、多形核细胞及淋巴细胞浸润，浆细胞较少，有时可见浅表糜烂及坏死，上覆纤维素样沉积物。经3～6个月渐渐转变成类风湿关节炎典型的慢性滑膜炎，滑膜增生呈绒毛状突入滑膜腔，滑膜细胞大量增生，由正常的1～2层增生至8～10层，局灶性或节段性小血管炎形成，小静脉扩张，毛细血管阻塞或血栓形成，血管周围出血。免疫活性细胞大量增殖浸润，单个核细胞聚集形成淋巴滤泡，少数发展成生发中心。在小血管周围的滤泡内，浆细胞、巨噬细胞及淋巴细胞共同形成结节状血管翳，整个慢性炎症的滑膜组织即血管翳。由滑膜产生的血管翳表层与细胞丰富的滑膜表层相连续。血管翳持续增长扩张，覆盖于关节软骨面，阻断软骨与滑液接触，影响营养摄取。血管翳中免疫活性细胞释放许多炎性介质及蛋白水解酶、胶原酶等，对关节软骨、韧带、肌腱等组织进行侵蚀、裂解，导致关节软骨破坏、软骨下骨溶解、关节囊破坏松弛、关节错位、关节融合，以致骨化。因此，滑膜增生和血管翳形成是类风湿关节炎病理改变的基本特征，并造成炎性滑液、滑膜增厚和骨质损伤等改变（图3）。

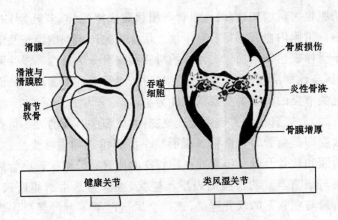

图3　类风湿关节炎基本病理改变

（2）关节外基本病理改变：类风湿关节炎的关节外基本病理改变为血管炎，主要表现为小动脉的坏死性全层动脉炎，有单核细胞浸润、内膜增殖及血栓形成，还可有小静脉炎及白细胞破碎性血管炎。早期动脉病变多为免疫复合物的沉积（免疫球蛋白、补体），晚期病变则是纤维蛋白原的沉积。血管炎可造成皮肤慢性溃疡、周围神经炎及肺、心和肾等多种内脏损害。

（3）其他病理改变：类风湿关节炎的其他病理改变包括类风湿结节等。类风湿结节的中心是在血管炎的基础上发生纤维素样坏死区，中心外呈多层放射状或栅栏状排列的组织细胞及携带HLA-DR抗原的巨噬细胞，最外层为肉芽组织及淋巴细胞、浆细胞等慢性炎性细胞。

14. 类风湿关节炎的主要病理生理是什么

（1）滑膜炎相应的病理生理改变：类风湿关节炎的基本病理改变，从发病开始即为滑膜炎。因此，其主要病理生理改变表现为：甲型及乙型滑膜细胞大量增加且都表现活化标记，滑膜表层下深

13

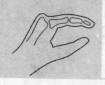
层细胞也大量增加,有的在血管周围聚集成滤泡样,多数为 CD4$^+$细胞。滑膜内血管数目明显增加。活化细胞产生细胞因子及细胞因子受体表达皆增加。类风湿的滑膜病变可分为急性和慢性两个阶段,急性期滑膜充血、水肿、组织疏松、少量炎性细胞渗出。而类风湿关节炎的滑膜炎主要以慢性为主。

(2)血管翳相应的病理生理改变:类风湿关节炎的另一重要病理改变即是血管翳。血管翳表明整个滑膜组织的慢性炎症,或是在滑膜和软骨及骨交接面处一种特殊的血管结缔组织。血管翳的表层与细胞丰富的滑膜的表层相连接,被认为是由滑膜所产生。血管翳与在其下的软骨连接,通过金属蛋白酶等有侵袭裂解软骨的作用,使软骨基质及水分丧失,软骨细胞减少。血管翳对其附近骨亦然,骨基质裂解,破骨细胞使骨吸收。

(3)多种细胞因子调节:例如,肿瘤坏死因子-α,抗原呈递细胞和 T 细胞产生的白细胞介素(简称白介素)-1。充血和疼痛引起的运动减少造成早期就发生的双侧骨性结构的改变。局部的巨噬细胞、成纤维细胞和激活的淋巴细胞侵犯滑膜组织。病理生理过程的第二步是降解酶,主要是金属蛋白酶破坏关节软骨和骨组织。白细胞介素和肿瘤坏死因子-α 仍然具有重要作用。随着炎症发展,可以出现关节内游离体,并进一步加剧炎症反应过程。

(4)其他病理生理改变:类风湿关节炎的关节外表现与血管炎有关。类风湿结节可能是小血管炎后的一种肉芽肿性反应,中心为纤维素样坏死区,周围为成纤维细胞增生,再外层为巨噬细胞。类风湿血管炎可侵及肢体、周围神经及内脏器官的小和中等动脉。

15. 类风湿关节炎的慢性滑膜炎有哪些特征

其特征如下:①滑膜内有大量的淋巴细胞、浆细胞、单核细胞,呈弥漫性和局限性浸润,淋巴滤泡的形成更具特征性。②滑膜细胞增生,层次增多,甚或形成乳头状突起(图 4)。③多核巨细胞的出现。④新的毛细血管及纤维结缔组织增生及机化,使滑膜呈不规则增厚,并形成许多小绒毛状突起,伸向关节腔。镜下可见绒毛根部小淋巴结及血管炎。⑤纤维素及类纤维蛋白坏死物沉积于关节腔内(滑膜或软骨面上)。⑥如果炎症反复发作,新生的肉芽组织可逐渐向软骨边缘扩展,形成血管翳,造成关节软骨破坏。⑦滑膜的慢性炎症病变开始时可由滑膜反折部波及软骨边缘部,形成血管翳,使该处软骨发生小灶性坏死。病变进一步发展,血管翳逐渐向周围爬行并覆盖关节软骨表面,阻断了软骨从滑膜液内吸收营养,使软骨表面形成糜烂、溃疡。1~2年即可见到软骨下骨板的破坏及骨质疏松,甚至可见到小囊腔

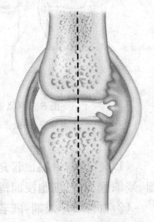

图4　慢性滑膜炎乳头状突起

的形成和病理性骨折。⑧慢性滑膜炎反复发作,滑膜表面纤维素渗出、吸收机化、瘢痕形成、骨膜及关节囊增厚、相对关节面纤维素性粘连,可形成纤维关节强直;如伴有钙盐沉着及骨质增生,则可形成骨性关节强直。

16. 类风湿关节炎滑膜炎如何分期

如前所述,类风湿关节炎是一种以关节滑膜炎为特征的慢性自身免疫性疾病。由于滑膜炎的反复发作,可以导致患者受累关节内软骨和骨破坏,并造成受累关节功能障碍。总之,类风湿关节炎的病变组织变化可因受累部位而略有差异,但是基本病理变化大致相同。而且,滑膜炎的进程也是按照不同阶段逐渐发展的。类风湿关节炎滑膜炎的改变具体可分为炎症期、血管翳形成期和纤维化期3个分期(图5)。

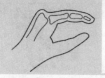

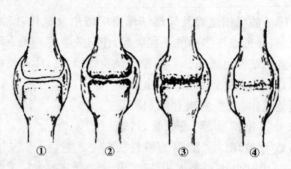

图 5　类风湿关节炎的关节病理变化

①滑膜炎；②血管翳形成；③纤维粘连；④骨性粘连

（1）炎症期：滑膜血管充血、水肿、纤维蛋白渗出及大量单核细胞、浆细胞、淋巴细胞浸润滑膜。

（2）血管翳形成期：随着炎症期的发展，滑膜内血管、炎症细胞及周围纤维组织大量增生，形成血管翳。若这一阶段患者病情仍未控制，血管翳就会覆盖及侵入关节软骨及软骨下骨质，引起骨质侵蚀破坏。

（3）纤维化期：当患者病情进一步发展，在炎症细胞及血管翳作用下，滑膜形成糜烂及纤维素样硬化，并最终形成骨性粘连。

当患者受累关节滑膜炎病理改变处于炎症期时，这种早期的病理改变不具有特异性，与许多风湿免疫性疾病导致的关节炎病理改变相似。因此，即便是通过关节镜活组织病理检查也不一定能够诊断类风湿关节炎。而患者受累关节处于血管翳形成期时，往往患者对应的临床症状比较明显，类风湿关节炎相关的抗体阳性率也较高，影像学方面也可显示比较明确的骨质改变。因此，不需要采用病理诊断方法也可以确诊类风湿关节炎。

17. 类风湿关节炎有哪些关节临床症状

类风湿关节炎的基本病理变化是滑膜炎，而人体绝大部分关节是滑膜关节,因此类风湿关节炎可侵犯任一关节,但以四肢小关节受累最多见。主要表现为关节晨僵、疼痛、肿胀,日久可导致关节畸形,活动受限。

(1)早期表现:疾病早期可以有关节僵硬感,尤其是晨起醒来以后,模糊的关节疼痛或肌肉酸痛等前驱症状,同时常伴有低热、全身疲乏、食欲减退。

(2)晨僵:早晨醒来后,关节僵硬,活动受限。经一段时间活动后,关节僵硬可逐渐减轻或消失。晨僵时间与病情活动相关,是类风湿关节炎活动性指标之一。病情越严重,晨僵时间越长。类风湿关节炎患者的关节僵硬感不仅出现在早晨,也可出现在小睡或久坐、久立后。

(3)关节疼痛和压痛:类风湿关节炎开始时也可表现为游走性关节疼痛或全身关节肌肉不适感。在短时间内可逐渐固定在易发病的关节,如腕关节、掌指关节、近端指节关节、膝关节、足趾关节等。其疼痛特点为静止休息时不痛或减轻,刚开始活动时疼痛加剧,活动开后减轻。而当类风湿关节炎病变处于急性进展期时,关节功能严重受限,患者在静止状态下也可有关节疼痛,并且活动后疼痛加剧,而患者为求减轻疼痛,常使四肢关节处于屈曲位,时间久后,易导致韧带挛缩、关节畸形。必须说明的是,关节疼痛不等于关节炎,并且关节疼痛与类风湿关节炎的活动性并非完全一致,因为关节疼痛的轻重,除了与病情活动相关外,还可能与患者自身痛阀值的高低有关。而关节压痛更能反映关节局部炎症情况。并且,关节压痛程度与关节肿胀轻重呈相关性,肿胀越明显,压痛越重。当病变处于活动期,病情较重时,可表现为压痛明显,甚则拒按。

(4)关节肿胀:受累关节多存在关节肿胀,特点多为对称性多关节肿胀,并且肿胀持续时间较长。查体时,手、足诸关节及膝、肘关节肿胀容易发现,而肩、髋关节肿胀则不易发现,下颌、肩锁关

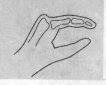

节、胸锁关节亦可见肿胀。手指近端指间关节多表现为"梭形"肿胀。肿胀甚时,可有滑囊积液,如膝关节可表现为浮髌试验阳性,甚者可出现贝克(Baker)腘窝囊肿。

(5)关节畸形与活动受限:中晚期患者可见关节强直与畸形。最常见的关节畸形为掌指关节的半脱位(图6)或手指尺侧偏斜(图7),手指呈"天鹅颈畸形"(远端指间关节过度屈曲,近端指间关节过度伸展,图8),"纽扣花畸形"(与天鹅颈畸形相反,近端指间关节屈曲,远端指间关节过度伸展,图9)。跖趾关节可出现较严重的拇趾外翻。关节的肿胀、僵直与畸形,使关节活动范围严重受限,关节功能也随之减退或消失。

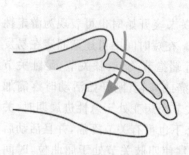

图6 掌指关节半脱位

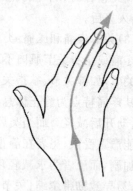

图7 手指尺侧偏斜

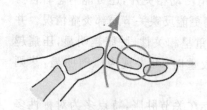

图8 天鹅颈畸形

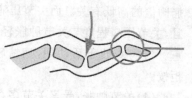

图9 纽扣花畸形

总之,类风湿关节炎是一种以对称性、多关节炎为主要表现的慢性、全身性自身免疫性疾病,小关节受累最常见,但值得注意的是,类风湿关节炎很少侵犯远端指间关节。若远端指间关节受累,应注意与骨关节炎及银屑病关节炎相鉴别。与强直性脊柱炎不同,类风湿关节炎也很少影响骶髂关节,少数严重病例或者类风湿关节炎同时合并强直性脊柱炎时而出现骶髂关节炎症。

18. 什么是晨僵

医学上将患者在早晨起床后,发生关节发僵,活动困难,活动后才能逐渐好转的现象称为晨僵。晨僵可见于类风湿关节炎患者,是类风湿关节炎非常突出的一个临床表现。类风湿关节炎患者在清晨睡醒后常可感到受累关节或附近肌肉发僵,翻身、下床、抓握和步行等活动受限,尤其是难以完成纽扣等动作。患者常需要经过肢体缓慢活动一段时间后,这种僵硬感会逐渐减轻、缓解或消失。

晨僵持续的时间计算一般应从患者清醒后开始活动算起,直到患者晨僵明显减轻时为止,通常以分钟为计量单位。一般晨僵持续时间与炎症的严重程度成正比,病情轻者持续时间较短,病情严重者可持续全天。除活动以外,局部按摩、热敷、热水浴也可使晨僵缓解。晨僵的发生与关节炎症有密切关系。因此,只要类风湿关节炎患者受累关节存在炎症,并活动减少或维持在某一位置较长时间,即可发生这一现象。但是,晨僵是关节炎症的一种非特异性表现。除了类风湿关节炎之外,骨关节炎、强直性脊柱炎、系统性红斑狼疮等患者均可出现晨僵现象。因此,医生需要对此进行必要的鉴别诊断。一般而言,骨关节炎患者的晨僵持续时间不超过 30 分钟,而类风湿关节炎的晨僵持续时间相对较长,甚至可超过 1 小时。

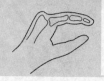

19. 为什么会发生晨僵

出现晨僵的原因是由于患者在睡眠或运动减少时,关节周围炎性组织存在炎症渗出物蓄积,关节内压力升高,同时炎症渗出物渗透到周围组织,并使关节周围组织肿胀所致。患者清醒后,活动关节,使得肌肉收缩,随着肌肉收缩,炎症渗出物被淋巴管和小静脉吸收,由此使得晨僵得以缓解。因此,只要类风湿关节炎患者受累关节活动减少或长时间处于一个位置时,均可发生僵硬现象,这种白天也可出现的关节发僵,实际上与晨僵是一类情况。同时,由于类风湿关节炎存在吸收机化、瘢痕形成、骨膜及关节囊增厚、相对关节面纤维素性粘连、纤维关节强直及骨质增生、骨性关节强直等病理改变,因此可导致局部血液循环障碍。这会进一步加重晨僵的发生与发展。此外,睡眠时迷走神经兴奋,使血液循环减缓,病变区域瘀血、水肿、渗出,这也是晨僵发生与发展的原因之一。晨僵持续的时间一般与病情的严重程度成正比,随着病情的缓解,晨僵的持续时间缩短,程度减轻,所以晨僵是反映全身炎症严重程度的一个很好的指标。

医生在怀疑患者可能为类风湿关节炎时,会询问患者是否存在晨僵,以及晨僵持续的时间等问题。这些问题对医生诊断很有帮助。一般而言,随着类风湿关节炎患者病情的缓解,晨僵持续的时间会逐渐缩短,程度也会相应减轻。与强直性脊柱炎的晨僵相比,类风湿关节炎患者的晨僵多发生于手部,而不像强直性脊柱炎的晨僵发生于腰背部,并且类风湿关节炎患者的晨僵持续时间较长,因此容易引起患者自我注意。

20. 类风湿关节炎的关节肿痛有哪些特点

(1)多发生于四肢小关节:类风湿关节炎的关节肿痛主要以四肢小关节为主,尤其是近端指间(趾间)关节和掌指(足趾)关节。

但是,也可侵犯四肢大关节,如腕关节、踝关节、肘关节、膝关节及肩关节、髋关节等,甚至包括颈椎关节和胸锁关节,即能够活动且存在滑膜的关节都有可能被侵犯。一般小关节受累较早,但是少数患者也可以表现为大关节受累起病,逐渐才出现小关节病变。

(2)多关节受累:一般可累及 5 个或 5 个以上。

(3)对称性分布:类风湿关节炎受累关节常呈左右对称分布。

(4)疼痛症状相对不明显:患者早期可以表现为指间关节的肿胀和偶尔的隐痛、酸胀,可逐渐加重。

(5)疼痛强度受周围环境影响:热或冷的环境可改变疼痛强度,尤其是在天气变化时肿痛症状加重。

(6)同时伴有晨僵:类风湿关节炎患者关节肿痛的同时会伴有明显的晨僵,活动期晨僵可持续 1 小时以上。

(7)关节肿痛症状持续时间较长:一般至少持续 6 周以上。

(8)伴有关节活动受限:类风湿关节炎早期因持续性关节肿痛而活动受限,晚期可因关节强直、畸形而活动障碍。

21. 类风湿关节炎发生关节肿胀的原因是什么

类风湿关节炎受累关节均可发生肿胀,常见的肿胀部位为腕关节、掌指关节、近端指间关节、膝关节等,并且多呈对称性。类风湿关节炎受累关节肿胀的主要原因是因关节腔内积液或关节周围软组织炎症。因此,类风湿关节炎受累关节肿胀是关节存在炎症的典型表现。

在类风湿关节炎早期,由于各种炎性物质可引起作为关节囊内壁的关节滑膜充血、水肿,大量液体就会向关节腔内渗出,从而形成关节肿胀。同时,由于关节周围韧带等软组织松弛,大量关节积液可进一步向关节周围软组织中渗出,造成关节周围软组织水肿,由此更加导致受累关节的肿胀。在类风湿关节炎中期或晚期,

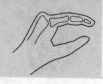

由于受累关节长期遭受炎症物质的刺激,关节滑膜持续性炎性增殖、肥厚,导致纤维组织增生、粘连等变化。

总之,受累关节的炎症与滑膜渗出有一定关联。炎症越严重,渗出越多,肿胀可能会越重。但是,滑膜增厚与炎症不一定呈正相关。例如,膝关节积液多时,浮髌试验(即检查者用手从膝关节大腿端向小腿端挤压髌上囊,尽量使积液进入膝关节腔,然后垂直向下按压髌骨,有关节积液时髌骨存在"像在水中按压一块木头的感觉"的浮动感)阳性。但是,由于滑膜增生肥厚引起的膝关节周围肿胀却长时间存在,不会消失,而浮髌试验阴性。这是因为此时的膝关节肿胀是由组织增生引起的实质性肿胀,而非类风湿关节炎早期的水肿性肿胀。受累关节肿胀是类风湿关节炎的典型表现之一,如果经过治疗,患者受累关节肿胀消退,则在一定程度上表明患者的病情有所缓解。

22

22. 类风湿关节炎受累关节为什么会发生活动受限

类风湿关节炎患者受累关节在疼痛、肿胀的同时还会发生活动受限的现象,其中,腕关节最容易发生活动受限。总体而言,类风湿关节炎患者受累关节活动受限的原因是由于炎症活动等病理因素造成的。以腕关节为例,腕关节受累在类风湿关节炎中极为多见,主要临床表现为腕关节疼痛、压痛和活动受限。腕关节受累时,其内各骨之间关节均可受到侵犯,下尺桡关节受累发生较早且较为常见,可引起下尺桡关节炎,早期可见软组织肿胀、局部发热、压痛和前臂旋转活动受限,逐渐可发展为尺桡关节分离、尺骨头向背侧脱位。由于桡腕关节、腕骨关节及腕掌关节的关节腔是互通的,因此常同时受累。当上述关节同时受累时,可发现腕关节肿胀,且以背侧和尺侧最为明显,腕关节背伸、尺侧偏和桡侧偏等活动均受限。

腕关节的病变可持续发展,当滑膜炎逐渐被吸收,关节软骨面萎缩消失,最后可发生各腕骨之间的骨性融合。此时,腕关节虽然不表现为肿痛症状,但活动功能却完全丧失。此外,随着类风湿关节炎滑膜炎病理改变持续发展,以及类风湿肉芽的侵蚀,还可累及腕关节周围韧带,造成韧带松弛,导致诸腕骨向掌侧和尺侧脱位。如果腕部的腱鞘滑膜液发生炎症后,由于腱鞘滑膜充血增厚、肉芽侵蚀肌腱并影响血液供应,则可导致一系列腱鞘炎的临床症状。无论腕关节滑膜炎或腕部屈肌腱鞘炎,增生肥厚的滑膜均可压迫通过腕管的正中神经,引起腕管综合征,表现为拇指、食指、中指和无名指的感觉异常或感觉迟钝,并出现手部刺痛或灼痛症状。在疾病晚期,关节软骨破坏,骨质破坏,关节间隙变窄,骨质吸收,囊性变,可出现关节半脱位,伸手时发生尺侧偏移甚至腕部不能活动。

23. 类风湿关节炎为什么会出现关节畸形

类风湿关节炎会出现关节畸形是因为滑膜炎和血管翳。其中,滑膜血管翳从外周进行性侵犯关节软骨,甚至软骨下骨深层,因此是造成类风湿关节炎骨质破坏、关节畸形的重要因素。正常人滑膜只有1~3层细胞,在类风湿关节炎早期(炎症期),受累关节出现进行性炎症反应,病变部位滑膜充血、水肿,表面可见坏死灶和纤维素覆盖,关节腔内出现混浊的积液。随着病情的迁延进展,急性滑膜炎转为慢性,滑膜明显变厚、增殖,滑膜血管充血、水肿和纤维蛋白样变性渗出,关节腔积液,关节肿胀变形。其中,大量滑膜组织的异常增殖及血管翳的生成。不断增生的血管翳覆盖软骨并阻断软骨从滑液中吸取营养,导致关节软骨糜烂、溃疡,软骨和骨骺结构破坏,骨质受侵蚀破坏。此外,炎症刺激下滑膜不断增生,纤维组织不断堆积,并逐渐机化和瘢痕化。进而导致关节形成纤维性和骨性硬化,关节腔狭窄或消失,关节挛缩或脱位,关节

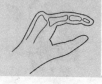

附近的肌腱、腱鞘、滑囊受侵出现断裂、过度屈曲、过度伸展,甚至肌肉萎缩、挛缩畸形,引起多关节畸形,终致关节功能严重障碍或丧失致残。

24. 类风湿关节炎的关节畸形有哪些特点

(1)关节畸形多见于手部:几乎所有类风湿关节炎患者的手指关节都有受累,许多关节同时发病,为对称性近端指间关节、掌指关节疼痛、肿胀、活动受限。这些关节是类风湿关节炎最先累及而且也是晚期产生特征性畸形的部位。主要表现为手指僵硬、疼痛,手指肿胀以早期更为显著。早期近端指间关节肿胀膨大,呈梭形或纺锤形改变,继之屈肌挛缩而伸肌松弛,近端指骨掌侧半脱位,而远端指间关节很少受累。随着疾病的发展,手关节可产生多种畸形而严重影响手的功能。

(2)关节畸形进展较快:类风湿关节炎一旦发病,在最初的2～3年可能病情进展相对快速,并属于关节破坏程度较为严重的阶段。约有90%的类风湿关节炎患者的关节破坏性改变发生在起病后的2～3年。

(3)关节畸形具有较高的致残性:由于类风湿关节属于侵蚀性关节炎,若不加以重视,病程的自然进展几乎都会出现关节畸形。而且,类风湿关节炎患者的关节畸形不仅可以造成患者局部关节活动受限,还可以导致肌肉萎缩、严重的骨质疏松等运动功能的进一步损害,因此具有较高的致残性。同时,由于类风湿关节炎的关节畸形与疼痛等临床症状不一致,部分患者甚至在疼痛缓解后还会出现关节变形、畸形等问题。这种即使症状不明显,也有关节损害的情况,可能会被患者所忽视,由此造成未能及时诊疗而增加致残率。

(4)关节畸形具有特征性:例如,拇指掌指关节固定于屈曲位而指间关节过度伸展,称为"之"字形畸形(图10);远节指骨伸肌腱插入部松弛或者紊乱,引起远节指骨下垂,称为槌状指;近节指间关节过伸,远节指间关节屈曲位,称为天鹅颈畸形;近节指间关节屈曲,远节指间关节过伸位,称为纽扣花样畸形;近端掌指关节屈曲而远节指间关节过伸位,称为搭车手势样畸形。此外,还有掌指关节尺侧偏畸形、腕关节半脱位(图11)等。

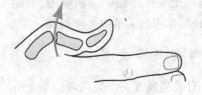
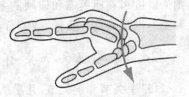

图10 "之"字形畸形　　　　**图11 腕关节半脱位**

(5)关节畸形影响功能:手部关节的畸形,轻者使双手穿衣、系纽扣等精细动作难以完成;重者影响双手的一般功能,不能完成洗脸等日常生活动作,生活质量明显下降。

25. 类风湿关节炎的肌肉萎缩有哪些特点

其特点如下:①合并存在肌无力及肌痛症状。②受累关节和非关节部位的肌肉均可发生萎缩。③关节附近的肌肉萎缩和肌无力出现速度较快,部分患者甚至在发病后10~12日即可发生,约50%患者在数周后明显出现。④伸肌萎缩明显。桡腕关节病变时多见前臂伸肌萎缩;膝关节病变时多见股四头肌与小腿肌萎缩;髋关节病变时多见臀肌萎缩;手部病变时多见骨间肌和大、小鱼际肌萎缩,且以大、小鱼际肌显著萎缩最为典型。⑤肌无力现象多表现为握力减退,双下肢行走不能持久、发软或突然的膝关节无力等。因此,握力和步行时间可作为类风湿关节炎康复疗效评价的指标。⑥肌萎缩由多种因素所致。相关因素包括关节炎症的刺激传导至

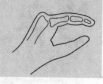

脊髓前角引起支配肌肉的神经紊乱和脊髓前角细胞、周围神经萎缩；自主神经功能紊乱引起的肌营养不良；肌肉内血管炎和肉芽肿所致的肌纤维变性、束间纤维化与肌腱断裂；关节肿痛不活动所致的肌肉失用性萎缩等。⑦伴随症状较多。如疼痛、灼热感、僵硬、疲劳，感觉过敏、减退或消失，以及肌肉紧张与压痛，腱反射减弱与消失。⑧可在肌萎缩和僵硬的基础上发生挛缩。⑨肌萎缩、挛缩和关节畸形共同导致指、趾关节和其他四肢关节向外侧偏移。

26. 类风湿关节炎有哪些关节受累

（1）手关节和腕关节：几乎所有的类风湿关节炎患者的手关节和腕关节都有受累，这些关节是最先受累也是晚期产生特征性畸形的部位，典型的早期特征是近端指间关节因肿胀产生的梭形外观，常伴有掌指关节对称性肿胀，远端指间关节很少受累。软组织松弛无力可产生手指的尺侧偏斜，常伴有近端指骨掌侧半脱位；掌指关节的尺侧偏斜常合并桡掌关节的桡侧偏斜，导致手呈"之"字变形。晚期患者，可出现"天鹅颈"畸形及钮孔花畸形。这些改变将导致手部力量丧失。腕部受累在类风湿关节炎中尤其常见，无痛性的尺骨茎突区肿胀是类风湿关节炎早期征象之一。掌侧的滑膜增厚和腱鞘炎可压迫横韧带下的正中神经，引起"腕管综合征"，出现拇指、食指、中指掌侧面，无名指桡侧皮肤感觉异常与迟钝，也可伴有大鱼际肌的萎缩。在晚期，由于纤维性强直或骨性强直，腕关节活动严重受限，桡尺远端关节受累常使旋前和旋后运动极度障碍。

（2）足关节和踝关节：足部关节炎常见，甚至可早于手关节与腕关节的病变，但踝关节在早期及轻型患者中少见。跖趾关节的滑膜炎最常见，趾间关节很少受累。跖趾关节的肿胀，半脱位造成足趾两侧压痛，跖骨疼痛，跖骨头半脱位，拇趾外翻，足趾外侧偏移和爪样足变形，以上损伤可引起患者的步态异常。

（3）肘关节：在疾病早期可见到由于肘关节增生滑膜炎造成的屈曲挛缩，并可在肱骨外上髁后方，桡骨头近端形成肿块，鹰嘴旁沟常被肥厚的滑膜湮没。在桡肱关节处可触到增厚、充实的滑膜。

（4）肩关节：肩关节受累常见，但很难在早期发现。肩盂、肩（喙）锁关节最易受累，其典型征象为运动受限，以及喙突外下方及周围压痛，肿胀少见。

（5）颈椎关节：颈椎关节受累常见，随着病情的发展最终有60%～70%的患者出现相关症状，病变主要发生于齿状突周围的滑膜囊及其相关韧带。颈部疼痛与颈强直在类风湿关节炎很常见，常常侵犯第一、二颈椎，由于进展性的骨糜烂可引起寰枢关节半脱位，从而引起脊髓压迫产生神经系统症状，也可引起椎动脉的扭转及压迫，导致椎基底动脉供血不足，由此而产生一系列临床症状，如四肢活动异常，吞咽困难，并可引起枕部至肩胛的疼痛。

（6）膝关节：膝关节是最常受累和致残最多的关节之一，滑膜的肥厚及积液常见，临床症状包括关节僵硬、疼痛、行走和坐下、起立困难。在膝关节病变数周后股四头肌可发生萎缩而迅速影响伸膝功能，后期并发症有屈曲挛缩、外翻、畸形和程度不等的韧带不稳定。膝关节腔内积液可使屈膝时腔内压力增高，此时积液被挤入关节后侧的腓肠肌-半膜肌滑液囊致使此滑液囊向腘窝腔扩大而形成腘窝囊肿，此处可触及有弹性的软组织肿块，患者主诉膝后疼痛和胀感，偶尔囊肿生长迅速或分隔破裂可引起类似急性血栓静脉炎的症状，称为"假性血栓静脉炎"。

（7）髋关节：髋关节的累及很常见，但早期表现通常不明显。患者常诉腹股沟部不适，其次是臀部，或膝关节疼痛、肿胀和压痛少见，只能靠步态与关节活动受限来判断有髋关节病变。晚期可有股骨头破坏。

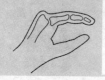

27. 类风湿关节炎的关节外表现有哪些

类风湿关节炎除了关节表现之外,还可有较多的关节外表现。类风湿关节炎的关节外损害主要与自身免疫有关,尤其与血管炎有关。免疫复合物在组织中沉积,补体活化产生补体片断导致炎性反应。免疫复合物可活化血小板,使血小板凝集及微小血栓形成,并产生血管活性物质,增加血管通透性。免疫复合物使上述细胞脱粒(尤其是中性粒细胞及血小板)产生反应性氧代谢产物,释放水解酶及分泌细胞因子,直接引起局部组织损伤,并进一步刺激白细胞聚集。免疫复合物的持续存在导致长期组织损伤,临床表现为血管炎、浆膜炎、皮肤病变、肾小球肾炎等。类风湿结节可能是小血管炎后的一种肉芽肿性反应。类风湿血管炎侵及大、中、小等动脉可涉及肢体、周围神经、内脏器官等。类风湿关节炎关节外表现具体如下。

(1)前驱症状:多数患者缓慢起病,逐渐加重。在关节症状出现前,多有几周到几个月的疲倦无力、体重减轻、胃纳不佳、低热等前驱症状。

(2)皮肤表现:15%～20%类风湿关节炎出现皮下结节,称为类风湿结节。此外,类风湿关节炎皮肤病变还包括皮肤易碎和擦伤、甲床皱襞及指垫部碎片状棕色梗死出血、手掌红斑、下肢或骶部溃疡,严重者可见单发或多发的指间坏疽等。

(3)肺部表现:类风湿关节炎肺部受累表现为胸膜炎或弥漫性间质性肺炎,有时为无临床症状的双胸膜下类风湿结节,广泛的类风湿关节炎胸膜病变可引起小到中量胸腔积液,胸腔积液为渗出性,有时可查到类风湿细胞。类风湿关节炎肺部病变使并发阻塞性肺疾病概率增加,偶尔有支气管扩张或肺炎,并发肺间质性纤维炎时,肺泡顺应性下降,还可发生肺内结节性肉芽肿。

(4)心脏表现:类风湿关节炎可以出现心包炎,心包积液为渗出性。偶尔可以有心脏压塞,有时类风湿结节可出现于心肌、心瓣膜,而引起心瓣膜关闭不全。

(5)眼部表现:约30%类风湿关节炎有干燥性角膜炎,类风湿结节累及巩膜时,可引起巩膜外层炎、巩膜炎、巩膜软化或穿通;眼底血管炎可引起视力障碍或失明。

(6)神经系统表现:类风湿关节炎神经系统损害多由血管炎引起。出现单个或多个肢体局部感觉缺失、垂腕症、垂足症或腕管综合征。寰枢关节脱位而压迫脊髓时,则出现颈肌无力,进行性步态异常及颈部疼痛。硬脑膜类风湿性结节则可引致脑膜刺激征。

(7)其他:除上述系统表现外,活动期类风湿关节炎还可出现浅表淋巴结肿大、贫血、体重减轻和肝脾大等关节外症状。此外,关节疼痛、僵硬等问题还会影响患者睡眠。

由此表明,类风湿关节炎所累及的不仅仅是关节,也损害富含结缔组织的内脏器官。因此,类风湿关节炎也可视为一种全身性疾病。

29

28. 什么是类风湿结节

类风湿结节是类风湿关节炎重要的关节外病变之一,20%～25%的类风湿关节炎患者可出现类风湿结节。其特点如下。

(1)形状:类风湿结节为结实的圆形或椭圆形肿块。

(2)好发部位:多见于经常受压或摩擦部位的皮下、肌腱或骨膜上,常对称地出现于肘关节鹰嘴突附近、膝关节上下、四肢肌腱部。出现于内脏如心、肺、脑膜等处的类风湿结节,常引起系统性症状。

(3)其他发生部位:也可见于肺、胸膜、心包、心肌或硬脑膜等脏器深层。

(4)分类:可分为浅表结节和深部结节两种类型。经常受压或摩擦部位的皮下、肌腱或骨膜上的结节为浅表结节。浅表结节相

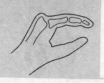

对多见。浅表结节在开始发生时可引起疼痛，数周后消失，不留痕迹，但可复发。出现于内脏的结节为深部结节。深部结节除非本身影响脏器功能，否则不会引起症状。

(5)大小：0.5～3厘米。

(6)质地：硬、韧如橡皮样，可与骨膜紧密粘连。

(7)数量：单个或数个。

(8)触诊：无触压痛或轻触痛，也可以推动。

(9)发生机制：与高滴度类风湿因子、严重的关节破坏及类风湿活动有关。骨突部位的浅表结节常由于局部小血管容易破裂，使含有免疫复合物的类风湿因子在该处淤积，吸引大量巨噬细胞到该处，并被激活，促使结节形成。

(10)病理特点：属于机化的肉芽肿，中心部纤维素样坏死组织和含有 IgG 免疫复合物的无结构物质，周围是呈栅栏状排列的成纤维细胞，外周浸润单核细胞、淋巴细胞和浆细胞，形成典型的纤维肉芽组织。由于病变组织细胞释放胶原酶和蛋白酶，可使肉芽组织坏死。较大的类风湿结节可发生钙化，与骨膜粘连，产生骨膜炎。结节还可能碎裂、感染和形成皮肤溃疡。

29. 为什么类风湿关节炎患者会有呼吸道症状

由于类风湿关节炎也会引起肺部损害，因此患者可以出现呼吸道症状。造成类风湿关节炎患者呼吸系统问题的原因和表现如下。

(1)胸膜炎：约有 50%的类风湿关节炎患者可以累及胸膜，出现胸膜粘连，甚至胸腔积液，可表现为胸痛症状。

(2)肺炎和肺纤维化：肺间质性肺炎和肺纤维化可以导致少数患者出现发热、咳嗽等症状，病情进展时可出现进行性呼吸困难、发绀和杵状指。晚期出现弥漫性肺间质纤维化时，患者可有长期不明原因的咳嗽、咳痰、气短、呼吸困难等症状，个别患者可因继发感染而形成空洞。空洞破裂至胸膜腔可引起气胸或支气管胸膜瘘。胸部 X 线片早期为肺门向双侧肺呈扇形网状浸润，后期为弥漫性、蜂窝状阴影，出现蜂窝状肺。肺功能测定约 50% 患者出现异常，其中以弥散功能降低、小气道通气障碍和限制性通气障碍多见。肺炎存在类风湿结节时可有助于诊断。肺纤维化男性多见，多在发病后 5～10 年出现。

（3）肺类风湿结节：类风湿关节炎患者可在胸膜下、肺实质内有多发性小结节阴影，也可单发，前者可融合成块状，3～7 毫米大小，后者为圆形，1～2 厘米大小。肺类风湿结节的出现、消失和空洞的愈合吸收与疾病的活动性和皮下结节的出现、消失基本同步，多伴有高滴度的类风湿因子阳性。胸部 X 线片上可见多发或单发的结节状阴影，多呈圆形，密度较为均匀，边缘光滑，有时结节内可见空洞。

31

30. 类风湿关节炎患者为什么会出现肺间质病变

肺是类风湿关节炎经常累及的脏器之一，约 70% 的类风湿关节炎患者在发作 5 年后出现肺间质病变，少数患者在早期即可出现肺间质病变。类风湿关节炎出现肺间质病变主要由细胞外基质的改变造成。如果肺内细胞外基质的合成增加或降解减少，或两者兼有，都能引起细胞外基质积聚，进而导致肺纤维化形成。这些病理基础可使患者血清中层黏蛋白、透明质酸、Ⅳ型胶原、Ⅲ型前胶原水平升高。因此，血清中层黏蛋白和Ⅳ型胶原测定可以作为评估类风湿关节炎肺间质病变的病情活动参数。

类风湿关节炎肺间质病变的病理改变以非特异性间质性肺炎为常见。此外，还可有脱屑性间质性肺炎、淋巴细胞性间质性肺炎、闭塞性细支气管炎伴机化性肺炎等多种病理形态学改变。尽

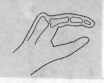

管类风湿关节炎肺间质病变的病理组织学特异性不明显,但某些特点可以与特发性肺间质纤维化相鉴别,如在特发性肺间质纤维化时,不会出现类风湿结节、胸膜纤维化和粘连。

31. 类风湿关节炎患者出现肺间质病变时有哪些临床表现

类风湿关节炎患者在病情活动期、病变程度严重、类风湿因子效价高时容易出现肺间质病变。一旦类风湿关节炎患者出现肺间质病变,其临床表现如下:①类风湿关节炎患者肺间质病变以男性患者居多,男女之比为 1.5～2：1。②多见于年龄为 40～70 岁患者。③早期因无明显临床症状及体征而经常被忽略。④随着疾病的发展,逐渐出现慢性进行性呼吸困难,最常见的是活动后或静息时呼吸困难。⑤病情加重可出现发绀、水肿、肺动脉高压的征象,甚至发展为肺源性心脏病。⑥患者出现症状时,即便 X 线胸片异常,肺部受累的体征也可能很少或没有。⑦体格检查可发现杵状指,听诊双肺底可闻及爆裂音。⑧晚期出现肺间质病变则可导致呼吸衰竭甚至死亡,因此预后极差。⑨X 线胸片可对类风湿关节炎患者肺间质病变的病变范围和分布特征进行总体了解,因此是评估类风湿关节炎患者肺间质病变的一项基本诊断方法。早期 X 线检查可正常,病变进展出现肺中、下部毛玻璃样阴影,双侧肺底斑片肺泡浸润,进一步发展可出现网状、条索状、网状结节状阴影。晚间结节状阴影增粗,并出现多个透亮区,形成蜂窝肺。⑩高分辨 CT 可表现为小叶内间质增厚、小叶间隔增厚、支气管血管束异常、胸膜下弧线影和蜂窝征等。其中小叶内间质增厚、胸膜下弧线影为肺间质纤维化的早期表现;网状阴影则与纤维化的程度一致,而蜂窝状改变则提示病变已发展至晚期不可逆阶段。

32. 类风湿关节炎患者的心包炎有什么特点

心脏也是类风湿关节炎关节外的另一个常见靶器官。类风湿关节炎引起的心脏病变以心包炎最为常见，30％～40％的类风湿关节炎患者出现心包炎。类风湿关节炎患者的心包炎特点如下：①多见于类风湿因子阳性的男性患者。②心包炎的发生与类风湿关节炎的病程长短无关，多在关节损害活动期发生。③心包病变的程度轻重不一。④一般情况下后果不严重，常可自愈。发生心脏压塞与心包缩窄者较少见。⑤心包积液为渗出性。少量的心包积液多可以吸收，大量心包积液时可有胸痛及呼吸困难症状，激素治疗效果显著。大量心包积液致急性心脏压塞而危及生命者极为罕见。⑥心包组织学检查多呈非特异性、纤维素性炎症改变，又可见结节性肉芽性炎症。⑦临床表现多数较轻，甚至部分患者无临床症状和体征。典型的临床表现为心前区疼痛或闷痛、呼吸困难、端坐呼吸和体位性胸痛或胸膜性胸痛。体格检查可存在心率加快、呼吸急速等，约2/3的患者有心包摩擦音、颈静脉扩张或杂音。如发生心脏压塞时，症状会较重，患者表现为呼吸表浅急促，常取坐位，躯体前倾，面色苍白，神情紧张，发绀等。⑧当类风湿关节炎出现无法解释的右心衰竭时，应考虑有缩窄性心包炎的可能性。

33. 类风湿关节炎是否会有血液系统改变

贫血也是类风湿关节炎患者最常见的血液学改变，发生率为16％～65％，血常规检查表现为红细胞、血红蛋白降低。贫血的程度与类风湿关节炎的活动性有关。典型的类风湿关节炎贫血可为慢性病性贫血和缺铁性贫血，其中大部分患者为慢性病性贫血，常为轻至中度的正细胞性、正色素性贫血，缺铁性贫血约占25％。白介素-1、白介素-6和γ-干扰素在类风湿关节炎并发贫血的发病机制中起关键作用。这些细胞因子通过直接抑制红系祖细胞增

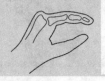

殖,抑制促红细胞生成素的产生,钝化骨髓对促红细胞生成素的反应及干扰铁代谢等各个环节而发挥作用。此外,红细胞寿命缩短、单核巨噬细胞系统动员铁障碍使铁的利用率下降等,也是造成类风湿关节炎患者贫血的原因。

类风湿关节炎伴贫血患者骨髓细胞学检查显示骨髓中红细胞系以中晚幼红细胞或晚幼红细胞为主,同时骨髓中红细胞系增生活跃。类风湿关节炎伴贫血患者的贫血严重程度与病情活动性有一定关系。类风湿关节炎患者血液系统的改变还表现为血小板增高,并且与类风湿关节炎活动性有一定的相关性。白细胞减少在类风湿关节炎患者中较少见。随着类风湿关节炎患者病情的缓解,血液系统的表现也会相应好转。

34. 类风湿关节炎实验室检查有哪些异常

很多关节炎的早期表现都有关节痛、肿胀、晨僵等,因此要确诊是哪一种关节炎,实验室检查十分重要。而在治疗过程中为了观察疗效及防范药物的不良反应,及时检验也是必不可少的。目前,临床上有关类风湿关节炎实验室检查项目如下。

(1)血常规:可有轻至中度贫血,活动期患者血小板增高,白细胞及分类多正常。使用免疫抑制药时可引起白细胞减少。

(2)红细胞沉降率:简称血沉,是一个观察滑膜炎症的活动性和严重性的指标。本身无特异性,因为很多疾病在活动期均可升高或加快。

(3)C反应蛋白:是炎症过程中出现的急性期蛋白之一,它的增高说明本病的活动性,常与血沉平行出现。

(4)类风湿因子:是一种自身抗体,可分为IgM、IgG和IgA型类风湿因子,在常规临床工作中测得的为IgM型类风湿因子,它见于约70%的类风湿关节炎患者血清,其数量与类风湿关节炎的活动性及严重性呈正比。但类风湿因子也出现在系统性红斑狼疮、原发性干燥综合征、系统性硬化病、亚急性细菌性心内膜炎、慢性肺结核、寄生虫病、恶性肿瘤等其他疾病,甚至在5％的正常人也可以出现低效价的类风湿因子。因此,类风湿因子阳性者必须结合临床表现,方能诊断。

(5)其他自身抗体:包括抗角蛋白抗体谱、白微丝蛋白抗体、抗环瓜氨酸肽抗体、免疫复合物和补体等。抗角蛋白抗体谱有抗核周因子抗体、抗角蛋白抗体、抗聚角蛋白抗体。白微丝蛋白抗体、抗环瓜氨酸肽抗体的靶抗原为细胞基质的聚角蛋白微丝蛋白,而环瓜氨酸肽是该抗原中主要的成分。这些指标有助于类风湿关节炎的早期诊断,尤其是血清类风湿因子阴性、临床症状不典型的患者。70％的类风湿关节炎患者血清中出现各种类型的免疫复合物,尤其是活动期和类风湿因子阳性患者。在急性期和活动期,患者血清补体均有升高,只有在少数有血管炎者出现低补体血症。

(6)关节滑液:正常人关节腔内的滑液不超过3.5毫升。在关节炎症时滑液增多,滑液中的白细胞明显增多,达(2 000～75 000)×10^6/升,且中性粒细胞占优势。其黏度差,含葡萄糖量低(低于血糖)。

35. 类风湿关节炎患者的血常规检查有何改变

(1)贫血是类风湿关节炎血常规检查中最常见的表现:所谓贫血是指周围血液单位容积内红细胞数和(或)血红蛋白低于生理状态。贫血程度往往与患者关节的受累呈正相关。类风湿关节炎贫血有两种基本类型:一类为慢性病性贫血,另一类为缺铁性贫血。其中,75％的类风湿关节炎患者为慢性病性贫血,25％为缺铁性贫血。慢性病性贫血在类风湿关节炎患者中的发生原因可能与炎症因子有关。炎症因子干扰了红细胞正常的生成和破坏。类风湿关节炎患者虽然对体内促红细胞生成素有反应,但患者常常存在促

35

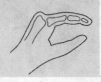

红细胞产生不足或骨髓对促红细胞敏感性下降,从而导致骨髓造血减少。炎症因子还干扰了铁蛋白的合成,造成造血原料的相对缺乏。此外,由于患者长期服用非甾体抗炎药所引起的胃肠道黏膜隐性出血,也可引起贫血。

(2)白细胞升高:类风湿关节炎可以视为一种存在于两个区域的炎症性疾病。在滑膜中,主要为淋巴细胞、成纤维细胞和巨噬细胞;在关节腔,主要为中性粒细胞。因此,类风湿关节炎患者外周血白细胞变化不一,病情活动期可有白细胞总数和中性粒细胞升高,尤其是类风湿因子阳性伴关节外病变的患者。

(3)血小板计数增高:类风湿关节炎病情活动时常伴血小板计数增高,而病情缓解时可降至正常范围。这提示类风湿关节炎血小板增多是慢性炎症过程的反应性现象。可能是因为血管内凝血增多,导致代偿性血小板产生增多。此外,活化的血小板能分泌多种血小板源性因子,这些因子可刺激炎症部位的血管翳形成。因此,表面活化的血小板参与了类风湿关节炎的病理发展过程。

36. 血沉对类风湿关节炎的诊治有何意义

血沉,即红细胞沉降率,是反映炎症活动较重要的实验室检查,是指红细胞静止状态下每小时下降的速度。血沉和红细胞呈缗钱样形成有关,并与红细胞聚集大小成正比。然而,其大小决定于血浆特性,而非细胞本身。影响血沉的主要血浆成分是纤维蛋白原、α 和 γ 球蛋白,肝脏疾病患者血浆纤维蛋白原的浓度是低的,血沉和血浆球蛋白密切相关;另一个影响血沉的因素是在红细胞膜表面存在的唾液酸,携带有唾液酸的糖蛋白促使红细胞聚集。血沉升高时,红细胞膜和血清唾液酸水平升高,但两者并无定量关系。

当体内存在炎症时,肝内纤维蛋白原合成增加,血沉增快,一般在炎症发作48小时内即能发现,而在炎症消退10天后,纤维蛋白原下降,血沉恢复。①检验方法。目前,应用最可靠的方法是魏氏法。②正常参考值。男性小于 15 毫米/小时;女性小于 20 毫米/小时。③临床意义。血沉不是一项特异性指标,它的增高多代表体内存在炎症,可见于多种疾病,如发热、肝炎等。几乎各种风湿免疫疾病的血沉都可以增快。

类风湿关节炎处于活动期时,可有多种急性时相蛋白加快,其中巨球蛋白比正常水平升高 2 倍,纤维蛋白原可升高 2～4 倍,这些蛋白均可导致血沉加快。因此,对类风湿关节炎患者而言,血沉增快往往是关节及邻近组织炎症反应及高球蛋白血症的结果,在一定程度上反映了疾病的严重性与活动性。另外,经过治疗病情缓解后,血沉往往可以下降,所以检查血沉还可以作为观察疗效的一项指标。总之,血沉是一个观察类风湿关节炎患者病情的活动性和严重性及疗效评价的指标。但是,因为很多疾病在活动期均可升高或加快,故血沉本身无特异性。

37. 什么是 C 反应蛋白

C 反应蛋白是一种能与肺炎链球菌 C 多糖体反应的急性时相反应蛋白,能激活补体,促进吞噬及其他的免疫调控作用。①检验方法。目前,主要用免疫化学法。其原理是利用特异抗 C 反应蛋白抗体与检样中 C 反应蛋白发生反应,根据形成的沉淀环直径、沉淀峰高度和凝聚程度与呈色程度,判定检样中的 C 反应蛋白含量。②正常参考值。C 反应蛋白含量与年龄相关。新生儿 0.1～0.6 微克/毫升;幼儿 0.16～1.6 微克/毫升;学龄儿童 0.17～2.2 微克/毫升;成人 0.42～5.2 微克/毫升;孕妇血清 C 反应蛋白含量甚高,可达 4.4～46.8 微克/毫升。③临床意义。C 反应蛋白异常可出现于多种疾病早期,如感染性疾病(各种细菌感染、重症肺结核等),风湿类疾病(类风湿关节炎、瑞特综合征、各种血管炎等),肿瘤,肝胆疾病,血液疾病,心血管疾病,烧伤,器官移植,外科

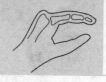

手术后等。

与血沉相仿,C反应蛋白的特异性不高,是一种急性反应的一般指标。一般在几天内很快达到高峰,8～10天后恢复到正常水平。大部分类风湿关节炎患者可见C反应蛋白升高,在除外其他可引起C反应蛋白甚高的疾病(如感染等)后,表明病情可能处于活动期。同血沉一样,C反应蛋白的高低也不一定与病情程度呈正比。值得注意的是,血沉增快的患者中有96％C反应蛋白也会升高,但C反应蛋白的升高和恢复比血沉要快,且不易受血浆成分(如免疫复合物、γ球蛋白)改变的干扰。所以,在用于对病情活动及治疗效果的评价时比血沉更敏感、更可靠。

38. C反应蛋白在诊断类风湿关节炎方面有何意义

(1)判断病情活动性:由于类风湿关节炎病情活动时,患者体内增多的纤维蛋白原、巨球蛋白、炎症因子等均可引起C反应蛋白升高,因此C反应蛋白能够判断类风湿关节炎的病情活动性。研究表明,C反应蛋白与类风湿关节炎患者的病情活动指数、晨僵时间、关节疼痛及肿胀指数、握力等密切相关。病情缓解时,C反应蛋白下降,反之则上升。

(2)反映关节破坏程度:C反应蛋白与类风湿关节炎骨质破坏的发展呈正相关。因此,C反应蛋白不仅与类风湿关节炎病情活动预后有关,还能反映关节破坏的程度。C反应蛋白持续不降,多预示受累关节处于破坏进展阶段。

(3)判断是否合并感染:C反应蛋白对判断类风湿关节炎患者是否合并感染有参考作用。由于类风湿关节炎活动时患者会出现发热症状,需要加强免疫抑制治疗,而类风湿关节炎患者合并细菌感染时也会出现发热,需要采用抗感染治疗。此时则需要借助C反应蛋白判断类风湿关节炎是病情活动还是合并感染。类风湿关节炎病情活动时,C反应蛋白一般只会轻度或中度升高。如果患者C反应蛋白明显增高(大于50毫克/升),且存在发热及其他全身症状,则多提示有并发感染,应进一步查找感染原因,并进行针对性抗感染治疗。

(4)判断疗效:C反应蛋白对判断类风湿关节炎患者的疗效有一定参考作用。治疗过程中,若C反应蛋白下降,多提示患者病情活动性下降,病情趋于缓解;若C反应蛋白持续处于较高的水平,则表明治疗方案可能存在缺欠;若C反应蛋白下降后再度升高,则说明有病情复发的可能。研究表明,治疗类风湿关节炎的部分非甾体抗炎药、柳氮磺吡啶、甲氨蝶呤、糖皮质激素、金制剂和来氟密特等药物,均可使C反应蛋白水平下降。

39. 什么是类风湿因子

类风湿因子是一种针对人类或动物免疫球蛋白Fc片断的抗原决定簇产生的特异性抗体,也是一种以变性IgG为靶抗原的自身抗体,故也被称为抗抗体。类风湿因子存在于类风湿关节炎及某些自身免疫病患者的血清和关节液内,类风湿关节炎患者和约50%的健康人体内都存在有产生类风湿因子的B细胞克隆,在变性IgG或EB病毒直接作用下,可大量合成类风湿因子。健康人产生类风湿因子的细胞克隆较少,而且单核细胞分泌的可溶性因子可抑制类风湿因子的产生,故一般不易测出。

类风湿因子在生物学上有两方面的作用。在某些环境下,类风湿因子可以通过提高机体对血循环免疫复合物的清除作用而保护机体。另一方面,类风湿因子与体内变性IgG结合成免疫复合物,活化补体,或被吞噬细胞吞噬,后者释放溶酶体酶、活性肽、胶原酶、前列腺素E等,造成关节损伤或血管炎。①检测方法。类风湿因子有IgG、IgA、IgM、IgD、IgE 5类。常规测定的为IgM类风湿因子,测定的方法普遍采用IgG包被乳胶的凝集实验。②检

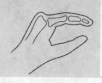

测原理。用吸附有聚合人 IgG 或聚合兔 IgG 的聚苯乙烯颗粒，加入待测血清，根据有无凝集反应判定有无类风湿因子。

由于类风湿因子的检测方法敏感性高而特异性差，因此在许多结缔组织疾病中都可以阳性，尤其是干燥综合征患者往往会出现高效价的类风湿因子阳性。在一些非结缔组织疾病，如感染、肿瘤等疾病中，甚至正常人也有一定阳性率，因此不能单纯以类风湿因子阳性来判断患者是否为类风湿关节炎。

40. 类风湿因子有什么临床意义

其临床意义如下：①类风湿因子含量超过一定效价（1∶160）时称为类风湿因子阳性。或者，类风湿因子超出正常值上限（正常值为 0～20 单位/毫升），称为类风湿因子高（阳性）。②反复测得得高效价类风湿因子常提示类风湿关节炎可能性较大，且患者病情处于活动期。80% 以上的类风湿关节炎患者类风湿因子呈现阳性反应。因此，类风湿因子阳性是诊断类风湿关节炎的重要血清学标志之一，但注意不是唯一标志。③ 1%～5% 的正常人类风湿因子可为阳性。随着年龄增大，老年人类风湿因子阳性率可增高。④类风湿因子也可见于其他多种疾病，如自身免疫性疾病、感染性疾病和非感染性疾病。自身免疫性疾病包括干燥综合征、系统性红斑狼疮、进行性系统硬化症、幼年型类风湿关节炎等；感染性疾病包括细菌性心内膜炎、结核、麻风、传染性肝炎、血吸虫病等；非感染性疾病包括弥漫性肺间质纤维化、多发性动脉炎、结节病等。⑤持续高效价的类风湿因子，常提示类风湿关节炎的疾病活动，并且骨侵袭发生率高而严重。类风湿因子效价越高，对类风湿关节炎的诊断特异性越高。⑥一般认为，IgM 类类风湿因子的含量与类风湿关节炎的活动性无密切关系；IgG 类类风湿因子与类风湿关节炎患者的滑膜炎、血管炎和关节外症状密切相关；IgA 类类风湿因子见于类风湿关节炎、硬皮病等。⑦类风湿因子是强直性脊柱炎与类风湿关节炎的一个重要鉴别指标。强直性脊柱炎属于血清阴性脊柱关节病，血清阴性即指类风湿因子阴性，其阳性率等同于一般正常人群。⑧少部分类风湿关节炎患者的类风湿因子阴性，需要根据临床表现、体征及其他指标仔细鉴别。

41. "风湿三项"对诊断类风湿关节炎有意义吗

"风湿三项"包括 C 反应蛋白、类风湿因子和抗链球菌溶血素"O"抗体。C 反应蛋白是一种能与肺炎链球菌 C 多糖体反应的急性期反应蛋白，能激活补体，促进吞噬和其他免疫调节作用。

A 族溶血性链球菌在生长过程中可产生多种毒素和酶。A 族溶血性链球菌的重要代谢产物之一为链球菌溶血素"O"，具有一定的抗原性，能刺激机体产生相应抗体。人体被 A 族溶血性链球菌感染后 2 周，血清中即可出现一定量的抗链球菌溶血素"O"抗体，且在 3～4 周达到高峰，并持续较长时间。假如抗链球菌溶血素"O"抗体效价不断上升，则提示近期有化脓性链球菌感染，对急性扁桃体炎、急性肾小球肾炎、风湿热的诊断有重要意义。对抗链球菌溶血素"O"抗体阳性患者重复多次的检测，并观察其效价变化，有助于风湿热等疾病的活动期及缓解期的病程监测。少数非溶血性链球菌感染性疾病，如病毒性肝炎、肾病综合征、结核病、结缔组织病、感染性心内膜炎和多发性骨髓瘤等抗链球菌溶血素"O"抗体也可升高。此外，抗链球菌溶血素"O"抗体检测应排除实验干扰因素的影响，若监测标本有溶血、血清污染，或患者患有高胆固醇血症、黄疸，也可使抗链球菌溶血素"O"抗体升高。

"风湿三项"检测可以评估患者的疾病活动情况，但不是疾病特异性指标，不能作为确诊指标。在"风湿三项"的基础上加上红细胞沉降率，则为风湿四项，其意义与"风湿三项"基本相同。

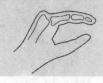

42. 类风湿关节炎早期诊断的自身抗体有哪些

用于类风湿关节炎早期诊断的自身抗体主要有抗核周因子抗体、抗角蛋白抗体、抗聚角蛋白微丝蛋白抗体、抗环瓜氨酸肽抗体、抗 Sa 抗体及抗 RA33/36 抗体等。上述各抗体的敏感性虽不如类风湿因子，但对类风湿关节炎的特异性较类风湿因子高，可达 90%以上。

（1）抗核周因子抗体：抗核周因子抗体是一种抗人颊黏膜上皮细胞质内的透明角质蛋白颗粒抗体，可采用间接免疫荧光法检测。抗核周因子抗体对类风湿关节炎诊断的敏感性和特异性分别为 48%～92%和 72.7%～90%。在类风湿因子阴性的患者中，抗核周因子抗体阳性率可达 40%，因此是早期诊断类风湿关节炎的有价值指标。80%类风湿关节炎患者可阳性。

（2）抗角蛋白抗体：抗角蛋白抗体的靶抗原蛋白是构成细胞骨架的重要成分，是由上皮组织基底层细胞所分化出来的结构蛋白。50%～60%类风湿关节炎患者抗角蛋白抗体 IgG 阳性，而正常人群及其他疾病阳性率小于 5%，因此特异性可达 95%～100%。重要的是类风湿因子阴性的患者中，抗角蛋白抗体阳性率可达 34%，因此有助于诊断。

（3）抗聚角蛋白微丝蛋白抗体：随着对抗核周因子抗体、抗角蛋白抗体的深入研究，发现上述两个抗体具有相同的靶抗原，即上皮细胞分化终末阶段的细胞骨架成分，并可用多种方法进行检测其特异性抗体。抗聚角蛋白微丝蛋白抗体可在类风湿关节炎早期，甚至临床症状出现之前即可阳性。一般抗聚角蛋白微丝蛋白抗体阳性的患者病情进展较阴性者快，且骨破坏更加严重。此外，抗聚角蛋白微丝蛋白抗体阳性还与疾病活动性有关。抗聚角蛋白微丝蛋白抗体还可在关节液中检出，浓度较血清中高，提示分泌抗聚角蛋白微丝蛋白抗体的浆细胞可能位于类风湿血管翳局部。

（4）抗环瓜氨酸肽抗体：抗环瓜氨酸肽抗体的敏感性低于类风湿因子，但可在类风湿关节炎早期出现，是诊断早期类风湿关节炎的良好指标之一，并且也是一个较好的病情预测指标。抗环瓜氨酸肽抗体阳性患者出现侵袭性关节炎的可能性远高于阴性者。

（5）抗 Sa 抗体：抗 Sa 抗体在类风湿关节炎早期可以测出，并且其效价随疾病活动性消长，在有关节破坏的类风湿关节炎患者中阳性率为 68%，在发病一年的类风湿关节炎患者中阳性率为29%。因此，除了作为早期诊断指标外，还可用于病情活动性监测和用于指导治疗。

（6）抗 RA33/36 抗体：抗 RA33 抗体在类风湿关节炎发病早期就可出现，因此检查抗 RA33 抗体有助于类风湿关节炎的早期诊断。抗 RA36 抗体也是类风湿关节炎的特异性抗体，如果同时出现抗 RA36 抗体和抗 RA33 抗体，则更加有助于类风湿关节炎的诊断。

（7）抗软骨抗体：在类风湿关节炎患者血清和滑膜液中的某些自身抗体，特别是一些胶原抗体，可以附着到其同源软骨上，进而加重患者关节破坏，这样的自身抗体即为抗软骨抗体。抗软骨抗体在软骨破坏的病理转归中起重要作用。在类风湿关节炎血清中抗软骨抗体阳性率较高。

（8）抗滑膜抗体：抗滑膜抗体是类风湿关节炎相关自身抗体，由滑膜组织产生，患者滑膜液中可检出多种自身抗体，抗滑膜抗体除了是类风湿关节炎的相关自身抗体，对于其他一些炎症性关节病也可阳性。

目前，类风湿关节炎的诊断主要依靠临床表现、自身抗体和 X线改变。由于以单关节炎为首发症状的一些患者类风湿关节炎表现不典型，早期类风湿关节炎常易被误诊或漏诊，因此自身抗体检测对类风湿关节炎早期诊断具有重要意义。

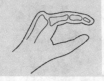

43. 关节液会有哪些成分

关节液即为滑液或滑膜液,它位于关节腔内。滑膜液是由滑膜下纤维关节囊内丰富的血管和淋巴管内的血浆滤过而过的,同时滑膜衬里细胞还分泌许多透明质酸,这些透明质酸进入滑膜液中,使得滑膜液成为一种草黄色、清亮、黏稠的液体。

(1)正常关节液中具有如下主要成分:①透明质酸。滑膜液是由滑膜下纤维关节囊内丰富的血管和淋巴管内的血浆滤过而来的,同时滑膜衬里细胞还分泌许多透明质酸。②极少的白细胞。显微镜下正常关节液中的白细胞极少,一般少于 50×10^6/升(50个/立方毫米)。超过 200×10^6/升(200个/立方毫米)即被认为有轻度炎症。

(2)异常关节液的成分:若存在炎症、感染、肿瘤等情况时,通过细胞涂片,可以发现不同数量的中性粒细胞、淋巴细胞、浆细胞、单核细胞、巨噬细胞、滑膜衬里细胞、肿瘤细胞、包涵体及微晶体。系统性红斑狼疮患者可存在狼疮细胞及苏木紫小体。在临床上晶体检查主要用于诊断及鉴别痛风及假性痛风,前者关节液中含有尿酸钠晶体,后者含有焦磷酸钙及磷酸氢钙。

滑膜液白细胞计数时要采用生理盐水稀释,而避免用草酸或白细胞计数液,因为草酸会沉淀黏蛋白,造成计数不均。细胞涂片的制作与血片相似,先用简便的吉姆萨法染色寻找,必要时再做瑞氏染色,观察有无狼疮细胞及苏木紫小体。

44. 关节液有什么特点

正常的关节液量很少,一般穿刺抽不出来,一些大关节,如膝关节穿刺可抽出少许。通常可将关节液分为正常关节液、炎性关节液、化脓性关节液、出血性关节液4大类。

一般可以通过关节液的量、色泽、黏稠度、成分等确定关节液的性质,并初步判定疾病的性质。关节液检查也称为滑液分析,滑液分析被认为是风湿性疾病关节病变重要的检查之一,对诊断可提供参考价值,尤其对单关节积液,如创伤性关节炎、感染性关节炎和痛风性关节炎,因可从滑液中发现积血、微生物和尿酸盐结晶而提供较好的诊断帮助。

滑液分析的基本项目包括:滑液的外观和量、黏稠度、白细胞计数和分类、黏蛋白凝块等;细菌培养或革兰染色;偏振光镜检查微晶体;葡萄糖、类风湿因子、补体复合物等。类风湿关节炎的关节液检查通常表现为浑浊(黄色或灰黄色)、黏性较小、存在较多的嗜酸性粒细胞,甚至在有些患者的关节液中还可找到具有高度特异性的"类风湿细胞"。其他关节病变情况的关节液检查特点如下。

(1)骨关节炎的关节液:量大于 4 毫升,呈半透明或不透明,颜色黄或绿,黏稠度低,白细胞 2 000～50 000 个/立方毫升,中性粒细胞大于 50%,细菌培养阴性,黏蛋白凝块较易碎,葡萄糖小于 25 毫克/100 毫升,中度自发凝集。

(2)痛风或假性痛风的关节液:常存在较多的晶体,前者为尿酸钠晶体,后者为磷酸钙或磷酸氢钙,在显微镜下可明确鉴别。

(3)化脓性病变的关节液:浑浊并包含大量的脓细胞,若进行培养还可发现细菌。

(4)其他:局部损伤者可因血管被破坏而使关节液呈鲜红色。

关节液的检查虽然十分重要,但是需要结合临床表现才能获得正确诊断。例如,关节液为草黄色、清亮、黏性高、黏蛋白凝集性好,而患者为对称性多关节炎,则可能为系统性红斑狼疮而不是类风湿关节炎。

45. 关节穿刺需要注意什么

关节液的获取需要通过关节穿刺技术。类风湿关节炎患者受

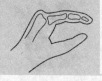

累关节若存在积液,可导致肿胀、疼痛和僵硬。关节穿刺技术通过抽取关节积液可以达到如下两个方面的目的:一是帮助诊断,明确导致肿胀的原因;二是治疗,帮助缓解疼痛和僵硬。关节若存在炎症则可出现肿胀、疼痛和僵硬症状,最严重的是存在感染的关节,根据关节穿刺抽取的积液进行分析,可以帮助诊断。同时,关节穿刺抽取积液,可缓解疼痛、肿胀、僵硬,改善关节活动度,并有助于恢复肌肉力量。此外,可在此基础上向关节腔内注射药物,开展进一步治疗。关节腔内注射药物不仅可更好地缓解症状,有时还可以帮助防止再次关节积液。

关节穿刺,一般是在无菌技术操作下,以空针刺入关节腔内抽取液体做检查,以了解关节液情况,为临床诊治提供依据。对某些关节疾病如关节感染、类风湿关节炎等关节液检查,常是重要的诊断手段之一。进行关节穿刺时,需要严格把握其适应证和禁忌证。

(1)关节穿刺适应证:①急性关节肿痛,有可能为感染性或化脓性关节炎。②关节肿痛、积液未能确诊,需了解关节积液情况以协助诊断,作为活检、灌洗治疗或关节镜检查等手术的常规操作之一。向关节腔内注入造影剂做关节造影等检查。作为关节腔内注入药物等治疗措施的术前操作。

(2)关节穿刺禁忌证:①穿刺部位局部皮肤破溃或有感染。②严重凝血机制障碍,如血友病等应避免穿刺,以免引起出血。③部分已经相应治疗的凝血机制障碍患者,若需做关节穿刺,并非绝对禁忌,但需慎重。术前宜针对有关凝血障碍进行预防性治疗。

46. 类风湿关节炎的X线片检查有哪些异常表现

受累关节的影像学检查对类风湿关节炎的诊断、关节病变分期、监测病变的演变均很重要,临床应用最多的是拍摄手指及腕关节的X线片。X线片检查根据类风湿关节炎的不同阶段,可以见到关节周围软组织的肿胀阴影,关节端的骨质疏松;关节间隙因软骨的破坏而变得狭窄;关节面出现虫凿样破坏性改变;关节半脱位和关节破坏后的纤维性和骨性强直等征象。类风湿关节炎 X 线表现具体可分为 4 期。利用 X 线分期可以判断类风湿关节炎受累关节的损害程度。

(1)Ⅰ期:其病理改变处于滑膜炎症早期,常无明显的 X 线征象。随着关节滑膜充血、增厚,关节囊内渗液和关节周围软组织肿胀。X 线片显示无破坏性改变,可见关节附近软组织呈梭形肿胀,邻近关节处可有骨质疏松。

(2)Ⅱ期:X 线片表现为关节间隙变窄,关节面不规则,局部骨质疏松明显,可能存在轻度软骨破坏,伴或不伴有轻度软骨下的骨破坏。骨破坏常见于关节囊附着的关节边缘,也可见骨内囊性透亮区(假囊肿影)。

(3)Ⅲ期:X 线片除有软组织肿胀、骨质疏松、关节间隙变窄外,还有多处软骨和软骨下骨侵蚀破坏,关节半脱位。

(4)Ⅳ期:X 线片除有明显的骨质疏松、多处严重的骨质侵蚀破坏、关节半脱位外,还有关节骨性融合或骨性强直。

类风湿关节炎累及不同的关节,关节病变有各自特点,因此 X 线片征象也各自有所差异。同时,X 线片由于有组织重叠影,因此不利于发现早期类风湿关节炎的病变。另外,关节数字 X 线片、CT 及磁共振成像(MRI)对诊断早期类风湿关节炎有帮助。MRI 可以显示关节软组织早期病变,如滑膜水肿、骨破坏病变的前期表现骨髓水肿等。CT 可以显示在 X 线片上尚看不出的骨破坏,目前已越来越多地用于日常临床工作,使类风湿关节炎诊断水平大大提高。

47. 类风湿关节炎受累关节的 X 线征象有哪些

类风湿关节炎患者早期基本 X 线表现是受累关节周围组织

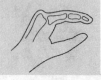

肿胀、关节间隙变窄、局限性骨质疏松和骨质侵袭,晚期为关节半脱位或脱位、畸形、强直。各受累关节的X线征象如下。

(1)手与腕关节:几乎全部患者均可有双手和腕关节的侵袭。X线表现为骨皮质变薄、广泛性骨质疏松,进而出现关节端的边缘性骨质侵袭,常见于第二、三掌指关节桡侧和第三近端指间关节两侧。手腕关节可以发生特征性关节脱位畸形,手指关节可发生"纽扣花"畸形、"鹅颈"畸形、"之"字畸形。腕关节间隙普遍狭窄,出现腕骨聚拢现象及骨质侵袭或囊性变,晚期可以产生关节的纤维性或骨性强直。

(2)足关节:主要累及跖趾关节,趾间关节也可受累。

(3)肘关节:表现为对称性关节囊增厚,关节积液,关节周围密度增高,有时可在软组织影内发现密度略高的类风湿结节,关节间隙狭窄,特别是在肱桡关节处,可见关节面的囊性变和骨侵袭。严重者可出现关节脱位和间隙消失。

(4)肩关节:受累表现为关节间隙狭窄,关节面不规则骨硬化,关节面肱骨头侧,以及肩锁关节锁骨端肩峰和喙锁关节的骨质侵袭。

(5)膝关节:早期出现关节囊增厚、关节积液,进而关节间隙狭窄,关节边缘骨侵袭,晚期可见关节屈曲或内外翻畸形。

(6)髋关节:早期髋关节承重面对称性狭窄,股骨头向内侧移位,股骨头、股骨颈出现骨质侵袭及囊性变,伴有骨质硬化增生,晚期关节间隙完全消失并产生纤维性强直。

(7)脊柱:颈椎受累最为常见,以颈1、2最为明显,常表现为寰枢椎半脱位和枢椎齿状突骨质侵袭。

48. 为什么部分类风湿关节炎患者需要做其他影像学检查

临床研究表明,并非所有类风湿关节炎患者X线检查均可发现相应的影像学结果。这是因为类风湿关节炎患者受累关节早期的滑膜炎更多的是表现为单核细胞、多形核细胞、淋巴细胞等炎症细胞浸润,滑膜充血水肿。只有病程达到 3～6 个月后,才逐渐转变为类风湿关节炎典型的慢性滑膜炎。因此,在类风湿关节炎发病的早期,受累关节在 X 线片上的表现可能仅为软组织的肿胀,而缺乏骨质疏松、骨水肿、关节间隙变窄、多处软骨下骨侵蚀破坏、关节脱位等相对特征性的类风湿关节炎影像学改变。此时,若选择 MRI 检查,观察患者关节是否出现滑膜、软骨、韧带、半月板、骨髓变化可能对早期诊断有帮助。同时,连续利用 MRI 检查类风湿关节炎患者炎症肿胀所致的软组织影像,可为临床判断疗效提供客观量化指标。

MRI 可以显示关节炎性反应、初期出现的滑膜增厚,骨髓水肿和轻度关节面侵蚀,在显示关节病变方面优于 X 线,有益于类风湿关节炎的早期诊断。CT 与 MRI 一样,可分辨关节周围的软组织炎症水肿渗出状态,并且还可显示更多的 X 线片所不能显示的类风湿关节炎手、腕关节的骨侵蚀病变。与 MRI 相比,CT 在观察关节的骨质破坏、受累关节损害等影像立体重建方面更具有优势。

当然,由于价廉、便捷等特点,临床上对于类风湿关节炎常规或首选的影像学检查手段是 X 线片。只是在 X 线片征象不明显,而又高度怀疑患者类风湿关节炎时,可根据患者情况和诊断需要,选择 CT 或 MRI 做进一步检查。此外,超声检查对早期判断关节炎症、评估关节情况也有重要意义。高频超声能清晰显示关节腔、关节滑膜、滑囊、关节腔积液、关节软骨厚度及形态等,彩色多普勒血流显示像和彩色多普勒能量图能直观地检测关节组织内血流的分布,反映滑膜增生的情况,并具有很高的敏感性。超声检查还可以动态来判断关节积液量的多少和距体表的距离,用以指导关节穿刺及治疗。

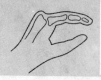

49. 类风湿关节炎患者影像学检查需要注意什么

(1)注意早期诊断的影像学手段:由于早期病变是非骨性病变,因此超声和磁共振在疾病检出方面的敏感性高于普通放射学和 CT 检查。

(2)用普通放射学方法检查时注意影像分辨力:必要时,以不同的时间间隔检查不同数目的关节,评价骨质改变。同时,需要包括最常受累的关节(手、足、颈椎)和有症状的关节。

(3)注意其他影像学手段的特点:CT 的应用频率低于磁共振,并且有电离辐射的威胁。实际工作中,主要局限于准确评价骨质破坏和评价病变稳定性同等重要的情况下,如颈椎的术前评估。MRI 虽然耗时并且昂贵,但它是类风湿关节炎的最佳影像学检查技术,在临床工作中,作为类风湿关节炎早期受累的部位,常常对一侧或者双手进行检查,有助于确定诊断,或者随访中监测疾病治疗效果。并应以冠状图像为基础进行横断和矢状成像评价病理改变。多平面成像尤其有助于鉴别骨侵蚀和侵蚀前改变及血管翳情况。检查序列应该包括 T_1WI 平扫和增强检查、T_2WI 和一个适合软骨评价的序列。T_1 增强检查和 T_2WI 序列结合脂肪抑制是十分有帮助的。

(4)注意加强评价每一个关节:类风湿关节炎的病程进展不是线性的,关节受累的情况也是不均一的。因此,对某一患者个体,不同关节不同时间可以呈现各种各样的影像学表现,尤其是在疾病的早期。因此,需要准确独立地评价每一个关节。对于需要检查哪一个关节目前尚无共识。为了诊断,应该检查有症状的关节和最常受累的关节(腕和手指)。对于随访检查中,腕和手关节是评价治疗效果较好的关节。其他的位置,如足关节,如果受累,也可以用于评价疾病活动程度。超声的高分辨探头局限于表浅关节和表浅的受累部位。一些检查者倾向于检查有症状关节,而遗漏了症状较轻或者无症状的关节。

50. 类风湿关节炎有哪些影像学表现

(1)充血:充血是炎症系列反应的第一步,是急性炎症的标志,也可以见于慢性疾病的加重期。能量多普勒增强检查和磁共振对于发现这种病变十分有意义。如果没有明显的软组织水肿或者关节腔积液,X线检查发现不了任何异常。

(2)关节炎症:细胞因子介导毛细血管的通透性和急性期的水肿,引起滑膜肿胀和关节间隙的增宽,这一过程是可逆性的。随着炎症的进展,可以发生炎症细胞的浸润。只要没有纤维化和软骨或骨性破坏,可以认为该过程可能是完全可逆的。淋巴组织增生,释放一系列细胞因子和蛋白水解酶,引起软骨和骨的破坏。起始的时候,裸区的炎性组织增厚,逐渐经过软骨表面延伸到关节间隙。进展期滑膜炎几乎均伴有其他影像学表现,如骨皮质下囊肿、腱鞘滑膜组织。MRI 是评价滑膜肿胀和体积变化情况的最佳影像学手段。早期多普勒超声有助于监测显示滑膜改变,可以评价血管翳,鉴别血管翳和评价关节囊血管生成情况。

(3)渗出:渗出发生于疾病的早期,与疾病的急性炎症或急性进展期有关。超声和 MRI 特异性优于普通放射学,是首选影像学检查手段,普通放射学仅仅可以显示间接征象,如关节间隙增宽、软组织肿胀和脂肪间隙改变。在 MRI 检查时,采用能够可靠鉴别滑膜组织和渗出的序列是非常必要的。

(4)关节旁骨质疏松:微循环的营养改变可激活破骨细胞,引起关节旁骨质疏松。疼痛造成运动减少会加剧这一状况。关节旁骨质疏松可以作为类风湿关节炎累及关节的早期征象,可称之为伴发改变,代表滑膜炎的继发间接征象。由于破骨细胞活跃,直接炎症反应,渗出液及血管翳(直接侵蚀或者透软骨侵蚀)的影响,可

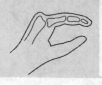

造成软骨下终板破坏,密度降低。关节旁骨质疏松和皮质终板模糊消失是早期放射学征象。普通放射学观察到该反应需要数周时间。MRI和超声检查显示滑膜炎效果很好。

(5)骨髓的改变:除了关节受累之外,常见的伴发表现是骨髓水肿和皮层下强化。它可以发生于皮层下骨囊肿和侵蚀之前,但是也可以自发缓解,不留任何骨质改变。其与普通放射学上观察到的骨质疏松不存在必然联系。只有MRI才可以观察到该表现。

(6)关节间隙变窄:关节破坏进展、纤维瘢痕形成和纤维化,可以引起同心性关节间隙变窄,这是类风湿关节炎的重要征象,有时候改变轻微,难以确定。其发生原因在于营养不良和破坏共同造成的关节软骨破坏。在普通放射学是唯一有效性检查手段时,该征象被认为是类风湿关节炎的早期改变。

(7)皮层下囊肿:普通放射学检查很容易显示皮层下骨的囊性改变,表现为低密度透亮阴影病变,常伴发皮质骨终板的不规则。

(8)骨侵蚀:47%的患者在类风湿关节炎发生后的一年内可以发生骨侵蚀。软骨破坏和侵蚀是由于炎性滑膜和血管翳分泌的细胞因子和蛋白水解酶所造成的。一般情况下,骨侵蚀首先发生于裸区,这是由于裸区缺乏软骨保护造成的。诊断骨侵蚀非常重要,可以影响临床的治疗。MRI发现骨侵蚀最早,声像图也可以用来监测侵蚀。

(9)晚期表现:炎性过程可引起大范围的侵蚀和骨破坏,以及关节周围软组织的破坏。最终表现有瘢痕形成、纤维化、脱位或半脱位,纤维性强直,乃至骨性强直。软骨破坏程度可以通过MRI进行评估。关节半脱位的原因可以是炎症破坏或纤维化、瘢痕形成导致关节囊萎缩引起的关节囊和韧带的松弛。炎症破坏和关节囊松弛的病理机制不同,但是影像学表现相同。肌腱和腱鞘处的改变是促进因素。第二到第五腕掌关节的尺侧偏斜是类风湿关节炎最常见半脱位,发生时间可以相对比较早,其他的典型畸形更常见于疾病的晚期。强直是类风湿关节炎病程的极后期表现,发生的前提是骨性关节面直接接触。强直可以是纤维性的,也可以是骨性的。

51. 如何通过影像学提高类风湿关节炎的诊断率

(1)双侧手关节对称性关节炎:类风湿关节炎的最突出特点是双侧手关节对称性关节炎,超过 3 个关节(多关节炎)。60%以上的患者发病表现为多发手部小关节的对称性炎症。典型情况下,第二、三掌指关节和第三近侧指间关节早期受累;桡腕关节和腕骨间关节的尺侧和桡侧、腕掌关节、掌指关节和近节指间关节也是常受累的部位。腕部和手指腱鞘滑膜同时炎症反应是另一个突出特征。

(2)双侧足关节对称性受累:类风湿关节炎的另一个典型特征是双侧足关节对称性受累。跖趾关节和趾间关节(拇趾)是好发部位。整个中足关节都可以受累。距舟关节、距下关节、跖趾关节也是特异性部位,也应当考虑到跟骨后关节炎的可能。跟骨后关节炎可以发生于足底腱膜和跟肌腱的韧带插入部(图 12)。距骨小腿关节受累可以与跗骨窦和跗管综合征有关(胫神经受压)。腱鞘炎、肌腱炎和胫前肌肌腱撕裂可以进一步加剧病变,进一步造成关节不稳。

(3)晚期四肢大关节、脊柱关节受累:在疾病的晚期,四肢大关节,脊柱关节(尤其是颈椎和寰枢关节)等其他关节也可以受累。肱骨头的前外侧面也是一个典型位置;局部萎缩和肩袖撕裂是常见局部并发症。颈椎受累是类风湿关节炎的常见表现。胸椎和腰椎不常受累。可以有脊柱关节、椎间盘、韧带和肌腱插入部的炎症。寰枢关节常常早期受累。需要仔细观察这些部位。脊柱不稳和半脱位是类风湿关节炎的严重并发症。半脱位和发炎组织可以

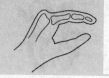

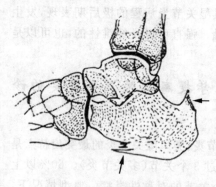

图12 跟骨后关节炎
羽毛状骨刺伸向足底腱膜和跟肌腱

压迫脊髓。寰枢关节垂直和前脱位可以用常规方法评价。但是,需要注意的是,如果采用平片检查时,只有在过屈位和过伸位才可以显示半脱位。因此,怀疑脊柱受累是 MRI 检查的指征。

(4)髋关节和骶髂关节受累:一般情况下,髋关节和骶髂关节不受累。如果类风湿关节炎累及骶髂关节,常为不对称单侧分布,这可以与血清阴性脊柱关节炎相鉴别。另外,髋关节和骶髂关节受累时,侵蚀表浅,骨质硬化较轻,罕见强直。

52. 关节镜检查有什么临床意义

对于影像学检查不能十分明确的关节病变,关节镜检查不失为一种良好的检查方法。在关节镜下,医生可以直接看到关节内部各个结构的病理变化,并可以方便地获取病变组织,如滑膜、关节液等,以利于进一步分析。关节镜检查可提供一般检查和 X 线片未能诊断的病变,如内侧皱襞综合征、半月板挤压伤、松弛或游离性半月板、盘状软骨多层水平撕裂等,陆续被关节镜发现并有效治疗。关节内镜已由单纯诊断性检查发展为既能检查、诊断,又可作为多种手术的临床诊治工具。

关节镜检查可以实现鉴别诊断。如在关节镜下看到沉积在滑膜、软骨或关节腔内的晶体,则患者患有痛风或假性痛风的可能性较大。滑膜活检的病理检查显示滑膜充血、水肿、单核细胞浸润、衬里细胞增生及纤维蛋白沉积和坏死,则基本为类风湿关节炎。如条件允许,可在镜下直接进行手术治疗。

53. 什么是类风湿关节炎的美国风湿病学会分类诊断标准

美国风湿病学会类风湿关节炎分类诊断标准于 1987 年应用，以下 7 条如满足 4 条或 4 条以上并排除其他关节炎即可诊断类风湿关节炎。

(1)晨僵：关节及关节周围的晨僵至少持续 1 小时（每日），至少 6 周。

(2)3 个或 3 个区域以上关节部位的关节炎：14 个关节区域（左侧或右侧的近端指间关节、掌指关节、腕、肘、膝、踝及跖趾关节）中累及 3 个区域，并且同时软组织肿胀或积液（不是单纯骨隆起），至少 6 周。

(3)手关节炎：腕、掌指或近端指间关节炎中，至少有一个关节肿胀，至少 6 周。

(4)对称性关节炎：两侧关节同时受累（双侧近端指间关节、掌指关节及跖趾关节受累时，不一定绝对对称），至少 6 周。

(5)类风湿结节：在骨突部位、伸肌表面或近关节区域有皮下结节。

(6)类风湿因子阳性：任何检测方法证明血清类风湿因子含量异常，而该方法在正常人群中的阳性率小于 5%。

(7)放射学改变：在手和腕关节的后前位相上有典型的类风湿关节炎放射学改变。必须包括骨质侵蚀或受累关节及其邻近部位有明确的骨质脱钙。

54. 什么是美国风湿病学会联合欧洲抗风湿病联盟的分类诊断标准

1987 年的美国风湿病学会类风湿关节炎分类诊断标准应用

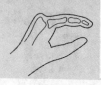

时间最长,也是得到最广泛认可的标准。但是该诊断标准过度依赖 X 线、类风湿结节及晨僵的作用,造成不能早期进行诊断,容易延误治疗。因此,2009 年美国风湿病学会联合欧洲抗风湿病联盟提出了新的类风湿关节炎诊断分类和评分系统,对类风湿关节炎的诊断标准进行了重新界定。新标准主要分为如下两部分进行诊断。

(1)当患者出现至少有 1 个关节肿痛,并有滑膜炎的证据,排除其他疾病引起的关节炎时,只要有典型的常规放射学类风湿关节炎骨破坏的改变,就可诊断为类风湿关节炎。

(2)如不能满足第一部分诊断标准时,则采用第二部分即评分系统进行诊断。该标准对关节受累情况、血清学指标、滑膜炎持续时间和急性时相反应物 4 个部分进行评分,总分≥6 分以上也可诊断为类风湿关节炎。①关节受累情况(0~5 分)。1 个中大关节,0 分;2~10 个中大关节,1 分;1~3 个小关节(包括双手近端指间关节、掌指关节、双腕、除外双足第一跖趾关节之外的跖趾关节),2 分;4~10 个小关节,3 分;超过 10 个关节(至少包括 1 个小关节),5 分。②血清学(0~3 分)。类风湿因子或抗环瓜氨酸多肽抗体均阴性,0 分;类风湿因子或抗环瓜氨酸多肽抗体至少 1 项低效价阳性(低效价定义为超过正常值上限,但不高于正常值上限的 3 倍),2 分;类风湿因子或抗环瓜氨酸多肽抗体至少 1 项高效价阳性(高效价定义为超过正常值上限的 3 倍),3 分。③滑膜炎持续时间(0~1 分)。小于 6 周,0 分;大于 6 周,1 分。④急性时相反应物(0~1 分)。C 反应蛋白或红细胞沉降率均正常,0 分;C 反应蛋白或红细胞沉降率增高,1 分。在每一个域类,取患者符合条件的最高分。例如,患者有 5 个小关节和 4 个大关节受累,评分为 3 分。患者如果按照以上标准评分 6 分或以上,可明确诊断为类风湿关节炎。

55. 美国风湿病学会联合欧洲抗风湿病联盟的分类诊断标准有什么特点

由于类风湿关节炎是一个以不可逆性、侵蚀性关节炎为主要特点的疾病,因此美国风湿病学会联合欧洲抗风湿病联盟的类风湿关节炎诊断标准的第一条,将类风湿关节炎的典型骨破坏放到了极高的位置。如果患者出现 1 个或以上关节炎,同时 X 线提示有典型的类风湿关节炎骨破坏,即出现了边缘性骨侵蚀,又不能用其他疾病进行解释时,排除其他疾病者可诊断为类风湿关节炎。

当关节炎患者未出现 X 线的骨破坏表现时,则进入诊断第二条,采用评分系统进行诊断。评分系统中对多个关节炎、小关节炎及高效价血清学异常评分较高:如果 1 例患者存在>10 个以上关节受累,只要包括了 1 个小关节,同时存在炎症指标的升高,即使类风湿因子及抗环瓜氨酸多肽抗体阴性,也可诊断类风湿关节炎;或者 1 例患者只出现 1 个小关节受累,但滑膜炎时间持续 6 周以上,有血清学异常,C 反应蛋白或红细胞沉降率升高,也可诊断类风湿关节炎。

美国风湿病学会联合欧洲抗风湿病联盟的类风湿关节炎诊断标准放弃类风湿结节这一条标准,并减弱了晨僵的地位(评分系统中最多 1 分),没有过度依赖 X 线的典型骨破坏,提出了新的血清学检查即抗环瓜氨酸多肽抗体的作用,让少数关节甚至单个关节受累的患者也参与了诊断,这样,部分类风湿因子阴性而抗环瓜氨酸多肽抗体阳性及早期只出现单个关节受累,并且没有 X 线表现的患者也纳入了诊断范围。与以往标准相比,美国风湿病学会联合欧洲抗风湿病联盟的类风湿关节炎诊断标准有重大改进,更有利于类风湿关节炎的早期诊断。

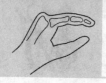

56. 诊断类风湿关节炎时应注意什么

（1）晨僵：骨关节炎也有晨僵，但时间短暂（10分钟左右），类风湿关节炎晨僵通常持续1小时以上，与病情活动相关。晨僵是由于夜间关节活动减少，大量炎症渗出物在关节内积聚、肿胀，从而影响关节活动。所以，不能认为只有类风湿关节炎才出现晨僵。

（2）类风湿因子：虽然被称为类风湿因子，但这种由B细胞产生的自身抗体广泛出现于各种免疫疾病和非免疫疾病中。免疫疾病，如系统性红斑狼疮和干燥综合征；非免疫疾病，如血吸虫病和麻风病，都有可能出现类风湿因子阳性，所以不能认为类风湿因子阳性就是类风湿关节炎。

（3）类风湿结节：不是所有的患者都会出现类风湿结节，只有20%左右的患者出现类风湿结节。病情好转时类风湿结节通常减少或消失。

（4）关节影像学检查：早期类风湿关节炎影像学改变常不明显且不典型，X线表现与病情进展也不完全平行。

典型的类风湿关节炎诊断并不困难，可参考1987年美国风湿病学会的分类标准，但该标准并非具有100%的特异性和敏感性。尽管类风湿因子已被多数临床医师作为诊断类风湿关节炎的重要依据，但IgG抗体并无特异性。所以，不能简单地把有关节痛和类风湿因子"阳性"的患者与类风湿关节炎画等号。符合典型类风湿关节炎的各种表现的患者并不多见，特别是早期患者。对不典型患者，应了解详细的病史、进行体格检查和必要的实验室及其他检查。类风湿因子阳性虽不能作为确诊的依据，但可作为有价值的线索，拍摄手足X线片对早期确诊有帮助，滑膜液分析和组织病理检查均是必要的诊断手段。随着医学的进步，专家们发现如果严格按照上述标准，大约有30%的患者会漏诊，从而失去最佳治疗时机。因此，人们又努力寻求到了早期类风湿关节炎的诊断指标,CT 和 MRI 的广泛使用可使确诊的时间大大提前。所以,现在临床上诊断类风湿不是机械地照搬标准,而是在参考上述标准的同时结合具体情况,进行一些必要的检查,同时排除系统性红斑狼疮、干燥综合征、强直性脊柱炎、骨关节炎、痛风、风湿热、风湿性多肌痛等其他风湿性疾病,以此方能达到更高的诊断率。

57. 运用美国风湿病学会联合欧洲抗风湿病联盟的分类诊断标准要注意什么

(1)"受累"关节:指任何可能提示急性滑膜炎的关节,包括肿胀或压痛。

(2)大关节:指肩、肘、髋、膝及踝关节。

(3)小关节:指掌指关节、近端指间关节、第 2~5 跖趾关节、拇指关节和腕关节(不包括第一跖趾关节、远端指间关节及第一腕掌关节)。

(4)受累关节种类的确定:可以将患者分类并归至分值最高的一项中,例如,患者有 2 个大关节和 2 个小关节受累,此时患者应满足"1~3 个小关节"受累,因这一项对应的分值最高;在对患者进行受累关节评分时,应对所有的外周关节进行评价,在">10 个关节受累(至少包括 1 个小关节)"中可以包括颞颌关节、胸锁关节、肩锁关节及其他类风湿关节炎可能累及的关节。

(5)血清学指标:抗环瓜氨酸多肽抗体和类风湿因子水平不高于最高正常值上限为阴性,高于此上限但小于 3 倍定义为低水平阳性,大于 3 倍被定义于高水平阳性。如果类风湿因子检测为定性或半定量方法,将类风湿因子阳性定义为低水平阳性。

(6)症状持续时间的定义:指在评分时,患者自诉出现关节炎表现的最长时间,对于曾有过症状,但在评分时症状已经消失的关节,无论是否与治疗有关,都不计算到该评分中。

另外,对于滑膜炎的确定,目前唯一肯定的还是临床检查,即

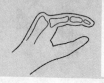
临床医生观察到的肿胀及压痛,而影像学检查如超声及 MRI 等尽管认为可以更早期地进行关节滑膜炎的判断,但目前只将其列入辅助证据之中,在得到验证后,将来可能用于确定滑膜炎的存在。

58. 如何早期发现类风湿关节炎

在诊断类风湿关节炎时,需要符合上述诊断标准。而在类风湿关节炎的早期,一般不会出现严重的症状。如果 X 线片显示骨侵蚀病情,则类风湿关节炎已进入中期阶段。所以,大多数患者在确诊为类风湿关节炎时,往往不是在病程早期,而是处于中期阶段。但是,若不能在类风湿关节炎发病的早期阶段确诊,患者的关节症状会逐渐加重,关节结构破坏进行性发展,因此早期诊断十分重要。

早期发现,类风湿关节炎的思路主要根据其病理改变进行的。由于类风湿关节炎的基本病理改变是滑膜炎,但表现为周围关节急性滑膜炎的患者只有少部分发展为类风湿关节炎,而临床表现为慢性持续性滑膜炎有可能继续进展为类风湿关节炎。因此,把握好类风湿关节炎可能的特征,可有助于类风湿关节炎的早期诊断。

提示类风湿关节炎可能的两个特征为:一是持续的滑膜炎症;二是骨关节结构的损伤,即侵袭破坏,而侵袭病变最为关键。值得注意的是部分患者在类风湿关节炎临床表现发作前几年其体内就存在循环的自身抗体,因而抗环瓜氨酸肽抗体、类风湿因子、红细胞沉降率、C 反应蛋白及 HLA-DRB1 的检测就显得很重要。

59. 早期类风湿关节炎是否有诊断标准

(1)临床表现:一旦患者出现单关节炎或不对称的大关节炎,可能需要考虑为类风湿关节炎发病的早期阶段,此时即便是类风湿因子阴性,与类风湿关节炎的诊断标准不相符合,也需要加强观察,若关节症状逐渐加重,关节结构破坏进行性发展,则应高度怀疑类风湿关节炎。

(2)有助于早期诊断的实验室检查:抗角质蛋白抗体是一种抗鼠食管角质层的抗体,常用间接免疫荧光法检测,在早期类风湿关节炎患者中,其阳性率达40%左右。此外,抗核周因子抗体、抗环瓜氨酸肽抗体、白微丝蛋白抗体、抗聚角蛋白抗体等实验室检查对类风湿关节炎的早期诊断也较为敏感。

(3)关节液检查或关节镜的滑膜活检:通过关节腔穿刺进行关节液检查及关节镜的滑膜活检等均有助于不典型关节炎的诊断。

(4)影像学检查:CT 和 MRI 等影像学检查有利于类风湿关节炎的早期诊断。

需要说明的是,由于类风湿关节炎病因不是十分清楚,早期临床表现不是很典型,因此对于早期诊断类风湿关节炎,仍未发现敏感性、特异性高的手段。对于用目前方法不能确诊的关节炎患者应该密切随诊,定期复查。当然,目前虽无早期类风湿关节炎的诊断标准,但是美国风湿病学会 2009 年提出的最新类风湿关节炎诊断标准,因为较以前的诊断标准"门槛"更低,因此有利于早期发现类风湿关节炎。

60. 多关节疼痛是否一定是类风湿关节炎

很多疾病都会出现多关节疼痛,因此多关节痛不一定是类风湿关节炎。除类风湿关节炎以外,其他可发生多关节痛的疾病如下。

(1)风湿性疾病:如系统性红斑狼疮、干燥综合征、系统性硬化症、血管炎、强直性脊柱炎、银屑病关节炎、白塞病、成人斯蒂尔病、风湿性多肌痛等。

(2)退行性关节病:如骨关节炎等。

(3)代谢病及内分泌病:如痛风、软骨钙化病、淀粉样变性、糖

61

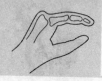

尿病、肢端肥大症、甲状腺疾病等。

（4）炎症性疾病：如感染性疾病、急性风湿热、骨结核等。

（5）肿瘤：如滑膜瘤、滑膜肉瘤、多发性骨髓瘤等。

（6）其他疾病：如骨质疏松症、免疫缺陷病等。

对于容易发生类风湿关节炎的老年女性而言，骨关节炎、骨质疏松症、风湿性多肌痛等疾病需要特别加以鉴别。

61. 非对称性关节疼痛可以除外类风湿关节炎吗

类风湿关节炎一个比较典型的临床特点是对称性关节疼痛。所谓的对称性关节疼痛并非是指绝对的左右同名关节，而是指左右两侧同一关节区域的关节同时受累。例如，近端指间关节、掌指关节或腕关节属于同一关节区域，患者出现左侧第二近端指间关节与右侧掌指关节受累，即可视为对称性关节疼痛。但是，大约有1/3的类风湿关节炎患者以单一关节或局限于一个或几个关节的游走性肿痛起病，甚至少数患者自始至终为不对称性关节受累。当然，以单关节或非对称性关节受累的类风湿关节炎患者大部分经过一段时间后可逐渐变为对称性关节受累。有5%~20%的患者只表现为单关节受累，其中以腕关节和膝关节最易变为持续较长时间或持续不变的单关节受累。此外，外伤后出现的类风湿关节炎以单关节受累较多。

类风湿关节炎非对称关节受累和单关节受累还可见于合并神经系统病变的患者。由于上运动神经元或下运动神经元受到损伤，一侧肢体肌力下降，运动功能降低，肌肉萎缩，对侧肢体代偿性运动增加，均可使对侧肢体的关节病变加重。此外，患者性别与受累关节的分布特点有关，女性患者更多地表现为典型外周小关节对称性疼痛，而男性患者不对称性关节疼痛较为多见。因此，非对称性关节疼痛不能作为除外类风湿关节炎的依据。

62. 类风湿关节炎患者是否一定存在关节变形

类风湿关节炎患者的病理改变决定了患者可潜在地存在受累关节变形的问题。造成类风湿关节炎患者受累关节变形的原因如下：①早期滑膜炎症、增生，释放入关节腔内的炎性物质使关节软骨破坏变薄，同时，增生的炎性组织侵入关节骨质边缘，一方面阻断关节软骨和关节液的接触，影响其营养；另一方面，产生某些水解酶，造成对关节软骨、软骨下骨、韧带和肌腱中的胶原基质破坏，使关节面受损，关节周围肌肉萎缩，韧带拉长以致断裂，由此使得维持关节结构和功能的关节面、关节周围肌肉和韧带的破坏，造成关节变形。②类风湿关节炎晚期，两关节面之间纤维性增生，甚至骨化，导致关节强直，功能丧失，也会造成关节畸形变形。

部分患者因为病情较重，进展很快，从短暂、轻微的少关节炎到急剧、进行性多关节炎及全身性血管炎的时间很短，因此可以在短期内快速出现受累关节变形的表现。但是，也有部分患者发病较轻，病情相对缓和，短期内见不到关节变形现象。因此，临床上也有未见到关节变形的类风湿关节炎患者。由此提示，在诊断类风湿关节炎时，不能以关节是否存在变形作为诊断依据。

63. 类风湿因子阳性就一定是类风湿关节炎吗

类风湿因子阳性虽然是诊断类风湿关节炎的一个重要实验室检查依据，但类风湿因子阳性并不等于类风湿关节炎。①严格地说，类风湿因子不应只报告阳性或阴性，而应该报告效价是多少，目前已报告到具体数值。每个医院的实验室应该有自己的阳性判断标准，不报告效价的类风湿因子没有参考价值，反会误导而引发

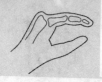

误诊。一般来说类风湿因子 1∶16 为可疑阳性,1∶32 为阳性,但诊断类风湿关节炎一般在 1∶64 以上才有意义。②正常人也有 5% 左右类风湿因子阳性,老年人阳性率更高些,可达 10% 左右。③类风湿因子阳性除见于类风湿关节炎外,还可见于病毒感染(如肝炎),慢性感染(如结核、细菌性心内膜炎),以及其他自身免疫性疾病(如干燥综合征、系统性红斑狼疮、混合性冷球蛋白血症等)。④类风湿因子阳性只是类风湿关节炎诊断标准中的一项,因此不能仅凭类风湿因子阳性就诊断类风湿关节炎。

当然,反过来说,类风湿因子阴性也不能排除类风湿关节炎。类风湿因子有 3 种,一般实验室检查只检查 IgM 型类风湿因子一种,所以类风湿因子阴性只代表 IgM 型类风湿因子阴性,有可能 IgG 型类风湿因子、IgA 型类风湿因子阳性,它们对诊断也具有特异性。此外,还有部分患者系隐性类风湿关节炎,尤其是幼年类风湿关节炎患者,需反复检测可能发现类风湿因子阳性。

64. 类风湿关节炎需要与哪些疾病进行鉴别

(1)风湿性关节炎:风湿性关节炎一般起病急骤,有咽痛、发热和白细胞增多;以四肢大关节受累为多见,常为游走性关节肿痛,关节症状消失后无永久性损害;常同时发生心肌炎;血清抗链球菌溶血素"O"、抗链球菌激酶及抗透明质酸酶均为阳性,而类风湿因子阴性;应用水杨酸制剂疗效常迅速而有效。

(2)强直性脊柱炎:好发于青年男性,主要侵犯骶髂关节和脊柱。也可以累及膝、踝、髋关节,常伴有肌腱端炎,累及髋关节者症状较骨关节炎患者为重。晨僵明显,患者主要症状为炎性下背痛,并可向上扩展,脊柱活动受限。影像学表现与骨关节炎明显不同,X 线片检查提示骶髂关节炎,骶髂关节可硬化融合,严重者脊柱前后纵韧带及棘间韧带均有骨化,使脊柱呈竹节样改变。人类白细胞抗原(HLA)-B27 常为阳性。

（3）系统性红斑狼疮：系统性红斑狼疮的实验室检查中类风湿因子和抗核抗体可阳性，但系统性红斑狼疮多有心、肾等多脏器受累，关节畸形较为少见。

（4）原发性骨关节炎：原发性骨关节炎发病年龄一般在 40 岁以上，无全身症状，关节局部无红肿。受累关节以负重的膝关节、髋关节、脊柱等较常见。X 线检查显示关节周围有钙质沉着，关节边缘呈唇样增生或骨赘形成。类风湿因子及免疫学指标正常。

（5）银屑病关节炎：银屑病关节炎好发于中年人，起病较缓慢，以远端指（趾）间关节、掌指关节、跖关节及膝和腕关节等四肢关节受累为主，关节病变常不对称，可有关节畸形。病程中可出现银屑病的皮肤和指（趾）甲改变。

（6）风湿性多肌痛：风湿性多肌痛为一常见的临床综合征，特点为颈、肩胛带、骨盆带的肌肉严重疼痛和僵硬，持续 1 个月或更长。肌肉僵硬在早晨或休息一段时间后更明显。

（7）关节、脊柱结核：关节结核受累关节腔渗出液做结核杆菌培养常阳性；脊柱结核常有椎旁脓肿。患者可以有低热、盗汗、全身不适等结核中毒症状。2 个以上关节同时发病者较少见，X 线检查早期不易区别，若有骨质局限性破坏或有椎旁脓肿阴影则有助于诊断。

（8）创伤性关节炎与化脓性关节炎：创伤性关节炎常有较重的外伤史；化脓性关节炎滑膜液内含大量的白细胞，培养可得致病菌。

65. 风湿病与类风湿关节炎有什么区别

风湿病是指目前病因与发病机制尚不清楚，主要累及关节及周围组织的一大类疾病。风湿病患者一般存在关节肌肉病变，并常会侵犯身体的多个系统，发病机制往往与机体的免疫功能异常有关。风湿病最主要的特征是疼痛，并往往因为疼痛而进一步导

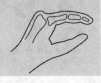

致功能障碍。关节炎是风湿病中比较常见的一种症状,具体以典型关节疼痛和周围局部软组织肿胀为基本特征。风湿病还可以出现血沉和C反应蛋白等非特异炎症指标增高的表现,也可以出现关节炎之外的其他各种关节外表现,如发热、皮疹、肌肉疼痛、消化系统症状及其他内脏器官损害症状。

世界卫生组织将风湿病分为10大类100多种疾病,其中包括类风湿关节炎、系统性红斑狼疮、强直性脊柱炎、骨关节炎、皮肌炎、干燥综合征、痛风性关节炎、白塞病、系统性硬化症、系统性血管炎、银屑病关节炎、反应性关节炎、风湿热等。类风湿关节炎是风湿病中的一个常见病,多见于女性,好发于四肢对称小关节,伴明显晨僵,关节肿胀,类风湿因子阳性,X线显示受累关节骨质疏松,关节间隙变窄,关节面出现虫蚀样破坏,晚期出现关节半脱位。因此,类风湿关节炎是最常见的引起骨质破坏、关节畸形的疾病。

风湿病中其他关节炎除了少数严重者也可以导致关节畸形外,大部分属于非侵蚀性的,即除了关节肿痛不适外,一般较少引起骨质破坏、关节畸形。例如,风湿性关节炎是风湿热的关节表现,一般起病急剧,有咽痛、发热和白细胞增多,以四肢大关节受累多见,为游走性关节肿痛。但风湿热的关节炎症持续时间不长,不会导致骨关节破坏,关节症状消失后无关节永久性损害,但风湿热常同时发生心肌炎,甚至并发风湿性心脏病,从而比较容易导致永久而严重的器质性损害。

66. 类风湿关节炎与强直性脊柱炎有什么不同

类风湿关节炎多见于女性,好发于四肢对称小关节,伴明显晨僵,关节肿胀,类风湿因子阳性,X线示关节骨质疏松,关节间隙变窄,关节面出现虫蚀样破坏,晚期出现关节半脱位。

强直性脊柱炎主要侵犯脊柱,但周围关节也可受累。其特点是男性多发,发病年龄在15~30岁,与遗传基因有关,HLA-B27

90%～95%阳性,类风湿因子阴性,主要侵犯骶髂关节及脊柱,易导致关节性强直。

但是,需要注意的是类风湿关节炎与强直性脊柱炎可以同时存在于一个患者身上,当两者同时存在时,临床上称为重叠综合征。

临床上强直性脊柱炎伴外周关节炎较多,而类风湿关节炎伴下背痛及骶髂关节炎较少。因此,凡类风湿关节炎患者有下背中轴关节受累可能时,应及时进行骶髂关节、腰椎活动度等检查,尤其是要拍摄骶髂关节X线片或CT,避免漏诊误诊,以便及时诊断和治疗,控制疾病活动,减少致残率。

67. 如何采用X线片鉴别类风湿关节炎与强直性脊柱炎

(1)发病部位不同:类风湿关节炎好发于四肢对称小关节。而强直性脊柱炎主要侵犯中轴骨关节的骶髂关节、脊柱和髋关节,也累及坐骨结节及胸骨柄体结合部,较少累及周围小关节。

(2)X线表现不同:类风湿关节炎仅有少数晚期患者可累及骶髂关节,并且往往为非对称性,常很少有脊柱受累表现,一旦脊柱受累,也常先侵犯上部颈椎,然后下行性发展,寰枢椎半脱位常见。而强直性脊柱炎早期常侵犯骶髂关节,且多为双侧对称性,脊柱受累常见,且一般呈上行性发展,常伴有脊柱关节韧带和椎旁软组织钙化,寰枢椎半脱位少见。

(3)骨质疏松表现不同:类风湿关节炎早期便可见关节局部骨质疏松,中、晚期则更加明显,严重时骨皮质菲薄。而强直性脊柱炎早期则可见脊柱关节尤其是腰椎及双髋关节、股骨颈、三角区等部位的骨质疏松,且常伴有韧带的骨化,甚或骨桥形成。

(4)关节强直性质不同:类风湿关节炎受累关节强直多为纤维强直,并且于晚期常见关节挛缩变形。而强直性脊柱炎则多为骨性强直。

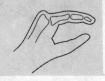

68. 类风湿关节炎与骨关节炎有何区别

(1)发病机制:类风湿关节炎是一种全身性的自身免疫性疾病;骨关节炎是原发或继发的软骨退行性变疾病。

(2)遗传学:类风湿关节炎发病与 HLA-DR4 有一定相关性;骨关节炎与 HLA 中的各个位点无显著相关性。

(3)病理:类风湿关节炎主要病变在滑膜,滑膜形成的血管翳逐渐侵蚀到软骨及骨组织而引起骨破坏;骨关节炎主要病变在软骨,出现软骨退行性变,继发性滑膜炎,骨质增生形成骨赘,较重时引起软骨下骨囊性变及破坏。

(4)诱发因素:类风湿关节炎与 HLA 有关;骨关节炎多因损伤、肥胖和先天异常等造成。

(5)发病年龄:类风湿关节炎发病年龄在 20～45 岁,以青壮年为多;骨关节炎在老年发病,大于 55 岁年龄组发生率高达 80%。

(6)性别:类风湿关节炎发病女性占优势,男女之比为 1:2～4;骨关节炎 50 岁前男性发病率高于女性,50 岁后女性高于男性。

69. 如何鉴别类风湿关节炎与骨关节炎

(1)起病方式:类风湿关节炎多数起病缓慢,有时可急性发病;骨关节炎起病缓慢。

(2)早期症状:类风湿关节炎有晨僵(时间大于 1 小时)、关节肿痛;骨关节炎疼痛程度相对较轻,并且活动后疼痛加剧,晨僵时间较短(一般不超过 30 分钟)。

(3)最常受累关节:类风湿关节炎最常受累的关节是掌指关节、腕关节及近端指间关节,而很少累及远端指间关节;骨关节炎以负重关节(膝、髋、颈椎和腰椎)为主,也可发生于远端指间关节。

(4)临床症状:部分类风湿关节炎患者呈急性发作,晨僵时间长,可出现皮下结节;骨关节炎起病缓慢,逐渐加重,晨僵时间短(小于30分钟),不出现皮下结节。

(5)体征:类风湿关节炎软组织肿胀,关节呈梭形,受累关节多为对称性,相关肌肉萎缩明显,可有皮下结节;骨关节炎关节局部一般无红、肿,肌萎缩不明显。

(6)对全身的影响:类风湿关节炎除关节外,可以累及全身许多脏器,如肺脏、肝脏、心脏等,并存在发热、贫血和消瘦等全身症状;骨关节炎一般只局限在骨、关节,除由于骨增生压迫神经和血管的继发症状外,不直接影响其他脏器,几乎不存在全身症状。

(7)实验室检查:类风湿关节炎血沉增快,白细胞有时增高,类风湿因子多数阳性;骨关节炎血沉正常,白细胞正常,类风湿因子阴性。

(8)X线表现:类风湿关节炎呈软组织肿胀,骨质侵蚀、关节变形或半脱位;骨关节炎呈现骨赘,可见关节间隙变窄。

(9)病程:类风湿关节炎起病和晚期呈进行性及缓进性,中间阶段反复发作性;骨关节炎为缓进性。

(10)用药及治疗反应:类风湿关节炎的治疗药物主要是改善病情的抗风湿药、细胞毒药物,非甾体类抗炎药只在疼痛时应用;骨关节炎则以非甾体类抗炎药为主,应用于类风湿关节炎的改善病情抗风湿药及细胞毒药对骨关节炎无效,甚至有害。

70. 类风湿关节炎临床上有哪些特点

(1)起病形式:类风湿关节炎起病形式有两种。①急性起病。在数日或数周内暴发关节症状,包括关节明显肿痛及触痛等。受累关节常常是对称性多关节损害。②慢性起病。发病缓慢,在数月以致10余月后症状才逐渐明显。慢性起病者,有些表现有全身症状,如乏力、发热、食欲减退、体重减轻等,尔后逐渐出现关节症状。

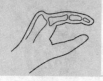

（2）临床病程类型：类风湿关节炎既有个体化的差异，也有类风湿关节炎病情的良性和恶性之分，当然还有治疗用药是否恰当。类风湿关节炎在临床上一般可以分为以下几个类型。①单次发作病程。指病情发作持续时间在数月至1年左右，以后至少3年未再发作。②隐匿型病程。起病数月后转为隐匿型，仅有轻度的关节症状，无功能影响。③多次反复发作病程。每年多次反复发作，症状明显，缠绵难愈。④持续进展型病程。病程持续进展，在全病程中无明显缓解，治疗效果不理想。

（3）类风湿关节炎进程：①长期缓解。缓解意味着症状基本消失。5%～10%患者突然发病，然后数年，甚至10年以上无症状。②间歇症状。15%患者间歇发作，但在期间的数月中症状缓解或消失。③渐进发作。大部分患者症状逐渐加重。需要长期治疗。属于渐进发作的患者的表现包括：长期发作或疾病活动性强；发病年龄低；存在风湿性结节；关节液或血液中发现急性炎症指标；X线片示多处损害；类风湿因子或C反应蛋白高效价。

71. 类风湿关节炎各期有哪些不同的临床表现

（1）Ⅰ期（早期）：也称为骨质疏松期。X线片显示无破坏性改变（在分期中必须具备）；邻近关节处可有骨质疏松。患者临床表现为活动时轻度疼痛；局部压痛；关节肿胀，但尚未超过关节附近骨突出部；晨僵时间在1小时之内；关节功能完整，一般活动无障碍。

（2）Ⅱ期（中期）：也称为破坏期。X线片证实局部骨质疏松明显，可能存在轻度软骨破坏（在分期中必须具备）。患者临床表现为活动时疼痛加重；压迫局部时不仅存在疼痛，还有畏惧表情或退缩关节动作；关节肿胀明显，与关节附近骨突出部相平，软组织凹陷消失；晨僵时间在1～2小时；有关节不适或活动受限，但尚能完成一般活动;虽然可有关节活动受限,但无关节变形(在分期中必须具备)。此外,可有受累关节附近肌肉萎缩;关节外软组织病变,如类风湿结节和腱鞘炎。

(3)Ⅲ期(晚期):也称为严重破坏期。X线片除有骨质疏松外,还有软骨和骨破坏(在分期中必须具备)。患者临床表现为关节肿胀明显,高于关节附近骨突出部;晨僵时间大于2小时;关节变形,如半脱位、尺侧偏斜或关节过伸,但无骨纤维化或骨性强直(在分期中必须具备);广泛肌肉萎缩;功能活动明显受限,但大部分生活可自理。此外,存在关节外软组织病变,如类风湿结节和腱鞘炎。

(4)Ⅳ期(终末期):也称为强直期。X线片表现为纤维性或骨性强直(在分期中必须具备);并具备Ⅲ期中的标准。患者临床表现为关节疼痛较晚期减轻,但半脱位及畸形明显;受累关节丧失大部分功能;患者生活不能自理。

72. 如何进行类风湿关节炎活动性判断

判断类风湿关节炎病情,即类风湿关节炎活动性的常用指标包括:①压痛关节数(28个关节,包括2个腕关节、2个肘关节、2个肩关节、2个膝关节、10个双手近指关节和10个掌指关节)及程度。②肿胀关节数(28个关节,包括2个腕关节、2个肘关节、2个肩关节、2个膝关节、10个双手近指关节和10个掌指关节)及程度。③患者关节痛评价。④患者对病情的全面评价,如疲劳的程度、晨僵持续的时间等。⑤医生对患者病情的全面评价。⑥炎性指标,如红细胞沉降率、C反应蛋白等。⑦X线片。

除了这些常用的判断指标,临床上还可以采用类风湿关节炎疾病活动性评分(DAS28)等标准判断病情活动程度。DAS28包括人体28个关节的压痛计数,肿胀计数,红细胞沉降率或C反应蛋白的水平及患者的自身综合评估4个项目。其中,28个关节包

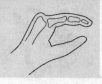

括 2 个腕关节、2 个肘关节、2 个肩关节、2 个膝关节、10 个双手近指关节和 10 个掌指关节。并应用专门的公式加以运算,最后得出一个分数,用来评估类风湿关节炎的疾病活动性。若 DAS28 大于 5.1,表明病情高度活动;若 DAS28 为 3.2～5.1,表明病情中度活动;若 DAS28 为 2.6～3.2,表明病情低度活动;若 DAS28 小于 2.6,表明病情缓解。

此外,类风湿关节炎患者就诊时应对影响其预后的因素进行分析,这些因素包括病程、躯体功能障碍(如健康评价问卷评分)、关节外表现、血清中自身抗体和人类白细胞抗原(HLA)-DR1/DR4 是否阳性,以及早期出现 X 线提示的骨破坏等。

73. 如何判断类风湿关节炎是否缓解

判断类风湿关节炎的缓解标准有多种。其中,最为常用的为美国风湿病学会提出的类风湿关节炎临床缓解的标准,具体指标包括:①晨僵时间小于 15 分钟。②无乏力等疲劳感。③无关节疼痛(通过病史询问得知)。④无关节压痛或活动时无关节痛。⑤无关节周围软组织或腱鞘肿胀。⑥红细胞沉降率(魏氏法),女性小于 30 毫米/1 小时,男性小于 20 毫米/1 小时。

符合以上 6 项中 5 项或 5 项以上,并至少连续 2 个月者考虑为临床缓解。但有活动性血管炎、心包炎、胸膜炎、肌炎和近期因类风湿关节炎所致的体重下降或发热,则不能认为临床缓解。此外,为了便于统一在类风湿关节炎治疗时观察药物疗效,美国风湿病学会规定了一些观察指标,即前述的类风湿关节炎活动性的 7 项常用指标,并以上述指标改善达到 20%、50% 或 70% 作为病情改善情况的判断,如①和②各改善 20% 以上及③～⑥中 4 项中至少 3 项改善 20% 以上称为病情 20% 改善。同理类推病情 50% 或 70% 改善。

74. 怎样判断类风湿关节炎的病情轻重与预后

（1）通过关节功能状态评价可判断类风湿关节炎病情轻重：①Ⅰ级，胜任日常生活中各项活动而无困难（包括生活自理、职业与非职业活动）。②Ⅱ级，生活自理且职业工作正常，非职业活动受限。③Ⅲ级，生活自理，但职业工作和非职业活动受限。④Ⅳ级，生活不能自理且丧失工作能力。其中，生活自理活动包括穿衣、进食、沐浴、整理内务和如厕等；职业活动包括工作、上学和持家等；非职业活动包括娱乐、休闲等。注意，上述活动与患者年龄、性别和需要等有关。

（2）提示患者预后不良的指标包括：①肿胀、疼痛、活动受限、畸形关节数目。数多者预后差。②类风湿因子、HLA-DR4、C反应蛋白、红细胞沉降率及循环免疫复合物等实验室检查指标。类风湿因子阳性且效价高；HLA-DR4 阳性；C反应蛋白、红细胞沉降率及循环免疫复合物升高，尤其是持续升高者，预后差。③X线检查。统计 2 年内发生骨侵袭或积累侵袭数，数多者预后差。④功能指标。存在握力降低、一定距离步行时间延长、下蹲受限等功能减退者预后差。⑤日常活动能力和疼痛状况。日常活动能力降低、疼痛积分高者预后差。⑥其他。如患者教育水平、经济状况、精神状态等。教育水平低、经济状况差、精神状态不佳者预后差。

75. 类风湿关节炎的预后指标有哪些

类风湿关节炎有不同亚型，病情轻重不同，所以预后也不同。一般来说，有以下预后指标可供医生综合参考判断，对于急进型患者一般预后不好，需积极治疗。

（1）性别：一般男性比女性转归预后要好。

（2）年龄：起病时间越早，特别是年轻女性预后不好。

73

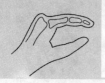
(3)受累关节数:起病时受累关节数或以后积累涉及关节数大于 20 个,预后不好。

(4)骨破坏:骨侵蚀发生早(2 年内),或累计骨侵蚀数量多预后不好。

(5)关节功能:关节功能丧失出现早(起病 1 年后)并累积增加,预后不好。

(6)治疗前病史:治疗前病史已有 5 年,预后不好。

(7)类风湿结节:类风湿结节数目较多,时间较长,预后不好。

(8)关节外表现:有关节外表现,如血管炎,心脏、肺脏受损等,预后不好。

(9)类风湿因子:类风湿因子效价较高,预后不好。

(10)实验室检查:持续血沉增快,C 反应蛋白增高,血嗜酸性粒细胞增多等,预后不好。

(11)滑膜炎:手指、足趾跖关节滑膜炎(骨侵蚀),预后不好。

(12)全身症状:严重全身症状如发热、贫血、乏力等,预后不好。

(13)治疗:早期糖皮质激素治疗症状不能获得完全缓解,并且每日治疗量大于 10 毫克,预后不好。

76. 老年类风湿关节炎有什么特点

老年类风湿关节炎是类风湿关节炎的一种特殊类型,与中青年类风湿关节炎相比,存在如下自身特点:①老年类风湿关节炎起病形式缓慢,以隐匿起病为主,而中青年类风湿关节炎患者往往急性起病。②老年类风湿关节炎病程较长,而中青年类风湿关节炎病程较短。③老年类风湿关节炎多以多肌痛起病,主要表现为肩和臀部肌肉严重僵硬和疼痛。④手足肿胀是老年类风湿关节炎的显著特点。患者可伴有前臂、腕和手的弥漫性肿胀及肩关节肿胀。⑤老年类风湿关节炎患者关节症状及关节功能障碍程度均重于中青年患者。⑥老年类风湿关节炎患者类风湿因子常阴性。⑦老年类风湿关节炎患者贫血更为突出,这可能与老年人骨髓再生能力差、蛋白代谢障碍及伴随其他慢性疾病有关。⑧老年类风湿关节炎患者并发症多于中青年类风湿关节炎患者。关节外表现以乏力、肺纹理增多和肺间质病变多见,并发心血管疾病的比例也较高。⑨老年类风湿关节炎患者对小剂量糖皮质激素治疗效果良好。泼尼松减量后常出现持久而严重的滑膜炎,需要使用其他药物,如非甾体抗炎药和羟氯喹以控制炎症。

77. 恶性类风湿关节炎有什么特点

(1)发病比例:约占类风湿关节炎的1%。

(2)发病年龄:以中年、壮年者居多,老年人相对较少。

(3)性别比例:男女之比为1:2。

(4)临床特点:患者临床症状重,病程长,治疗效果不理想,可出现严重的内脏损害。具体表现为:①类风湿血管炎的表现比较突出,指尖或甲周可有出血点、雷诺现象,甚至指尖坏死、脱落。②可出现心包炎、心内膜炎、心肌炎、冠状动脉炎或急性动脉瓣关闭不全。③累及胃肠道时可出现肠系膜动脉栓塞,侵犯肝脾可出现费尔蒂综合征。④侵犯神经系统则表现为多发性单神经炎、癫痫。⑤可引起坏死性肾小球肾炎、急性肾衰竭。⑥眼部受影响则可有角膜炎、巩膜炎。⑦类风湿结节发生率高。

(5)实验室检查:类风湿因子滴度高,免疫循环复合物水平增高,血清补体降低,冷球蛋白阳性。

(6)结局:病情重,预后差,可威胁患者生命,必要时需住院积极治疗。

78. 什么是幼年类风湿关节炎

幼年类风湿关节炎是一个多种原因引起的综合征,是儿童时

75

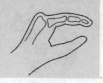

期常见的慢性病之一。作为小儿时期一种常见的结缔组织病,幼年类风湿关节炎以慢性关节炎为其主要特点。

幼年类风湿关节炎发病机制不清。组织病理变化主要为表皮中性粒细胞散在浸润,部分患儿皮损中的炎症细胞浸润可达真皮。疾病缓解时皮损消退。斯蒂尔病也可见有皮下结节,组织学的变化似乎更像类风湿关节炎的结节。幼年类风湿关节炎临床表现多种多样,病程长,症状变化亦较大,具体临床特点如下:①16 岁前发病。②伴有全身多系统的受累,包括关节、皮、肌、肝、脾、淋巴结。③年龄较小的患儿往往先有持续性不规则发热,其全身症状较关节症状更为显著。年长儿或成年患者较多限于关节症状。④因为是慢性病,所以生长发育紊乱很常见。患儿急性期身高停止增长,性腺与第二性征发育均迟缓。生长发育停滞也可以发生在某一局部(如下颌),造成小颌畸形。疾病早期可因炎症刺激使骨化中心和骨骺发育增快,致使病侧肢体较健侧更长,而到了疾病晚期受累骨骼发育停滞,骨骺过早愈合,导致身材矮小。另外,因患儿长期服药,如免疫抑制药、糖皮质激素、非甾体抗炎药等,或多或少都会影响患儿的生长发育。不过,如果谨慎用药,选择对患儿生长发育影响小的药物,多数患儿会有较满意的身高。

79. 幼年类风湿关节炎有哪些类型

幼年类风湿关节炎临床表现多种多样,通常根据发病前 6 个月的症状和体征分为全身型、多关节炎型和少关节炎型。

(1)全身型:以起病急骤,发热骤升骤降、皮疹、关节痛伴肝脾淋巴结肿大为其特征。部分患儿可合并胸膜炎、心包炎及神经系统病变。实验室检查除血沉、C 反应蛋白、白细胞数升高外,其他检查均正常。

(2)多关节炎型:以慢性对称性多关节(5 个关节以上受累)疼

痛、肿胀、活动不便为特点，多从肘、腕、膝、踝等大关节开始，逐渐累及小关节，表现为关节肿痛，活动受限伴晨僵。女性患儿多于男性，全身症状轻。少数患儿可有类风湿因子阳性。多见于年长儿童，随着病情发展，骨质破坏，关节强直变形，关节功能障碍，故致残性高。

（3）少关节型：受累关节不超过 4 个，多以大关节为主，分为两个亚型。①Ⅰ型。多为 6 岁前起病，女性患儿多见，常累及膝、踝、肘、腕关节，髋关节极少受侵，对关节功能影响小，预后良好。少数患儿可造成视力障碍，甚至失明。②Ⅱ型。起病较晚，男性患儿多见，主要侵犯下肢关节，患儿主诉足跟疼痛，少数患儿可以造成视力障碍，部分患儿 16 岁以后可出现脊柱强直。

80. 幼年类风湿关节炎全身型有什么特点

（1）发病比例：约有 10％的幼年类风湿关节炎患者为全身型。

（2）性别：男性患儿略多于女性患儿。

（3）发病情况：起病急。

（4）标志性表现：高热和与之相伴随的类风湿性皮疹。体温可每日或隔日升高达 39℃以上，持续数小时，可突然降至正常，体温的高峰多在傍晚或凌晨出现，发热时伴有寒战、肌肉酸痛等症状，热退后可恢复正常。高热同时出现皮疹，体温降至正常时皮疹消退，如此反复不已。皮疹多为分散分布，直径为 2～5 毫米麻疹样斑丘疹，常见于躯干及肢体近端皮肤。发热、皮疹、关节炎是此型典型的三联征。

（5）受累关节部位：最多为腕、膝、踝关节，手小关节较足易受累，颈椎及颞颌关节也可受累，腕、髋关节是最多发生进行性骨破坏的关节。

（6）受累关节损害：绝大多数患儿都有关节炎或关节痛，大小关节均可受累，如果反复发作数年，可形成非侵蚀性关节强直。

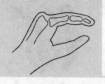

(7)关节外表现:可伴有内脏受累的表现,肝、脾、淋巴结肿大,心包炎,或其他浆膜炎,白细胞增高。少见的临床表现有心肌炎,表现为持续的心动过速、心脏扩大、心力衰竭等。中枢神经系统损伤表现为昏迷、躁动、非化脓性脑膜炎。肾功能损伤很少见,除非发生淀粉样变或由药物引起。但尿沉渣异常不少见,病理检查示轻度肾小球炎。

(8)病程和发展结局:差异较大。部分患儿呈单周期,两年内完全缓解。部分患儿呈多周期,反复发作,平均5~6年,但可持续多年直至成人后,约占50%。1/3以上患者最后出现进行性破坏性关节炎。

(9)不良预后指标:起病早,始于7岁以下,女性,病情持续时间长,心脏病,血小板增高,血免疫球蛋白 IgA 增加,放射学进展快。

(10)死亡率:欧洲报告最高达14%,多死于感染、肝功能衰竭、心脏病、淀粉样变、肾上腺皮质激素不良反应等。

81. 幼年类风湿关节炎与成人类风湿关节炎有何区别

(1)起病方式:幼年类风湿关节炎起病方式不一,根据发病前6个月的特点分为全身型、多关节炎型和少关节炎型;成人类风湿关节炎的起病方式比较一致,可采用同一诊断标准。

(2)皮下类风湿结节:幼年类风湿关节炎很少出现皮下类风湿结节;成人类风湿关节炎则相当多见。

(3)类风湿因子:幼年类风湿关节炎类风湿因子阳性率仅有10%;成人类风湿关节炎类风湿因子阳性率达60%~80%,处于病情活动期的患者效价可以很高。

(4)临床表现:幼年类风湿关节炎虽存在受累关节明显的积液,但关节疼痛和晨僵等症状较轻;关节活动受限不明显。成人类风湿关节炎虽然关节肿胀常为轻度或中度,但关节疼痛和晨僵症状严重,关节活动容易受限。

(5)脊柱受累情况:幼年类风湿关节炎颈椎受累可达50%;成人类风湿关节炎则少见。

(6)神经系统后遗症:幼年类风湿关节炎容易出现寰枢关节半脱位,但很少因其严重的神经系统后遗症;成人类风湿关节炎很少发生寰枢关节半脱位,而一旦发生则引起严重的神经系统压迫症状,如高位截瘫等。

82. 幼年类风湿关节炎的诊断标准是什么

美国风湿病学会1989年修订的幼年类风湿关节炎诊断标准如下:①发病年龄在16岁以下。②1个或几个关节炎,表现为关节肿胀或积液,以及具备下列2种以上体征,如关节活动受限、活动时疼痛或触痛及关节局部温度升高。③病程在6周以上。④根据起病最初6个月的临床表现确定临床类型。多关节型,受累关节5个或5个以上;少关节型,受累关节4个或4个以下;全身型,间歇发热、类风湿皮疹、关节炎、肝脾及淋巴结肿大。⑤除外其他疾病。

如果只具备典型发热和皮疹而不伴随关节炎者,应考虑为可疑的全身型幼年类风湿关节炎。如果伴随关节炎,可确定为全身型幼年类风湿关节炎。随着医学研究的深入,目前又把幼年类风湿关节炎改称为"特发性关节炎",以免与类风湿关节炎混淆,这样更贴近临床实际。凡16岁以下的患儿,全身症状或关节病变持续6周以上,能排除风湿热、系统性红斑狼疮等其他疾病者,可考虑诊断。

83. 类风湿关节炎还有哪些特殊类型

类风湿因子阳性不一定是类风湿关节炎,相反,类风湿关节炎

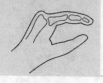

患者中类风湿因子不一定是阳性。因为类风湿因子阳性不是诊断类风湿的必需条件。除了老年类风湿关节炎之外，临床上经常可以看到其他一些特殊的类风湿关节炎患者。

(1)缓和的血清阴性对称性滑膜炎伴凹陷性水肿综合征：临床表现为对称性腕关节、屈肌腱鞘及手小关节的急性炎症，伴手背部凹陷性水肿。双侧肘关节、肩关节、髋关节、膝关节、踝关节及足关节均可受累。患者类风湿因子呈持续阴性，且对多种非甾体抗炎药治疗反应差。

(2)回纹型风湿症：以急性关节炎的反复发作为特征。常以单关节起病，数小时内迅速波及多关节。好发于手指、腕关节、肩关节及膝关节，出现红、肿现象。所有症状在数小时或数天内完全消退，发作间隙期关节完全正常，故称为复发型起病。发病期间可用非甾体抗炎药或小剂量泼尼松治疗。

(3)血清阴性类风湿关节炎：类风湿因子阴性的类风湿关节炎称为血清阴性类风湿关节炎，较血清阳性类风湿关节炎少有胸膜炎、心包炎、血管炎和干燥综合征等关节外表现，骨质侵袭也较少或轻，对治疗反应好，预后较好。

(4)Felty 综合征：又称关节炎-粒细胞减少-脾大综合征，是一种少见的严重型类风湿关节炎，仅出现于不足 1% 的类风湿关节炎患者，大部分发生在慢性且非常活动的类风湿关节炎患者。突出表现为类风湿关节炎、血白细胞减少(特别是选择性中性粒细胞减少)、贫血、血小板减少、淋巴结肿大、脾大，常伴发热、乏力、食欲减退、体重降低等全身表现，关节病变严重，还可合并色素沉着及小腿溃疡，常伴有高效价的类风湿因子，HLA-DR4 多数阳性。

84. 如何评定类风湿关节炎患者的疼痛

类风湿关节炎患者最主要的症状为疼痛，类风湿关节炎对症治疗的重点就是如何缓解疼痛。因此，需要在缓解疼痛治疗前，对类风湿关节炎患者的疼痛予以评定,以保证缓解疼痛的治疗有的放矢。

类风湿关节炎疼痛评定可从疼痛的持续时间、严重程度、缓解方式、服用镇痛药的类别、药量等方面进行。常采用的评定方法包括口述分级评分法、数字量表、目测类比量表,以及多因素疼痛调查评分法等。

(1)口述分级评分法:此类方法由一系列用于描述疼痛的形容词组成,是一种评价疼痛强度和变化的方法。包括 4 级评分、5 级评分、6 级评分、12 级评分和 15 级评分法。这些词常以疼痛从最轻到最强的顺序排列。最轻的描述被评为 0 分,以后每级增加 1 分,故每一形容词都有相应评分。患者选择适合其疼痛水平的有关形容词所代表的数字,即为其总的疼痛程度评分。

(2)数字评分法:包括 11 点数字评分法、101 点数字评分法等。11 点数字评分法要求用表示无痛的 0 依次增强到最剧烈痛的 10 的 11 个点来描述疼痛强度。101 点数字评分法与 11 点数字评分法相似,在一个从 0～100 共 101 个点的直尺上,渐次从无痛增强到最剧烈疼痛。由于选择点增多,故使疼痛的评分更加数据化。

(3)目测类比评分法:可采用专用量表法和游动标尺法。①专用量表法。在纸上或尺上划出 10 厘米长的直线,按毫米划格,一端为无痛,另一端为极痛。画线方法可为横线,也可为竖线。患者目测后根据自身情况用笔在直线上划出与其疼痛强度相符合的某点。以 0～100 范围内的数字表示疼痛程度。重复 2 次,取 2 次的平均值。②游动标尺法。正面为在 0～1 可游动的标尺,背面为从 0 至 10 数字的目测类比评分游动标尺(相应长度的厘米数,可精确到毫米)。患者移动游动标尺至自己认定的疼痛位置时,医生立即在尺的背面看到具体数字。

(4)多因素疼痛调查评分法:可以对疼痛的性质、强度等进行

81

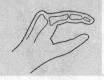

评定,以较全面地了解患者的疼痛情况。

一般而言,口述分级评分法、数字量表、目测类比量表等方法患者可自行评定,以此自行了解自身疼痛情况。需要注意的是,类风湿关节炎患者的疼痛经常可导致心理问题,并由此导致患者存在慢性疼痛。因此,在类风湿关节炎患者疼痛评定时,需要注意观察患者是否同时存在心理问题。

85. 如何开展类风湿关节炎压痛评定

目前,有较多的为类风湿关节炎的关节压痛而设计的各种关节指数评定方法,常用的有如下两种。

(1)Ritchie关节指数:①通过对指定关节(双侧手近端指间关节、腕关节、肘关节、肩关节、膝关节等28个关节或更多关节)进行压诊,视其产生的反应对每一关节评分。②评分标准。无触痛"0"分;有触痛"1"分;有触痛且触之患者有躲避"2"分;有触痛且触之患者躲避并回缩"3"分。将各关节评分合计即为Ritchie关节指数。

(2)Fuchs 28个关节定量关节指数:①评定关节。双侧手近端指间关节(10个)、腕关节(2个)、肘关节(2个)、肩关节(2个)、膝关节(2个),共28个关节。②评定标准。肿胀分为4级,正常,0分;轻微,1分;关节区域内有肿胀,2分;超出正常范围的肿胀,3分。压痛分为5级,无压痛,0分;轻微压痛,1分;按压时肢体有退缩现象,2分;按压时肢体有躲闪现象,3分;患者拒绝按压,4分。活动受限分为5级,活动正常,0分;活动受限达25%,1分;活动受限达50%,2分;活动受限达75%,3分;关节强直,4分。

86. 如何评定类风湿关节炎患者的关节活动受限

关节活动受限是类风湿关节炎患者另一个重要的临床表现。

类风湿关节炎的疼痛、肿胀和僵硬等均可限制关节活动度,并进一步影响日常生活活动。对类风湿关节炎患者受累关节活动障碍的量化评定同样也是进行相应康复治疗的基础。关节活动度评定是借助量角器等专门的评定设备对所需评定的关节功能活动进行测量的过程。

(1)测量工具:①通用量角器。由一个圆形或半圆形的刻度盘和固定臂、移动臂构成,固定臂与刻度盘相连接,不可移动,移动臂的一端与刻度盘的中心相连接,可以移动。通用量角器主要用来测量四肢关节的关节活动范围。②指关节测量器。可用小型半圆形量角器测量,也可以用直尺测量手指外展或屈曲的距离,或用圆规测量拇指外展即虎口开大程度。③脊柱活动测量器。可以用专用的背部活动范围测量计或电子量角器来测量脊柱的屈伸活动范围,也可以通过测量直立位向前弯腰、向后伸腰,以及向两侧屈曲时中指指尖与地面的距离来评定脊柱的活动范围。

(2)测量方法:测量时,将量角器的轴心与所测关节的运动轴心对齐,固定臂与构成关节的近端骨长轴平行,移动臂与构成关节的远端骨长轴平行。①四肢关节活动度测量。使用通用量角器,量角器的轴心与所测关节的运动轴心对齐,固定臂与关节近端骨的长轴平行,移动臂与关节远端骨的长轴平行并随之移动,移动臂所移动的弧度即为该关节的活动范围。②指关节活动度测量。使用半圆形量角器,测量掌指关节时,将量角器的固定臂放在掌骨远端,移动臂放在近端指骨上,并随之移动;测量指间关节时,量角器的两端分别放在指骨关节的近端和远端,移动臂随远端骨移动,所移动的弧度即为所测关节的活动范围。直尺测量:测量手指外展时,将直尺横放在相邻手指的远端,测量手指外展的最大距离;测量手指屈曲时,将直尺放在测量手指与手掌之间,测量屈曲手指指尖到手掌的垂直距离。圆规测量拇指外展:先将圆规两脚放在拇指和食指指尖,测量两指之间的最大距离,再在直尺上测出距离。

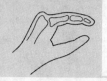

③脊柱活动度测量。使用背部活动范围测量计,将测量计放在拟测量活动范围的脊柱节段的棘突上,随着背部向前屈曲,测量计上显示的度数即为所测节段的屈曲度数。此外,也可采用测量指尖与地面的距离方法,被测试对象双脚分开与肩同宽,分别向前弯腰、向后伸腰及向两侧侧屈,通过测量中指指尖与地面的距离来评定脊柱的整体活动范围。

87. 什么样的关节活动度属于正常

类风湿关节炎可致关节活动障碍,甚至出现畸形。类风湿关节炎的常见受累关节为手关节、腕关节、踝足关节、肘关节、肩关节、膝关节、髋关节和脊柱关节等,这些关节活动度正常范围如下。

84

(1)手关节:①掌指关节。屈曲 0°～90°;伸展 0°～20°(拇指 0°～30°)。②指间关节。近指间关节屈曲 0°～100°;远指间关节屈曲 0°～80°。③拇指腕掌关节。外展 0°～60°;屈曲 0°～150°;伸展 0°。

(2)腕关节:屈曲 0°～90°;伸展 0°～70°;桡偏 0°～25°;尺偏 0°～55°。

(3)踝足关节:背屈 0°～20°;跖屈 0°～45°;内翻 0°～35°;外翻 0°～25°。

(4)肘关节:屈曲、伸展 0°～150°。

(5)膝关节:屈曲 0°～150°;伸展 0°。

(6)髋关节:屈曲 0°～125°;伸展 0°～15°;内收 0°～45°;外展 0°～45°;内旋 0°～45°;外旋 0°～45°。

(7)脊柱关节:①颈椎。前屈 0°～60°;后伸 0°～50°;左、右旋转各 0°～70°;左、右侧屈各 0°～50°。②腰椎。前屈 0°～45°;后伸 0°～30°;左、右旋转各 0°～40°;左、右侧屈各 0°～50°。

88. 如何评价类风湿关节炎患者的肌肉力量

类风湿关节炎患者受累关节周围的肌肉可出现无力或萎缩表现。因此,针对性的肌力增强康复训练前需要进行相应的肌力评定。四肢大关节及脊柱周围肌肉力量的评定常用徒手肌力评定方法。徒手肌力评定的标准如下:①如能完成运动并能克服充分的阻力与健侧相近,为5级肌力。②能克服中等阻力为4级肌力。③能对抗并仅能抵抗肢体自身重量完成动作,为3级肌力。④如不能克服肢体自身重量完成运动,但能在水平面上、无负荷下完成运动,为2级肌力。⑤如无明显运动可见,但能触到肌肉收缩,为1级肌力。⑥如无可感觉到的肌肉收缩,则为0级肌力。

当类风湿关节炎累及指间、掌指等小关节时,肌力评定宜采用握力计法。若患者手的小关节存在畸形,常改用血压计法测定握力。将水银柱式血压计袖带卷折后再充气达压力4千帕(30毫米汞柱),使患者用手在无依托情况下紧握气囊,将得出的读数减去4千帕(30毫米汞柱)即为实测握力数。取连续测量3次的平均值。以同样方式可测出手指握力和夹力。

89. 类风湿关节炎还有其他哪些康复评定

(1)功能障碍及其严重程度的评定:有关类风湿关节炎功能障碍评定的量表较多,包括患者自评采用的关节炎自评量表及治疗人员采用的功能障碍信号评定、Keitel 功能试验和类风湿关节炎功能指数等,其中最为常用的是类风湿关节炎功能指数。类风湿关节炎功能指数评价同第74问中"关节功能状态评价"。其中,一般日常活动包括生活自理、职业活动、业余活动等。一般生活自理项目包括穿衣、进食、洗澡、梳妆、修饰和如厕等;职业活动包括工作、学习、家务活动;业余活动包括娱乐(消遣性)和(或)闲暇活动。职业活动和业余活动与患者的愿望、年龄、性别有一定关系。

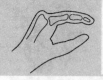

（2）生活质量评定：可采用 Meenan 的关节影响测定量表评定。这一量表从活动度、躯体活动、日常生活活动、灵敏性、家务活动、疼痛、社会活动、抑郁和焦虑等 9 个方面对躯体、社会、情感、幸福状况进行评估。

（3）心理状况评定：对患者进行心理测查，了解其焦虑、抑郁、情感冲突等心理及情绪障碍的情况。

（4）职业能力评定：对患者进行职业能力的评价有助于适时地调整患者工作中的环境和责任，这样可延长其工作寿命，有利于患者保持良好的心理状态并缓解经济上的紧张。

（5）残疾评定：可采用健康评估调查问卷。健康评估调查问卷是自我完成的问卷，评估内容包括运动、功能障碍、不适和症状水平、药物不良反应及经济影响等。

（6）其他评定内容：包括畸形分析、步态分析，以及患者家庭社会经济状况进行评价等。

90. 类风湿关节炎对人体的危害有哪些

类风湿关节炎对人体的危害比较大，患了类风湿关节炎如果不及时正确治疗，可产生一系列功能障碍问题，轻则关节畸形，重则瘫痪，甚则危及生命。有研究表明，类风湿关节炎发病后 5 年，约 1/3 的患者出现功能障碍问题；发病后 10 年，约 60% 的患者出现影响工作的功能障碍问题。类风湿关节炎导致的功能障碍问题如下。

（1）手腕关节损害严重影响手功能：手关节主要是累及近端指间关节和掌指关节，肿胀畸形，关节周围肌腱、腱鞘、韧带受损，出现多部位的关节脱位，韧带断裂，肌力不平衡，导致掌指关节掌侧半脱位、尺侧偏斜畸形，近端指间关节纽扣花畸形、天鹅颈畸形，连枷指畸形。腕关节出现旋后半脱位，掌侧脱位；拇指出现连枷指、纽扣花畸形、鸭嘴兽畸形。手功能是人的日常生活能力和精细工作的必要保证,一旦手功能障碍,患者的残疾程度会严重增加。

(2)四肢关节损害影响运动功能:肘关节出现屈曲、旋前、旋后等运动障碍,在尺骨鹰嘴或前臂近端伸侧常常可见类风湿结节。肩关节受损出现活动受限和疼痛。髋关节受累表现为腹股沟区疼痛,行走和起立困难,大腿内旋受限。膝关节受损,出现肿胀、畸形、活动受限等,足受累跖趾关节脱位,出现锤状趾、局部胼胝形成、拇趾外翻畸形等。这些四肢关节损害对患者的运动功能影响极大。

(3)其他关节损害对患者生活与工作的影响:胸骨病变会影响呼吸,容易出现呼吸道感染。颈椎,尤其是寰枢椎容易受累,出现半脱位,最常见的症状是向枕部放射的疼痛,严重者会出现抽搐、意识改变、吞咽困难、偏瘫等。颞颌关节受累比较常见,出现张口受限和关节疼痛,晚期出现下颌缩短或短下颌畸形。

(4)关节外损害影响患者多个系统功能:呼吸系统受损可出现肺纤维化、胸腔积液、肺内类风湿结节。心脏受损多见于心包炎、心瓣膜病、心肌炎。血液系统病变多见于贫血、血小板增多、嗜酸性粒细胞增多。肾脏受损多见于淀粉样变、血管炎、药物引起的肾病。眼部受累可出现结膜、角膜、巩膜、前葡萄膜病变。

导致类风湿关节炎患者功能障碍的危险因素为病程较长、多关节受累、严重的关节炎症、类风湿因子高效价、环瓜氨酸肽抗体高水平、血沉快、家族史。

91. 类风湿关节炎患者主要的死亡原因有哪些

类风湿关节炎不仅影响患者日常生活能力、造成生活质量下降,还可导致患者寿命下降。据报道称,女性患者比一般人群的寿命缩短 3 年左右,男性患者比一般人群的寿命缩短 7 年左右。此外,风湿性关节炎的死亡率与关节炎的严重程度有一定关系,死亡率为 24‰。类风湿关节炎患者的死亡率相对高于正常人。类风

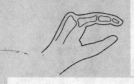

湿关节炎患者的死亡率比普通人群高 38%；女性患者更为明显，女性患者的死亡率比普通人群高 55%。类风湿关节炎患者死亡的主要原因如下。

（1）心血管疾病：在类风湿关节炎患者死因中居第一位。

（2）合并恶性肿瘤：由于类风湿关节炎本身就是因为自身免疫紊乱，容易引起肿瘤的发生，再就是这种疾病的治疗需要应用免疫抑制药，该类药物在某种程度上有一定的致癌性。研究数据表明，类风湿关节炎患者发生淋巴瘤的比例较普通人群高 2～3 倍。

（3）合并严重感染：这也与疾病本身和用药有关，肺部、肠道及皮肤等各器官都易并发感染。死于感染的类风湿关节炎患者比例为 4%。

（4）肺间质病变和脑血管病变：也是造成类风湿关节炎死亡的常见原因。直接死于类风湿血管炎、肺淀粉样变的类风湿关节炎患者比例为 5%。

（5）肾脏疾病：死于肾病的类风湿关节炎患者比例为 7.8%。

（6）药物不良反应：因药物应用不合理产生药物不良反应导致死亡的比例也不占少数。

防 治 篇

92. 什么是类风湿关节炎的治疗目的

其治疗目的如下：①减轻和改善患者症状，缓解疼痛与减轻炎症。②控制病情进展，减少骨侵蚀，防止骨关节破坏，尽可能早地应用改善病情抗风湿药。③尽量减少药物不必要的不良反应。④保护肌肉及关节功能，尽可能恢复舒适及创造性的生活，提高患者的生活质量。

值得强调的是，许多医生和患者往往只注意治疗的第一个目的，而忽视后3个治疗目的。这导致患者虽然缓解了疼痛却不能阻止关节侵蚀性破坏，影响了肌肉关节的功能，生活质量日趋下降，心理状态日趋恶化。所以，对类风湿关节炎患者而言，治疗的4个目的是相互关联、相辅相成、缺一不可的，即类风湿关节炎的治疗目标应该是多维的，应包括缓解关节相关症状（如疼痛、肿胀、僵硬）；保持功能，最大限度地避免受累关节功能障碍；预防残疾；减少并发症等多个方面。

同时，根据上述治疗目的，应采用如下治疗策略：①早期发现进行性或侵袭性疾病。②早期应用改善病情抗风湿药，争取尽早"达标控制病情"。③适当使用新药。④联合用药。⑤远期（5～10年）观察结局。

93. 类风湿关节炎的治疗原则是什么

类风湿关节炎的总体治疗原则包括：控制病情发展，避免组织发生不可逆的骨改变；缓解症状，减轻疼痛；治疗并发症；减少复

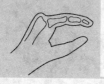

发;预防畸形,尽可能保护和恢复关节与肌肉功能;改善患者生活质量。具体的治疗原则如下。

(1)早期治疗:尽早应用改善病情抗风湿药,以控制类风湿关节炎的进展。早期治疗的必要性在于大部分关节损害发生于疾病初始的 2 年内;即便没有关节疼痛症状也会发生严重的关节损害;关节损害是不可逆的;接受早期治疗的患者对药物治疗的反应较好。

(2)联合用药:几种改善病情抗风湿药联合应用,以通过抑制类风湿关节炎免疫或炎症损伤的不同环节发挥治疗作用。由于每种药物剂量不增加、不良反应较少重叠,药物不良反应叠加现象不明显。近几年,改善病情抗风湿药的联合应用日趋广泛。

(3)强调个性化治疗:根据类风湿关节炎患者的不同病情,应选择不同的治疗方案,其治疗强调个体化的特征。

(4)加强康复治疗:类风湿关节炎治疗的主要目的是保持关节的功能。临床发现,不少患者虽然已接受改善病情抗风湿药治疗多年,但由于缺少康复治疗意识,最终仍出现关节屈伸受限、肌肉萎缩,致使关节功能丧失。因此,在全身治疗的同时,应强调关节功能活动等康复治疗。

94. 风湿性关节炎治疗的总体措施是什么

(1)休息:类风湿关节炎患者活动期应注意加强休息,尤其是存在发热、关节肿痛、全身症状严重的患者,需要卧床休息,并注意保暖,防止潮湿。

(2)药物治疗:是类风湿关节炎的主要治疗方法。治疗类风湿关节炎的药物有很多种,有对症治疗所采用的非甾体抗炎药、糖皮质激素等,这些药物一般在有明显的疼痛、关节肿胀或严重的并发症的情况下使用,但这些药物都应当与改变病情抗风湿药合用。改变病情抗风湿药多为免疫抑制药或免疫调节药,如甲氨蝶呤、柳氮磺吡啶、羟氯喹等,这些药物不可以随意选择,要根据个体的病情及耐受性来确定;如果病情比较顽固,一般的药物难以控制,可以选择生物制剂治疗,如细胞因子拮抗药、干细胞移植之类的药物治疗。

(3)康复治疗:可以减轻疼痛、消炎退肿、保持肌力及关节功能、预防及纠正畸形,以及改善生活自理能力,是必不可少的治疗手段之一。例如,患者病情稳定后适当活动和进行关节训练,以减少或防止关节强直和肌肉萎缩。此外,热敷、热浴、蜡疗等理疗也有助于缓解症状,保持关节功能。

(4)手术:包括纠正关节畸形或进行关节成形术等。对于有严重关节破坏的患者,外科治疗如关节成形术和(或)切除术可以有效地缓解疼痛并改善关节功能。

95. 什么是类风湿关节炎患者的正确休息方式

(1)全身性休息:类风湿关节炎急性期需要全身休息,并注意良好体位。如卧床休息时应使用硬床垫,尽量避免用软床垫,在仰卧位时避免膝下垫枕,以防止髋、膝关节屈曲畸形。枕头不宜过高,枕头过高易造成颈椎下部和胸椎上部的屈曲变形。足部放置支架,防止被服下压双足,以避免双足下垂等。采用俯卧位姿势以减轻髋关节挛缩;每天仰卧不少于 10 分钟,以消除长时间髋关节处于屈曲位的不良影响。仰卧位、俯卧位和侧卧位交替。需要注意的是,急性期休息虽然是必要的,有助于降低关节炎症、缓解疼痛和疲劳,但需要考虑休息时间。具体时间应因人而异,但基本上应采取间歇休息的方式。

(2)局部休息:急性炎症渗出的关节可采用低温热塑板材等制作夹板制动,以消肿止痛。制动时应将关节置于最佳功能位置。各关节最佳功能位置如下:①髋关节 5°~10°屈曲位固定,旋转取

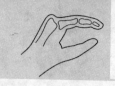

中位。②膝关节 5°～10°屈曲位固定;踝关节保持中位。③肩关节屈曲 30°～45°,内旋 10°位固定。④肘关节屈曲 70°～80°,前臂旋后 10°～15°位固定。⑤腕关节背屈 5°～10°位固定。⑥掌指关节屈曲 30°位固定。⑦拇指外展位固定。

需要注意的是,制动时间不宜过长,一般连续夹板固定 2～3 周不会引起关节活动受限,不超过 4 周可产生可逆转的关节挛缩和骨质疏松。同时每日应除去夹板,进行主动或主动－辅助关节活动和训练。反复的关节运动会产生不恰当的关节应力,从而使受累关节炎症、关节损害加重。因此,除了适当地物理治疗及用药物抑制关节炎性症状外,患者一定要有充分的休息,以保证将全身及局部关节的疲乏与不适减至最低限度。患者应尽量在活动时保持最恰当的身体姿势,以减少关节应力,最大限度地保护关节功能。

96. 类风湿关节炎患者如何保持良好的关节位置

类风湿关节炎患者保持良好关节位置的目的是防止肢体挛缩。具体可在各种体位下保持恰当姿势及关节功能位置。

(1)站立位:①头部应保持中位,下颌微收。②双肩自然位(不下垂、不耸肩)。③下腹微收。④髋、膝、踝均取自然位。

(2)坐位:①采用硬垫直角靠椅,椅高为双足平置地面。②双膝呈 90°屈曲。③保持各关节功能位置,使各关节维持在一定的活动范围内。

(3)各关节维持活动范围如下:①下肢关节。髋关节伸屈 0°～30°;膝关节伸展 0°～60°;踝关节跖屈 0°～30°,背屈 0°～10°。②上肢关节。肩关节屈曲 0°～45°,外展 0°～90°,外旋 0°～20°;肘关节伸屈 0°～90°,可使手接近嘴以利进食、洗漱;手指近端指间关节屈曲 0°～50°或以上,拇指保持关节稳定,腕掌关节内旋 30°以上,完成正常对掌动作。

97. 如何降低类风湿关节炎患者受累关节应力

类风湿关节炎患者的炎症受累关节在承受机械应力时会加重疼痛症状,并导致进一步的关节损害。因此,在上述休息和保持良好关节位置等基本治疗,以及药物治疗降低炎症的同时,类风湿关节炎患者应采取各种降低受累关节应力的措施,以缓解疼痛,预防功能障碍的发生与发展。具体措施如下。

(1)控制体重:体重增加和不适当的运动是关节应力增加的主要原因。体重增加对于下肢承重关节(如踝关节、膝关节等类风湿关节炎常见受累关节)而言,是增加应力的一个重要因素。因此,类风湿关节炎患者应设定一个理想的体重目标,并实现、保持之。同时,理想的体重不仅有助于缓解关节疼痛,预防功能障碍,还有助于降低心血管疾病、糖尿病和中风等其他疾病发生的危险性。

(2)借助各种辅助用具:夹板制动不仅有助于受累关节休息,降低疼痛和肿胀,也有助于降低关节应力。行走辅助具和自助具也可在完成日常生活活动时不会使受累关节产生不必要的应力。行走辅助具(如拐杖等)可有效地降低下肢承重关节的应力。轮椅和电动移行设备对行动不便的患者有帮助;手抓握辅助具、开瓶器等也在一定程度上降低了手部小关节的应力。

(3)应避免运动过少:急性炎症期,患者一方面要避免过度运动所产生的应力,另一方面也要避免运动过少造成的肌肉萎缩、心血管功能水平下降等问题。因此,选择适宜的运动形式和适量的运动量是必要的。

98. 哪些药物用于治疗类风湿关节炎

(1)非甾体抗炎药:主要通过抑制环氧化酶活性,减少前列腺素合成而具有抗炎、止痛、退热及减轻关节肿胀的作用,是临床最

93

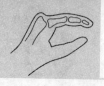

常用的治疗类风湿关节炎的药物。非甾体抗炎药对缓解患者的关节肿痛，改善全身症状有重要作用，但不能阻止类风湿关节炎病变的自然过程。可用于治疗类风湿关节炎的非甾体抗炎药种类较多，具体应根据患者情况有针对性地选择，应用时应注意避免药物不良反应。其不良反应包括胃肠道症状、肝和肾功能损害及可能增加的心血管不良事件。此外，非甾体抗炎药的外用制剂（如双氯芬酸二乙胺乳胶剂、酮洛芬凝胶、吡罗昔康贴剂等）及植物药膏剂（辣椒素搽剂）等对缓解关节肿痛有一定作用，不良反应较少，应提倡在临床上使用。

（2）改善病情抗风湿药：较非甾体抗炎药发挥作用慢，需 1～6 个月，故又称慢作用抗风湿药。这些药物不具备明显的止痛和抗炎作用，但具有免疫抑制和抗炎症作用，可降低血沉，改善骨侵蚀，因此可延缓或控制病情的进展。常用于治疗类风湿关节炎的改善病情抗风湿药为甲氨蝶呤、柳氮磺吡啶、来氟米特、抗疟药、青霉胺、硫唑嘌呤、环孢素 A 及环磷酰胺等。

（3）生物制剂：是利用病原微生物、病原微生物的代谢产物，以及动物或人血浆等制成的药品。若经初始改善病情抗风湿药治疗未达控制目标，对有预后不良因素的患者可考虑加用生物制剂。目前，可治疗类风湿关节炎的生物制剂主要包括肿瘤坏死因子-α、白介素-1 和白介素-6、抗 CD20 单抗及 T 细胞共刺激信号抑制药等。

（4）糖皮质激素：能迅速改善关节肿痛和全身症状。在重症类风湿关节炎伴有心、肺或神经系统等受累的患者，可给予短效糖皮质激素，其剂量依病情严重程度而定。针对少数类风湿关节炎患者关节病变，如需使用，通常为小剂量糖皮质激素。

（5）植物药制剂：雷公藤、白芍总苷、青藤碱等植物提取药物不仅具有非甾体抗炎作用，还具有免疫抑制或细胞毒作用，可以改善类风湿关节炎患者的症状，使血沉和类风湿因子效价降低。

99. 什么是非甾体抗炎药

非甾体抗炎药（NSAID）是指一类不含皮质激素而具有抗炎、解热、镇痛作用的药物。相对于激素而言，这类药物的化学结构中缺乏激素所具有的甾环，而又具有解热、镇痛、抗炎等功效，因此被称为非甾体抗炎药。非甾体抗炎药广泛地用于风湿免疫性疾病和疼痛性疾病，以减轻上述疾病引起的疼痛、僵硬，改善骨关节功能。

疼痛是指各种外来刺激对机体组织造成的损伤。许多外源性化学物质可以致痛，另外，部分存在于机体组织细胞内的化学物质也可导致疼痛。体内的这些化学物质在外伤或炎症时，从受损的（炎性）细胞内释放出来，故也称为内源性致痛物质。常见的致痛物质有无机离子（钾离子、氢离子），胺类（组胺、5-羟色胺），肽类（缓激肽、P 物质），前列腺素类（前列腺素 E_2）和其他类（活性氧、溶酶体酶）。非甾体抗炎药的作用就是抑制上述致炎物质而发挥抗炎镇痛作用。

非甾体抗炎药种类很多，目前最为常用的有阿司匹林（乙酰水杨酸）、吲哚美辛、布洛芬（芬必得）、双氯芬酸钠（扶他林）和舒林酸（奇诺力）等。尽管非甾体抗炎药均通过减少体内前列腺素的合成而达到治疗效果，但是各种药物之间仍存在一些细微的差别。因此，采用什么种类的非甾体抗炎药，具体运用的方法等，还需要根据患者病情而定。患者用药需要在医生指导下进行。

患者在服用非甾体抗炎药的过程中，最常见的现象是担心药物的不良反应而不能坚持，只在症状加重、疼痛不能耐受时才服用。这种"三天打鱼，两天晒网"的服药现象结果是治疗效果不佳。实际上大部分非甾体抗炎药相对安全，只要在医生指导下，按照医生的要求用药，则均可获得较好的疗效。同时，需要注意的是，非甾体抗炎药用于缓解类风湿关节炎症状，因此只是类风湿关节炎患者基本的对症治疗药物。

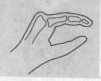

100. 非甾体类抗炎药在治疗类风湿关节炎时起什么作用

(1)一线治疗药物:非甾体抗炎药是目前临床治疗类风湿关节炎最常用的抗风湿药物,也是风湿性疾病最基本的治疗手段之一。

(2)针对关节局部炎症,缓解临床症状:非甾体抗炎药通过抑制环氧化酶以减少花生四烯酸代谢为前列腺素、前列环素、血栓素等炎性介质,从而改善关节滑膜的充血、渗出等炎症现象,达到控制类风湿关节炎患者关节肿痛的目的,因此是治疗类风湿关节炎不可缺少的、非特异性的对症治疗的药物。

(3)退热:非甾体抗炎药还具有抑制下丘脑体温调节中枢的前列腺素合成的作用,使发热患者体温降至正常。

因此,在临床上一般对明确有关节炎症存在的患者可考虑使用非甾体抗炎药治疗。但是,当患者无炎症反应或炎症很轻时,如类风湿关节炎的缓解稳定期,可考虑非药物性的治疗,如减轻体重、使用拐杖及轻度活动等。停用非甾体抗炎药的指征包括疼痛缓解、血沉和类风湿因子正常,即患者受累关节炎症基本被控制。停用非甾体抗炎药后,应继续观察受累关节情况,如有反复还要继续使用。

101. 非甾体抗炎药有哪些种类

(1)水杨酸类:最常用的是阿司匹林。阿司匹林的疗效比较肯定,但不良反应,尤其是胃肠道不良反应较为明显,因此阿司匹林的制剂目前多为肠溶片。

(2)丙酸类:常见的品种有布洛芬、洛索洛芬、精氨洛芬、酮洛芬和萘普生等。这类药物的不良反应较少,患者易于接受。萘普生的半衰期较长,为14~16小时,每日服用1~2次即可。

(3)吲哚类:主要有吲哚美辛、舒林酸、阿西美辛(优妥)、苄达明、依托度酸(罗丁)等,以吲哚美辛、舒林酸最为常用。此类药物抗炎效果突出,解热镇痛作用与阿司匹林相类似,其中以吲哚美辛抗炎作用最强,舒林酸的肾毒性最小。

(4)灭酸类:有甲芬那酸(甲灭酸)、氯芬那酸(氯灭酸)、双氯芬那酸(双氯灭酸)等,临床上多用氟芬那酸(氟灭酸)。

(5)乙酸类:主要为双氯芬酸钠,商品名包括英太青、奥湿克、戴芬、扶他林等。双氯芬酸钠疗效肯定,不仅有口服制剂,还有可在局部应用的乳胶剂和缓释剂,由此可以减轻胃肠道不良反应。

(6)喜康类:有吡罗昔康(炎痛喜康)等,因不良反应较大,已很少使用,现已由美洛昔康(莫比可)等替代。

(7)吡唑酮类:有保泰松、羟基保泰松等,此类非甾体抗炎药毒性大,已很少使用。

(8)昔布类:如塞米昔布、罗飞昔布等,对胃肠道不良反应甚小。

102. 非甾体抗炎药是如何在人体内发挥作用的

非甾体抗炎药是目前世界上日常使用最多的药物之一。随着人口老龄化,类风湿关节炎等疼痛性疾病的患病率的显著升高,因此使用量不断增加。

(1)作用机制:非甾体抗炎药主要通过降低前列腺素 E(PGE)的合成达到抗炎和镇痛的作用。同时,非甾体抗炎药还可以抑制前列环素和促凝血素的形成,从而对血管通透性和血小板的凝集产生复杂的作用,这无疑有助于这些化合物的总体临床效果。部分非甾体抗炎药对前列腺素的合成有潜在抑制作用,而另外一部分非甾体抗炎药则更主要的是影响非前列腺素介导的生物学活性。临床效应的差别归结于药物的镜像结构体,以及药代动力学、药效动力学和代谢情况。

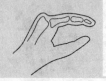

(2)药理学:①生物利用度。所有非甾体抗炎药在口服后都能完全被吸收。吸收率随胃肠血流或运动的改变或是否与食物一起服用而有所不同。例如,萘普生随食物一起服用时,可能会降低其16%的吸收率。虽然这一现象可能并不具有重要的临床意义。肠溶剂型可能会减少非甾体抗炎药对胃黏膜的直接刺激,但同时也可能会减少它们的吸收率。大多数非甾体抗炎药属于弱有机酸,一旦被吸收,大约95%会与血清白蛋白相结合。临床上血清白蛋白显著减少或其他蛋白高结合药物同时服用可能导致血清游离非甾体类抗炎药成分的提高,这对老年患者或慢性疾病患者,特别是伴有低白蛋白血症状态的患者有重要意义。这些情况会影响非甾体抗炎药在血中的运输水平,并影响炎症局部的血管通透性。②代谢。非甾体抗炎药主要通过肝脏代谢,并通过尿液排泄,因此对于存在肝肾功能障碍的患者而言,服用非甾体类抗炎药需要谨慎考虑。

虽然,非甾体抗炎药均具有相似的功效并能够显著地降低胃肠道和血小板反应,但各种不同的非甾体类抗炎药在使用相同剂量时,它们的临床功效和耐受性是相似的,但是个体的反应明显不同。

103. 非甾体抗炎药有哪些胃肠道不良反应

过去,许多非甾体抗炎药,如阿司匹林、保泰松等往往具有严重的胃肠道反应,患者服用后常可出现恶心、呕吐、胃烧灼感、反酸、上腹部不适、消化不良等不良反应,甚至出现反流性食管炎、消化性溃疡、消化道出血、穿孔和胰腺炎等较为严重的不良反应。若在毫无征兆的情况下发生不可控制的大出血,可能会危及生命。非甾体抗炎药所致的严重胃肠道并发症主要为消化道出血、穿孔及胃排空障碍。

出血原因可以是非甾体抗炎药所致的溃疡、黏膜糜烂等,也可以是非甾体抗炎药使用前已存在的无症状溃疡。非甾体抗炎药使严重胃肠道并发症的危险性增加 4～6 倍。长期服用非甾体抗炎药者消化性溃疡病发病率达 25%，若既往有消化性溃疡病史，发生率将高达 50%，年累积发生率接近 100%。2%～4% 的患者会发生胃出血或穿孔。

目前，随着药物制剂的不断改良，非甾体抗炎药较以往相对安全，但是也不能完全排除发生这些不良反应的可能性。临床研究表明，长期使用阿司匹林，即使使用较小的剂量，仍会明显增加胃、十二指肠溃疡及并发症的风险。其风险与使用阿司匹林的剂量、时间、使用者的年龄呈正相关。

104. 非甾体抗炎药为什么会出现胃肠道不良反应

（1）存在发生胃肠道不良反应的机制。①药物直接损伤作用。非甾体抗炎药直接对胃壁和肠黏膜产生刺激作用，损伤肠黏膜细胞线粒体，引起氧化磷酸化脱偶联，使细胞内三磷腺苷（ATP）减少，破坏了细胞间紧密连接的完整性，从而使黏膜通透性增加。②抑制前列腺素的合成作用。因为前列环素有调节胃血流和保护胃黏膜细胞的作用，因此前列腺素减少可导致胃肠损害。非甾体抗炎药通过抑制性生理环氧化酶（COX）的活性，从而抑制花生四烯酸最终生成前列腺素、前列环素，因此可导致胃肠损害。③中性粒细胞的黏附、活化。非甾体抗炎药是中性粒细胞对内皮细胞黏附增加，使之活化，而释放氧自由基和蛋白酶，造成胃肠黏膜损伤。

（2）存在非甾体抗炎药导致消化道黏膜损伤的高危因素：容易发生非甾体抗炎药胃肠道不良反应的高危人群主要有并发症的溃疡病病史的患者、使用多种非甾体抗炎药（包括阿司匹林）的患者、非甾体抗炎药用药剂量较大的患者、同时使用抗凝治疗的患者、年龄 70 岁以上的患者、合并幽门螺杆菌感染的患者。

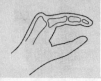
（3）与用药时间、剂型、剂量密切相关：非甾体抗炎药胃肠道不良反应好发阶段为治疗最初的 3 个月。长期使用导致发生率增加。无论是胃肠外给药（肌内注射、肛栓剂）或肠溶阿司匹林片剂，均不能改变其风险。剂量与危险指数呈正相关。

105. 如何有效避免非甾体抗炎药胃肠道不良反应

避免不良反应的方法如下：①尽量避免使用非甾体抗炎药。②尽量减少用药剂量。尽管剂型不能改变非甾体抗炎药胃肠道不良反应的风险，但肠溶剂、缓释剂、栓剂、霜剂所含有效药物剂量相对较小，故对胃肠道的刺激作用也小。③注意尽量在饭后服用，以减轻对胃肠道黏膜的刺激。④若服用某一种非甾体抗炎药出现不适症状，可在医生的建议下改用其他同类药物。⑤注意不要同时服用两种或两种以上的非甾体抗炎药，这样不仅不会增加疗效，反而还易导致不良反应的发生或加重。⑥为了减轻消化道不良反应，建议可使用肠溶剂型，或同时服用保护胃肠道黏膜的药物，如制酸药、西咪替丁、质子泵抑制药、米索前列醇等。⑦一些合并存在胃溃疡、十二指肠溃疡及胃炎病史的类风湿关节炎患者，在近期若存在胃肠道症状时，最好不要服用非甾体抗炎药。如果一定要服用，应在医师指导下小心服用。如果服用过程中出现黑粪和呕血等情况时，应立即停药并及时就诊，以防止病情加重。⑧戒烟、戒酒，减少咖啡等刺激性饮料、食品的摄入。⑨选择胃肠道不良反应较小的非甾体抗炎药（如布洛芬）或选择性环氧化酶-2 抑制药（如美洛昔康）。⑩识别非甾体抗炎药胃肠道不良反应高危人群。⑪根治幽门螺杆菌感染。所有患者，无论风险等级大小，在开始接受长时间非甾体抗炎药治疗前，都必须接受幽门螺杆菌感染的检测，并对明确的幽门螺杆菌感染者进行根除治疗。

106. 哪些非甾体抗炎药胃肠道不良反应少

根据非甾体抗炎药对两种环氧化酶选择性抑制的不同,可分为非选择性、选择性和高选择性环氧化酶-2抑制药。传统的非甾体抗炎药,如阿司匹林为非选择性环氧化酶抑制药;美洛昔康等为选择性环氧化酶-2抑制药;昔布类因等为高度选择性抑制环氧化酶-2,故被称为高选择性环氧化酶-2抑制药。与非选择性非甾体抗炎药相比,塞来昔布、罗非昔布出现胃肠道不良反应事件,尤其是严重消化道不良事件(穿孔、溃疡、出血或梗阻)发生的危险性均显著减少。上述分类表明,如下非甾体抗炎药的胃肠道不良反应少。

(1)前体型药物:如布洛芬、舒林酸和洛奈洛芬等。作为非活性的药物经胃肠吸收后,在体内再转化为具有活性的药物而发挥作用,严重胃肠障碍的患者可以将其作为首选药物。

(2)前列腺素合成抑制药:如丙酸类,这类药物在炎症部位抑制前列腺素合成作用强,而对胃肠和肾脏损害小。

(3)环氧化酶-2选择性抑制药:近年来,奈丁美酮、美洛昔康、尼美舒利,以及塞米昔布、罗非昔布等新型非甾体抗炎药因选择性抑制环氧化酶-2,故胃肠道不良反应明显减少。

然而,综合现有的研究数据,非甾体抗炎药基本上都有潜在的心血管风险,尤其是选择性环氧化酶-2抑制药的心血管疾病风险较多。因此,使用时也需加以注意。此外,可同时采用胃黏膜保护药物和抑制胃酸治疗。代表性的胃黏膜保护药物有米索前列醇等。抑制胃酸治疗可采用埃索美拉唑或兰索拉唑等。并可根据对非甾体抗炎药胃肠道不良反应高危人群的判定,相应给药。高危患者(有溃疡出血史或多个消化道危险因素),应尽量避免给予;若绝对必要时,建议选择环氧化酶-2抑制药,并同时给予米索前列醇或高剂量质子泵抑制药治疗。中危患者(1~2个危险因素)可

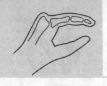

以单独给予环氧化酶-2抑制药治疗,或者非选择性环氧化酶抑制药联合米索前列醇或质子泵抑制药。低危患者,可以给予非选择性环氧化酶抑制药治疗。

107. 非甾体抗炎药是否会损害肾脏

非甾体抗炎药对肾脏有一定的损害作用,主要有肾炎、水肿和肾乳头坏死等,可引起尿蛋白、管型及尿中出现红细胞。极少数患者还可出现急性肾间质肾炎,并导致肾病综合征。非甾体抗炎药之所以造成肾脏损害,主要是因为非甾体抗炎药抑制了肾脏前列腺素的合成,而前列腺素E具有强大的扩张血管的作用,生理条件下前列腺素有调节肾血流量、肾小球滤过量和血压等作用,因此非甾体抗炎药可导致肾血流量减少和肾小管重吸收增加,出现水钠潴留。

非甾体抗炎药在一般剂量下很少发生肾脏损害。单独使用阿司匹林诱发严重肾脏损伤的可能性极小,但是复方阿司匹林(含非那西丁和咖啡因)就容易导致肾病的发生。其他非甾体抗炎药,如吲哚美辛、布洛芬、萘普生、保泰松等均具有肾脏毒性。此外,在大量失血后、心功能不全、糖尿病、高血压、肝硬化、肾病变等导致肾血流量减少的情况时,肾素-血管紧张素系统活动亢进,患者更多地依赖前列腺素调节肾血流量,这些情况下如使用非甾体抗炎药则可加重肾损害。与利尿药、激素合用时,也可能会使肾损害发生率增高。避免非甾体抗炎药肾脏损害的预防对策如下:对老年人及已患有肾病患者要慎用。首选半衰期短的药物,如舒林酸等,这些药物几乎不经肾脏排泄或较少经肾脏排泄,并以非活性状态排泄的药物。次选对肾脏前列腺素抑制较弱(即对肾脏毒性作用小)的非甾体抗炎药,如舒林酸等。因为舒林酸在体内代谢成具有活性的硫化物而发挥作用,此硫化物在肾脏内被氧化成无活性的前体药,从而不影响肾脏的环氧化酶,前列腺素合成不被抑制,肾血流和肾小球滤过率无改变,因此该药对老年人应用较为安全。禁用半衰期长的药物。

108. 非甾体抗炎药还会对哪些器官产生不良反应

除了对胃肠道及肾脏的不良反应之外,非甾体抗炎药对其他器官也有一定的不良反应。部分非甾体抗炎药可产生轻微的神经系统不良反应,常见的症状有头痛、头晕、耳鸣、失眠、感觉异常等。在中毒时可出现谵妄、惊厥、昏迷等严重症状。非甾体抗炎药对血液系统也有一定的影响,以粒细胞减少及再生障碍性贫血最为常见。较大剂量的水杨酸制剂可抑制血小板的凝集,降低其相互黏附的能力,从而延长出血时间,在并存血管病变时常可诱发严重出血,尤其是存在脑血管病变的患者。使用人工心脏瓣膜或血管栓塞患者抗凝治疗时,非甾体抗炎药应减量以预防大出血。

非甾体抗炎药可能引起不同程度的肝损害,阿司匹林极易引起丙氨酸氨基转移酶升高,但是很少发生严重的肝损害和黄疸;吲哚美辛偶有严重肝损害发生,表现症状为黄疸、丙氨酸氨基转移酶升高、恶心、呕吐等。预防对策为:尽可能选用构造简单的药物或不含氮的药物,如萘普生和酮洛芬等;使用栓剂或霜剂的非甾体抗炎药;尽量少用阿司匹林和吲哚美辛;有肝脏损害、维生素缺乏和手术前患者应慎用水杨酸类药。非甾体抗炎药的皮疹和过敏反应也不少见,严重的过敏反应甚至可导致哮喘和休克。若发生这些紧急情况,应迅速送医院抢救。此外,近年来发现非甾体抗炎药还可发生心血管不良事件。

109. 如何降低非甾体抗炎药不良反应的风险

(1)注意非甾体抗炎药的适应证:非甾类抗炎药是最常用的一

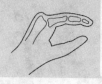

类类风湿关节炎治疗药物,其主要作用为减轻疼痛及肿胀、控制炎症和改善关节活动。但同时应注意,这类药物不能阻止类风湿关节炎病理过程的进展。非甾体抗炎药的临床用途广泛,除了治疗类风湿关节炎外,还可治疗其他风湿性疾病、癌性疼痛、运动损伤性疼痛和痛经等。

(2)严格掌握非甾体抗炎药的禁忌证:活动性胃肠道溃疡或近期胃肠道出血是所有非甾体抗炎药的首要禁忌证。非甾体抗炎药的相对禁忌证为:对阿司匹林或其他非甾体抗炎药过敏,或有其他原因引起的过敏病史者,包括哮喘、支气管痉挛、鼻炎、血管神经性水肿、荨麻疹,均应慎用;对肾功能不全者,布洛芬、酮洛芬等丙酸类尤其要慎用;对高血压和充血性心力衰竭,非甾体抗炎药易引起水钠潴留,拮抗利尿作用而加重病情,故应慎用;对肝功能不全和白细胞减少者慎用;妊娠和哺乳期是相对禁忌证,因吲哚美辛易使胎儿动脉导管闭锁不全,乳汁中的吲哚美辛易使新生儿发生惊厥;对老年人、口服抗凝药和降糖药者,应注意药物之间的相互作用。

(3)注意分析不良反应的风险因素:用药前应对胃肠道、肝、肾及心血管疾病的风险进行评估后,再根据病情选用适当的药物。消化道不良反应的危险因素包括:年龄大于 65 岁;长期应用非甾体抗炎药,口服糖皮质激素,使用抗凝药;有上消化道溃疡、出血病史或酗酒史。心脑肾不良反应的危险因素包括:年龄大于 65 岁;有脑血管病、心血管病或肾脏病史;同时使用血管紧张素转换酶抑制药及利尿药;冠脉搭桥术围术期(禁用非甾体抗炎药)。

(4)注意用药细节:应使用最低有效剂量且疗程宜短。药物种类及剂量的选择应个体化,充分考虑患者个人的基础情况,对老年患者应注意心血管和胃肠道的双重风险。有胃肠道危险因素者应用选择性环氧合酶-2 抑制药或非选择性非甾体抗炎药加米索前列醇或质子泵抑制药。如患者有发生心血管不良事件的危险性,则应慎用非甾体抗炎药。最好在一种非甾体抗炎药足量使用 1~

2周无效后再换用另一种,避免两种或以上非甾体抗炎药同时使用。

110. 常用治疗类风湿关节炎的丙酸类非甾体抗炎药有哪些

(1)布洛芬:别名异丁苯丙酸、拔怒风。①特点。消炎、镇痛、解热;对消除僵硬、减少肿胀有较好作用;对血小板的凝集也有抑制作用,并延长出血时间;不良反应较少;口服迅速吸收。②用法。口服,每次0.4~0.8克,每日3次,饭后服用。③注意事项。对本品过敏、对阿司匹林及其他非甾体抗炎药有支气管痉挛反应或过敏者、有鼻息肉综合征、血管水肿者禁用。

(2)洛索洛芬:别名乐松、环氧洛芬。①特点。镇痛作用在口服药物15分钟后就可出现。②用法。口服,每次60毫克,每日3次。③注意事项。消化性溃疡、严重血液学异常、严重肝功能障碍、严重肾功能障碍、严重心功能不全、本药组成成分过敏、阿司匹林喘息(因非甾体抗炎药而引起的喘息发作)等禁用;偶有的不良反应为过敏、腹痛、胃部不适、食欲不振、恶心、呕吐、腹泻、便秘、胃烧灼感、消化不良、口腔炎等消化系统不良反应。

(3)精氨洛芬:主要成分为精氨酸布洛芬。①特点。人体对精氨洛芬的吸收速度要比布洛芬药剂迅速,因此精氨洛芬可以更快速地发挥镇痛作用。②用法。口服,每次0.2克,每日2次,将药品放入水杯中,加入适量的温水,混合到药液完全溶解后即可服用。空腹服用本品起效更为迅速。③注意事项。严重肝肾功能不全的患者,应在医生指导下才能使用;因含有阿司帕坦,故不适用于苯丙酮尿症患者;对于糖尿病患者应酌量使用或遵医嘱服用。

(4)酮洛芬:别名酮基布洛芬、优洛芬。①特点。能抑制前列腺素合成,具有镇痛、抗炎及解热作用;抗炎作用较布洛芬为强;不良反应少。②用法。口服,每次50毫克,每日3次,餐后服用。

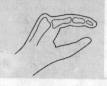
③注意事项。不良反应主要为胃肠道反应;溃疡病患者慎用;少数人可出现嗜睡、头痛、心悸等症状。

(5)萘普生:别名甲氧萘丙酸、消痛灵。①特点。镇痛、抗炎及解热作用强;不良反应较少;口服吸收迅速而完全;无蓄积作用。②用法。口服,每次 200～250 毫克,每日 2 次。③注意事项。对本品及阿司匹林过敏者禁用。

111. 常用治疗类风湿关节炎的吲哚类非甾体抗炎药有哪些

(1)双氯芬酸:是一种强效抗炎镇痛药,别名包括双氯灭痛、双氯灭酸、二氯苯胺乙酸、诺福丁、扶他林、凯扶兰、英太青、二氯芬酸、戴芬、芬迪、芬迪宁等。①特点。药效强,镇痛、抗炎及解热作用比吲哚美辛强 2～2.5 倍,比阿司匹林强 26～50 倍;所用剂量小,不良反应少,个体差异小;口服吸收迅速,服后 1～2 小时血浓度即可达到高峰;排泄快,长期应用无蓄积作用。②用法。口服,每次 25～50 毫克,每日 3 次。③注意事项。可引起胃肠道功能紊乱、头晕、头痛及皮疹;肝肾损害或有溃疡病史者慎用。

(2)吲哚美辛:别名消炎痛。①特点。解热及对炎症性疼痛止痛作用明显;减轻免疫反应;缓解直立性低血压;口服吸收迅速而完全;排泄快;主要经尿液排泄。②用法。口服,每次 50 毫克,每日 3 次;餐时或餐后立即服用可减少胃肠道不良反应。连用 10 日为 1 个疗程。③注意事项。常见不良反应为胃肠道反应,餐后服用胶囊制剂可减少胃肠道反应;可引起中枢神经系统症状(头痛、眩晕等),肝功能损害(黄疸、丙氨酸氨基转移酶升高),抑制造血系统(粒细胞减少等,偶有再生障碍性贫血)和过敏反应(皮疹、哮喘)。

(3)舒林酸:别名奇诺力、硫茚酸。①特点。抗炎效果突出,肾毒性最小。②用法。口服,每次 0.2 克,每日 2 次。老年人及肾功能不良者应首选此类药物。③注意事项。可能与阿司匹林有交叉过敏反应,故对阿司匹林或其他非甾体抗炎药过敏者宜慎用。

(4)阿西美辛:别名优妥。①特点。解热及对炎症性疼痛止痛作用明显。②用法。口服,每次 30～60 毫克,每日 3 次。③注意事项。服后常见胃部不适、恶心、呕吐;对水杨酸类药过敏者慎用。

112. 如何用其他非甾体抗炎药治疗类风湿关节炎

(1)依托度酸:属于吡喃羧酸类非甾体抗炎药。①特点。口服给药吸收良好,没有明显的首过效应,全身生物利用度达 80% 或以上。②用法。口服,每次 0.2～0.4 克,每日 3 次。③注意事项。妊娠晚期、哺乳期禁用;心、肝、肾功能不全者,以及高血压、哮喘、服用利尿药患者及老年人慎用。常见不良反应为偶见发热寒战、消化不良、腹痛、腹泻;抑郁、紧张;瘙痒、皮疹;视物模糊、耳鸣;排尿困难、尿频。

(2)萘丁美酮:属于非酸性类非甾体抗炎药。①特点。在治疗剂量下不引起明显的胃肠道损伤,对血小板和出血时间影响甚微,故出血和溃疡发生率较低。②用法。口服,每次 1 克,每日 1 次。③注意事项。禁用于对阿司匹林过敏者及活动性溃疡、消化道出血、严重肝功能不全、妊娠晚期患者。

(3)吡罗昔康:为长效非甾体抗炎药,别名炎痛喜康、吡氧噻嗪。①特点。抑制前列腺素合成,具有镇痛、抗炎及解热作用;口服吸收迅速而完全,主要经肝代谢。②用法。口服,每次 20 毫克,每日 1 次。③注意事项。胃肠道出血或溃疡病史者、对本品过敏者慎用。

(4)氯诺昔康:与吡罗昔康一样,属于昔康类非甾体抗炎药。①特点。具有较强的镇痛和抗炎作用。②用法。口服,每次 8 毫克,每日 2 次。③注意事项。需用足量水送服。

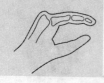

(5)美洛昔康:属于昔康类非甾体抗炎药,别名莫比可。①特点。对环氧化酶-2 具有选择性抑制作用;能更有效地抑制炎症部位的致痛物质的合成,主要应用于类风湿关节炎、风湿、类风湿的治疗。②用法。口服,每次 7.5～15 毫克,每日 1 次。③注意事项。有消化不良、腹痛等胃肠道不良反应;短暂的肝功能指标异常(如丙氨酸氨基转移酶或胆红素升高);贫血;皮肤瘙痒、皮疹、口炎、荨麻疹、感光过敏;轻微头晕、头痛、眩晕、耳鸣、嗜睡;水肿、血压升高、心悸、潮红等。

(6)尼美舒利:属于磺酰苯胺类非甾体抗炎药,是一种选择性的环氧化酶-2 抑制药,别名为美舒宁、普威等。①特点。具有显著的抗炎、镇痛和解热作用;与布洛芬、对乙酰氨基酚相比解热镇痛作用起效更快,不良反应相当。②用法。口服,每次 100～200 毫克,每日 2 次。③注意事项。使用最小的有效剂量、最短的疗程,以减少药品不良反应的发生。

(7)塞来昔布:别名西乐葆。①特点。空腹给药吸收良好。②用法。口服,每次 100～200 毫克,每日 2 次。③注意事项。对本品中任何成分或磺胺过敏者禁用;不良反应主要有头痛、眩晕、便秘、恶心、腹痛、腹泻、消化不良、胀气、呕吐等。

(8)依托考昔:与塞来昔布一样,属于昔布类非甾体抗炎药。①特点。可与食物同服或单独服用。②用法。口服,每次 120 毫克,每日 1 次。③注意事项。有活动性消化道溃疡或出血,或者既往曾有复发溃疡及出血者禁用;服用阿司匹林或其他非甾体抗炎药后诱发哮喘、荨麻疹或过敏反应者禁用;充血性心力衰竭者禁用。

113. 选择非甾体类抗炎药要注意什么

非甾体抗炎药可迅速改善患者受累关节疼痛和晨僵,减轻关节肿胀和疼痛及增加活动范围,对早期或晚期类风湿关节炎患者的症状治疗都是首选。目前,临床常用的非甾体抗炎药有 20 余种,虽然非甾体抗炎药的种类繁多,但是各种药物的疗效却无特别明显的差异。同时,非甾体抗炎药在类风湿关节炎治疗药物中使用频率最高,使用时间较长(一般 1～3 年不等,有的甚至 5 年或更长),因此类风湿关节炎患者选择非甾体抗炎药十分重要,具体需注意如下情况:①各种非甾体抗炎药均有一定疗效,应根据患者的具体情况,选取适当的药物,强调用药个体化。②阿司匹林和水杨酸类药物对类风湿关节炎疗效较弱,这可能与对环氧化酶-2 的抑制能力较低有关;环氧化酶-2 选择性抑制药可能较非选择性非甾体抗炎药疗效更佳。③每一患者对不同种类的非甾体抗炎药反应可能不同,初始使用剂量应足量。④非甾体抗炎药不良反应中较多见的是胃肠不适,少数可引起溃疡;其他较少见的不良反应有心血管疾病如高血压等,可伴头痛、头晕,肝肾损伤、血细胞减少、水肿及过敏反应等。医师应针对患者的具体情况选用,避免不良反应的发生。⑤同时使用两种或两种以上的非甾体抗炎药不仅不会增加疗效,反而会增加药物不良反应,甚至带来严重后果,故一般不考虑非甾体抗炎药之间的联合用药。

总之,医生为患者开具非甾体抗炎药处方时应考虑每个患者的心血管和胃肠道等不良反应的风险。同时,必须告知患者此类药物可能会带来的不良反应,特别是心血管和胃肠道不良反应。患者服用时应严格按照医嘱执行。

114. 治疗中如何进行非甾体类抗炎药调整

临床上应用非甾体抗炎药可进行如下调整:①部分类风湿关节炎患者担心非甾体抗炎药的不良反应,即使症状未得到充分控制也不愿继续服用。但是,由于非甾体抗炎药能够缓解类风湿关节炎结构破坏的发生,因此用每日 1 次的长效制剂可增强患者的依从性。②如果患者对新采用的非甾体抗炎药反应不佳时,医生

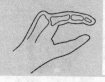

首先应明确患者服用的剂量是否合适。布洛芬的剂量往往会使用不足，如果患者能够耐受，其剂量应不少于每日 2.4 克。对于半衰期短的非甾体抗炎药晚间服用效果会更好，因为这样有利于减缓患者次日早晨的疼痛和僵硬感。③不管使用何种非甾体抗炎药，为了达到改善症状的目的，并希望延缓或控制病情进展，通常建议较长时间持续在相应的药物治疗剂量下使用。如一种药物应用 2～4 周后仍疗效欠佳，才考虑改用其他药物。④使用任何一种非甾体抗炎药均应注意可能的胃肠道、肝肾不良反应，尽可能根据患者以往用药情况和目前状况，选用最易耐受的非甾体抗炎药，并且定期复诊，观测可能的不良反应，并及时调整。⑤非甾体抗炎药虽然可使患者的疼痛和晨僵等症状得到较快的缓解，但是仍需坚持服药以巩固疗效。但应随症状的缓解减少非甾体抗炎药的剂量，或改用作用时间长的缓释剂型。⑥在患者服药期间应注意监测血常规、出凝血时间、肝肾功能等情况，警惕消化道出血、肝肾功能损害及视力障碍等严重不良反应的出现。⑦如果疗效较好且无明显不良反应发生，一般疗程在 3 个月左右，以后可逐渐减少用量至停药，但不可突然停药，以防引起症状突然加重。

115. 在什么样的情况下使用选择性环氧化酶-2 抑制药

环氧化酶-2 作为诱导酶，主要存在于炎症部位，正常组织中很少表达，仅在炎症过程中大量合成。与环氧化酶-2 不同，环氧化酶-1 作为结构性环氧化酶，存在于大部分组织，主要分布于胃、肾和血管组织中。非甾体抗炎药通过抑制环氧化酶，起到抗炎和镇痛作用。但是，同时抑制环氧化酶-1 和环氧化酶-2 的非甾体抗炎药则导致了非甾体抗炎药的不良反应，因此选择性环氧环酶-2 抑制药具有避免非甾体抗炎药不良反应的作用。

使用选择性环氧化酶-2 抑制药的基本条件是：用非选择性非

甾体抗炎药镇痛效果不佳。在必要的最短时间内使用最小的合理剂量。充分告知患者药物的心血管风险。具体而言,选择性环氧化酶-2 抑制药主要用于 65 岁以下的中老年人。对于大多数年轻的类风湿关节炎患者,由于没有合并其他疾病,可以使用非选择性非甾体抗炎药。在严格控制禁忌证的情况下,胃肠道风险大的患者可优先考虑选择性环氧化酶-2 抑制药,尤其是曾有上消化道出血或其他胃肠道问题史的患者。对于有心血管和肾脏疾病史的患者,应很谨慎地使用此类药物。

116. 合并其他情况的类风湿关节炎患者如何使用非甾体抗炎药

如前所述,对于合并胃肠道问题的患者,选择性环氧化酶-2 抑制药可显著减少主要胃肠道不良反应的发生率,但消化不良、腹痛、恶心、腹胀和腹泻并未明显减少。因此,在严格控制禁忌证的情况下,胃肠道不良反应风险大的患者可优先考虑选择性环氧化酶-2 抑制药。同时,为了使风险降至最低,建议使用此类药物时以最低有效剂量、最短治疗时间为宜。

(1)合并心脑血管问题的患者:使用昔布类药物患者水肿的发生率高。选择性环氧化酶-2 抑制药可明显增加心血管风险。因此,建议缺血性心脏疾病(包括冠心病风险因素)和脑卒中患者禁用选择性环氧化酶-2 抑制药。

(2)合并潜在肝肾问题的患者:使用非甾体抗炎药治疗 1 个月后应检测患者的肝肾功能和血压,并每 3～6 个月复查 1 次。

(3)合并高血压问题的患者:类风湿关节炎在病程中出现高血压并非少见,除了将非甾体抗炎药的剂量减至控制症状所需的最小量之外,可使用钙通道拮抗药。钙通道拮抗药也是控制与非甾体抗炎药治疗相关的高血压的有效方法。

(4)合并胃肠道问题的患者:非甾体抗炎药与炎性肠病(如克

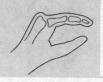

罗恩病)的发病和加重有关。溃疡性结肠炎患者使用非甾体抗炎药的风险与克罗恩病患者相似。因此,对于具有炎性肠病活动性症状的患者,应避免使用各种非甾体抗炎药。对于轻症、非活动性炎性肠病患者,可谨慎、小剂量使用非甾体抗炎药,1个月后如炎性肠病症状无加重,可适当增加非甾体抗炎药的剂量。

117. 什么是常用的局部非甾体抗炎药

双氯芬酸乳贴片(或胶剂)、布洛芬乳膏、依托芬那酯霜等属于常用的局部非甾体抗炎药。局部非甾体抗炎药一方面具有非甾体抗炎药的药理作用,即通过抑制环氧化酶,使前列腺素合成减少,抑制磷酸二酯酶,从而发挥镇痛、抗炎作用;另一方面由于局部外用、使用剂量较小而降低了非甾体抗炎药的胃肠道不良反应发生的机会。常用的局部非甾体抗炎药为双氯芬酸贴片。

双氯芬酸贴片含有1.3%(180毫克)双氯芬酸。双氯芬酸属于非甾体抗炎药,可以显著地缓解类风湿关节炎患者的疼痛和晨僵,并改善运动功能,可用于缓解其他各种肌肉、软组织和关节疼痛,如缓解肌肉等软组织的扭伤、拉伤、挫伤、劳损等引起的疼痛及各种关节疼痛等。贴片用药形式替代口服和凝胶的用药形式,使得药剂量明显下降。

双氯芬酸贴片由背衬层、药物基质层和盖片组成,除了含有双氯芬酸钠外,还含有丙烯酸树脂、柠檬酸三乙酯、枸橼酸、月桂氮草酮、异丙醇、无水乙醇和丙酮等。使用方法:按疼痛面积大小确定贴片大小,通常每次使用本品1~2贴,每日2次。禁忌证:对双氯芬酸、阿司匹林或其他非甾体抗炎药过敏的患者;准备或冠状动脉旁路搭桥手术后不久的患者。

118. 使用双氯芬酸乳贴片需要注意什么

双氯芬酸具有心血管和胃肠道不良反应,虽然双氯芬酸贴片

112

所含双氯芬酸剂量相对较小,但是长期使用双氯芬酸贴片也易导致贴片中的双氯芬酸经血液吸收后蓄积,由此增加不良反应的风险。长期使用双氯芬酸贴片可能会出现恶心、上腹部疼痛、柏油样便;胸痛、无力、气促、咳嗽带血;水肿、发热、咽痛、头痛、剥脱性红色皮疹、言语不清等不良反应。因此,具体运用时须注意如下事项:①严格按照说明书规定剂量使用,避免长期大面积使用。②肝肾功能损害者慎用,用药前请咨询医师或药师。③禁止接触眼睛和黏膜;切勿入口。④使用双氯芬酸贴片的同时,不宜在局部运用其他外敷药物,以避免影响吸收和降低耐受性。⑤如使用1周,局部疼痛未缓解,请咨询医师。⑥当药品性状发生改变时禁用。⑦肝肾功能损害的老年患者慎用。⑧孕妇、哺乳期妇女使用前须咨询医师或药师;儿童必须在成人监护下使用。

119. 如何使用辣椒素搽剂

辣椒素、右旋樟脑、薄荷脑、桉叶油等是属于类风湿关节炎局部外用药物中抗刺激剂一类的药物,具有明显局部镇痛效果,并且药物不良反应风险相对较低。其中,最为常用的是辣椒素。辣椒素是从红辣椒里提取的活性成分,是一种天然的香草酰胺类植物碱。作为经典的外用镇痛药,辣椒碱通过与初级神经元末梢细胞膜上的香草酸受体结合,干扰神经递质 P 物质合成、储存和释放,从而起到镇痛作用。辣椒素在临床上已被用作一种镇痛药物来治疗许多慢性疼痛性疾病。

辣椒素搽剂含有 0.025% 或 0.075% 的辣椒素,定期使用时,可以在 1 周内清除局部组织中的重要疼痛神经传导递质,因此是类风湿关节炎患者常用的局部外用药。除了用于治疗类风湿关节炎外,也可用于其他关节炎和急慢性软组织损伤(如腰肌劳损、扭伤和拉伤等疼痛性疾病)。辣椒素搽剂具体使用方法如下:局部均匀涂布,并按摩 5 分钟以上。每日 3～4 次。第一日使用时应反复

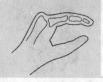

6次。对于相对浅表的疼痛问题当日即可见效;对于较深部的大关节疼痛起效相对缓慢,因此存在慢性疼痛的类风湿关节炎患者应使用至少1个月以上。辣椒素可以与口服非甾体抗炎药合用,由此发挥协同作用,增加疗效,减少口服非甾体抗炎药不良反应的发生。

使用辣椒素搽剂的注意事项包括:仅用于完整皮肤,不能用于皮肤损伤部位。仅供外用,切勿与眼睛及口腔黏膜等接触。在每次涂药完毕后,应迅速将双手用肥皂洗后冲洗干净,以避免意外将药物抹到黏膜上或眼睛中。对辣椒碱及辣椒碱搽剂中其他成分过敏者禁用。总之,辣椒素毒性作用微小。但是,有时也会产生一些不良反应,如在用药部位产生令人感到不能耐受的烧灼感和刺痛感等不适,甚至可能会引发皮疹。不过,这些不良反应可随着时间的延长和反复用药减轻或消失。

120. 什么是治疗类风湿关节炎的改善病情抗风湿药

改善病情抗风湿药,因作用于类风湿关节炎病程中的不同免疫成分,并认为具有控制病情进展的可能,故称为改善病情抗风湿药。同时,因药物起效时间长于非甾体抗炎药,故又称为慢作用抗风湿药,简称慢作用药。改善病情抗风湿药是类风湿关节炎药物治疗的二线药。改善病情抗风湿药的特点如下:①能够抑制组织和关节的进行性损伤,延缓或阻止病情发展,但药物作用机制迥异。②起效缓慢,一般在治疗1~6个月后才能显现效果。但停药后作用消除也慢。③与非甾体抗炎药和糖皮质激素不同,可起到改善病情的作用。④对疼痛的缓解作用较差。⑤本身少有抗炎作用,与一般的抗炎药相比,更多地影响疾病的基本过程。⑥疗程长,病情缓解后宜长期维持治疗,停药数月才见"反跳"现象或症状。⑦效果持久,可减缓关节的侵蚀、破坏及由此而致的功能丧失,具有改善病情和延缓病情进展的作用。⑧不能使已经受损的关节恢复正常,因此应尽早使用,以达到减缓和防止关节受损的目的。⑨早期联合用药可产生协同作用,使所用药物剂量减少,药物毒性降低,或还可降低细胞对其他一些药物的抵抗性。联合用药可根据药物毒性、作用机制及药代动力学特点选择,以获得最佳的协同作用。

目前,常用的改善病情抗风湿药有如下几种:甲氨蝶呤、柳氮磺吡啶、来氟米特、抗疟药、金制剂、青霉胺、硫唑嘌呤、环孢素 A、环磷酰胺等。改善病情抗风湿药主要用于缓解类风湿关节炎患者的疼痛、改善晨僵、改善功能和脊柱活动度,同时能够阻止疾病的进展,从而达到控制疾病,改善患者预后的目的。

121. 甲氨蝶呤为什么也能治疗类风湿关节炎

甲氨蝶呤是叶酸类似物,与天然二氢叶酸还原酶有很强的亲和力(比二氢叶酸大 10 万倍),因而可竞争性抑制体内二氢叶酸正常地转化为四氢叶酸,导致细胞内池还原叶酸的耗竭,从而干扰胸苷酸及嘌呤核苷酸的生成,阻断了 DNA 和 RNA 的合成。

大剂量甲氨蝶呤是白血病和肿瘤等的化疗用药,小剂量甲氨蝶呤可以用于治疗风湿类疾病。甲氨蝶呤作用机制呈抗炎、细胞毒及免疫抑制等多相性,具体如下:①通过降低腺苷合成酶活性,抑制 DNA 合成,减少多形核白细胞的趋化作用。②使可溶性白介素-2 受体产生减少。③抑制病变部位的细胞增殖。④抑制炎症部位的单核细胞功能而起到抗炎和免疫抑制作用。

甲氨蝶呤除了可抑制原发及继发的免疫反应外,还可抑制某些炎性介质(如组胺等)的释放,抑制关节炎症,低浓度时还能促进自然杀伤细胞增殖。因此,其抗风湿作用可能与其免疫抑制及抗炎作用有关。对于非甾体抗炎药不能缓解症状或者病情进行性进展的患者,则应考虑使用甲氨蝶呤等细胞毒药物。

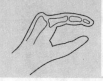

122. 甲氨蝶呤治疗类风湿关节炎有什么特点

其特点如下：①甲氨蝶呤是治疗类风湿关节炎的二线药中的首选。对于一个滑膜炎持续 2～3 个月的类风湿关节炎患者，普遍使用甲氨蝶呤。②甲氨蝶呤起效相对较快，在开始使用后，以每周 1 次定量给药，通常几周内就产生作用。③剂量可从初始的 7.5 毫克，每周 1 次，逐步增至每周 15～25 毫克，在获得疗效的同时，不会出现毒性平行增加。④影响患者自身免疫过程，治疗早期类风湿关节炎的患者可减缓关节破坏，延缓疾病进展。⑤除改善临床症状外，还可影响血沉、C 反应蛋白、类风湿因子等客观指标。⑥不良反应相对较少。因此，在首次用药 2～5 年后，与其他的二线药相比，更多的患者仍然可以坚持使用甲氨蝶呤。⑦相对较便宜，检测毒性所需要的费用少于金制剂、青霉胺、其他免疫抑制药或细胞毒药物。⑧对于其他治疗失败的慢性类风湿关节炎患者，甲氨蝶呤仍然可以抑制相当数量患者的疾病活动性。⑨甲氨蝶呤的使用是联合治疗的基石或里程碑，其他药物和甲氨蝶呤联用时可以增强疗效，同时不会增加不良反应。

123. 类风湿关节炎如何使用甲氨蝶呤

甲氨蝶呤治疗类风湿关节炎，疗效显著，起效快，严重不良反应少，给药方便，价格低廉，对早期控制病程进展有益，因此临床上常作为类风湿关节炎病情改善药物的首选。类风湿关节炎患者具体使用甲氨蝶呤的方法如下。

(1)给药途径：甲氨蝶呤溶解度好，局部刺激性小，口服、肌内注射、关节腔内或静脉注射等途径给药同样有效，不同的是静脉注射疗法吸收完全、血浆浓度高、起效快，而口服和肌注疗法吸收稍差，但其吸收率也达 75% 以上，疗效维持时间长。由于甲氨蝶呤口服生物利用度不等(一些患者可能只吸收了 40%)，并且在剂量加大时似乎疗效下降,因此处于病情活动期的患者通常推荐胃肠外给药,即多选用静脉注射法。

(2)给药剂量:可根据病情发展情况及相关指标(如血沉、全血细胞和肝功能等)调整甲氨蝶呤的用量。一般抗风湿治疗都采用小剂量脉冲疗法,每周1次给药。具体方案(如甲氨蝶呤):第一周5毫克,第二周7.5毫克,第三周10毫克,第四周15毫克,最大剂量每周不超过25毫克。对类风湿关节炎患者,每次剂量以7.5~15毫克为宜,最大剂量不宜超过每周15毫克。

(3)其他:给药的剂量和途径又多依病种、病情及肾功能不同而各异。必要时可与其他改善病情抗风湿药合用。服药期间应适当补充叶酸,定期查血常规和肝功能。

124. 甲氨蝶呤有哪些毒性和不良反应

(1)血液系统:甲氨蝶呤对血液系统的抑制作用有可能是突然发生的,诱因包括年龄、肾功能受损或同时服用其他的抗叶酸药物。任何严重的白细胞和血小板的下降都应停止甲氨蝶呤治疗,同时给予支持治疗。

(2)肝毒性:在接受甲氨蝶呤治疗过程中,患者若出现任何肝功能异常或肝活检异常,均应停止甲氨蝶呤的治疗。如果判断正确和给予正确的处理,肝功能在2周之内可恢复正常。

(3)肺毒性:在接受甲氨蝶呤治疗的过程中,患者若出现气短、咳嗽或发热,应引起注意。如果怀疑肺炎,应该停止治疗。

(4)禁忌证:肝功能异常、妊娠期、哺乳期、肺出血、急性感染和免疫缺陷。

(5)不良反应:包括厌食、腹部不适、肠道溃疡和出血、腹泻、毒性巨结肠、肝毒性、肺水肿、胸痛、肺纤维化、间质性肺炎、过敏反应、荨麻疹、头晕、乏力、畏寒、发热、瞌睡、不适、头痛、性格改变、神经毒性、糖尿病恶化、月经不调、阴道炎、膀胱炎、氮质血症、出血、

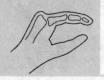

尿异常、肾功能不全、骨质疏松、关节痛、肌痛、血管炎、结膜炎、视物模糊、皮疹、瘙痒、毒性表皮坏死松解、光敏感、皮肤色素改变、毛细血管扩张、痤疮、疖病、瘀斑。

125. 使用甲氨蝶呤需要注意什么

使用甲氨蝶呤时需注意如下事项：①为了提高甲氨蝶呤溶解度，促进排出，用药前至用药后 48 小时内应大量补充水、电解质或服用碱性药物，并可给予叶酸，以防止骨髓抑制的发生而不影响起免疫抑制作用。②患者在使用甲氨蝶呤时，应向医生汇报所有提示感染的症状和体征，特别是咽痛。③每日应用甲氨蝶呤可导致明显的骨髓抑制和毒性作用，现多采用小剂量冲击疗法，即每周 1 次，第一周 2.5～5 毫克，以后每周增加 2.5 毫克，直至每周 10～15 毫克维持，最大剂量不超过每千克体重 0.7 毫克。④甲氨蝶呤具有血液系统和肝脏的毒性，因此在应用前要检测全血细胞计数和肝功能，应用后也要每周检测直到治疗稳定，以后每 2～3 个月检测全血细胞计数和肝功能。⑤应用甲氨蝶呤过程中，患者如有口腔溃疡或胃肠道不适，可口服叶酸，剂量为每周 5 毫克，以减少甲氨蝶呤的不良反应。⑥甲氨蝶呤以原药形式从肾脏排出，因此临床伴有肾脏疾患、糖尿病的患者在应用甲氨蝶呤时应减量或慎用。⑦如果患者同时接受甲氨蝶呤和阿司匹林或其他非甾体抗炎药，要仔细监测。⑧甲氨蝶呤的不良反应取决于患者的临床症状和给药剂量、方式等。停药后，以上不良反应一般可以消失。需要注意的是既往如有肝病病史、糖尿病病史、酗酒史的患者更易发生肝功能损伤。妊娠早期用药可导致胎儿发育不良、流产、死胎或畸胎。

126. 应用甲氨蝶呤时如何补充叶酸

甲氨蝶呤治疗类风湿关节炎期间可出现红细胞的叶酸和维生素 B_{12} 减少，而血清中叶酸水平下降，维生素 B_{12} 水平不低，因此在甲氨蝶呤发挥治疗作用的同时,由于叶酸缺乏,许多正常细胞受到抑制,会导致潜在的不良反应。例如,甲氨蝶呤的某些不良反应(口腔炎、恶心和骨髓抑制)不但是剂量依赖性,而且与叶酸缺乏相关,叶酸盐替代治疗后可以改善。

甲酰四氢叶酸(即亚叶酸)能为增殖中的细胞提供还原叶酸,使 DNA 和 RNA 的合成作用得以完成,从而起到挽救细胞的作用,避免一些不良反应。因此,在中等量或大量甲氨蝶呤治疗时,通常使用大剂量的甲酰四氢叶酸进行挽救治疗。如果在甲氨蝶呤用药 24 小时后给予 2.5～5 毫克/周的甲酰四氢叶酸,可以显著减轻甲氨蝶呤在治疗类风湿关节炎中的毒性,且不影响药物疗效。

由于叶酸应用广泛,价格便宜,因此使用较多。每日服用 1～3 毫克叶酸即可降低甲氨蝶呤的不良反应(如黏膜炎、恶心、血液系统损害和丙氨酸氨基转移酶升高)的发生率,而不影响药物临床疗效。另外,叶酸还可以减轻患者的高胱氨酸血症,这一点有助于减少类风湿关节炎患者的心血管危险性。当然,在治疗类风湿关节炎使用甲氨蝶呤小剂量脉冲疗法时,并不需要常规加用甲酰四氢叶酸或叶酸,只是在患者不良反应明显时,可考虑合用甲酰四氢叶酸或叶酸。需要注意的是,在服用甲氨蝶呤的当日以不服叶酸为佳,恐其影响疗效。

127. 柳氮磺吡啶治疗类风湿关节炎的作用机制是什么

在治疗类风湿关节炎的二线药物中,柳氮磺吡啶也是目前使用最为广泛的药物之一。柳氮磺吡啶是由 5-氨基水杨酸和磺胺吡啶通过偶氮键结合而成的,既具有水杨酸类的抗风湿作用,又具有磺胺类的抗菌作用。柳氮磺吡啶口服后自肠中吸收较少,大部分药物进入远端小肠和结肠,在肠微生物的作用下分解成磺胺吡啶而起治疗作用。因此,柳氮磺吡啶的作用机制如下:①抑制肠道

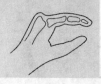

中某些抗原性物质。②抑制前列腺素的合成。③抑制脂氧化酶代谢物的形成。④抑制中性粒细胞趋化和淋巴细胞转化。⑤抑制血管生成。由于柳氮磺吡啶具有抗炎和免疫调节的双重作用,因此对类风湿关节炎有肯定疗效,常与甲氨蝶呤联用,不良反应较轻。

128. 如何安全使用柳氮磺吡啶

柳氮磺吡啶作为一个广泛使用的改善病情抗风湿药,被推荐用于类风湿关节炎、幼年型类风湿关节炎的寡关节和多关节炎。可单用于病程较短及轻症类风湿关节炎,或与其他改善病情抗风湿药联合治疗病程较长和中度及重症患者。一般服用4~8周后起效。类风湿关节炎患者安全使用柳氮磺吡啶具体方法如下:①推荐剂量每日2~4克,进餐时服用。②通常从小剂量逐渐加量有助于减少不良反应。开始可每次口服0.25~0.5克,每日3次,以减少不良反应发生。③如果患者能够耐受,在1周或者更长的时间渐增至0.75克,每日3次。④如疗效不明显可增至每日3克。⑤与甲氨蝶呤、羟氯喹联合治疗。一般只需小剂量即可,否则会出现明显胃肠道反应,某些患者通过减量能减少消化道不良反应。⑥与使用剂量有关的不良反应包括恶心、呕吐、厌食、消化不良、全身不适等,多出现在治疗最初的3个月内。减量可缓解。⑦与剂量无关,而与磺吡啶过敏有关的不良反应包括皮疹、中毒性肝炎、再生障碍性贫血及粒细胞减少等特异性的超敏反应,一旦出现,应立即停药且以后禁用。⑧对磺胺过敏的患者禁用此药。抑制肠道菌群的药物,特别是各种广谱抗生素可抑制柳氮磺吡啶在肠道中的分解,可能使疗效降低。⑨少数男性患者服药后出现可逆性精子数目和活动性减少及精子形态学上的质量下降,但停药后可恢复。不影响女性类风湿关节炎患者的受孕,极少量的药物可经乳汁排出。⑩长期服用柳氮磺吡啶可能发生白细胞减少、药物热、丙氨酸氨基转移酶增高等其他不良反应。因此,如果使用柳氮磺吡啶,治疗前应测定血常规、肝功能;治疗开始后,每2~4周检测全血细胞计数和肝功能,连续3个月。以后3个月复查1次。⑪肾功能损害者、尿路梗阻者慎用;应用期间,建议保持高尿流量以防结晶尿的发生。⑫缺乏葡萄糖-6-磷酸脱氢酶、肠道梗阻、回肠造口术等患者禁用。

总之,柳氮磺吡啶较其他改善病情抗风湿药的不良反应少而轻,而且以上不良反应在停药后一般可以恢复。

129. 来氟米特在治疗类风湿关节炎时起什么作用

来氟米特是以治疗类风湿关节炎为主的新型免疫抑制药,为一低分子量、合成的口服异噁唑类免疫抑制药,具有抗增殖活性,口服后经肝脏和肠壁的细胞质和微粒体迅速转化为活性代谢产物M1,通过M1发挥免疫调节作用。由于来氟米特在减少类风湿关节炎症状和体征、减缓影像学改变进展等方面是有效的,类似于甲氨蝶呤,因此来氟米特在类风湿关节炎治疗中的地位日渐提高。它作为单药治疗或甲氨蝶呤的替代药物十分有效,与甲氨蝶呤联合应用时也安全有效,能够减缓类风湿关节炎的影像学改变进展。来氟米特治疗类风湿关节炎的作用机制包括:①抑制嘧啶的从头合成途径。②抑制酪酸激酶的活性和细胞黏附,从而影响细胞激活过程中信息的传导。③可逆性抑制乳酸脱氢酶,从而抑制嘧啶核苷酸从头合成途径,使活化的淋巴细胞不能从 G_1 期进入 S 期。④抑制抗体的产生和分泌,具有较强的抑制炎症、改善症状,甚至减少骨破坏的作用和抑制受累关节炎症的作用。由于激活 T 细胞需要大量的嘧啶,而来氟米特可特异性抑制嘧啶的合成,因此可优先抑制 T 细胞的激活和增殖。

总之,来氟米特可以降低骨质吸收,使骨质吸收和骨质生成重新建立平衡;能有效抑制人基质金属蛋白酶1的合成及破骨细胞

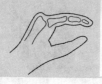
的生物学活性,从而可以延缓甚至逆转类风湿关节炎患者受累关节的骨质破坏和关节间隙狭窄过程。同时,来氟米特不会降低关节周围骨质钙化程度。因此,来氟米特具有维持关节功能,改善患者躯体活动的功能。

130. 来氟米特治疗类风湿关节炎有什么特点

来氟米特治疗类风湿关节炎的特点如下:①来氟米特在类风湿关节炎药物治疗方案中的地位基本与甲氨蝶呤并重。其与甲氨蝶呤一样,也是首选的改善病情抗风湿药。②与甲氨蝶呤相比,来氟米特起效更快。③当甲氨蝶呤耐受较差或有禁忌时,来氟米特可以替换使用。还可以作为其他改善病情抗风湿药常规治疗无效后的替代药物。④在难治性活动性类风湿关节炎中,可以与甲氨蝶呤合用。其中,甲氨蝶呤抑制嘌呤合成,来氟米特抑制嘧啶合成,两药合用目前属治疗类风湿关节炎效力较强的联合方案。⑤疗效确切、稳定,安全性好。⑥可应用于治疗任何病程、任何疾病活动度,以及是否合并预后不良因素的类风湿关节炎患者。⑦来氟米特治疗类风湿关节炎不仅可减轻受累关节肿痛,还可改善关节功能和患者生活质量。⑧可降低抑郁等心理问题的发生。类风湿关节炎作为一种慢性疾病,抑郁的发生率较高,并由此与关节炎病变形成恶性循环,进一步降低患者生活质量。由于人体内叶酸水平的降低与抑郁密切相关,而甲氨蝶呤是一种抗叶酸代谢药物,因此甲氨蝶呤在有效控制类风湿关节炎病情的同时,可能会增加抑郁的发生率。而来氟米特则可有效避免这一情况。

来氟米特具体运用时,对于病程较长、病情重及有预后不良因素的类风湿关节炎患者,来氟米特常用剂量为每日 10～20 毫克,口服。由于需要 7～8 周时间来氟米特在血中浓度才能达到稳态水平,为了减少这个时间,标准的推荐用药方式应为开始治疗时予以每日 50 毫克的负荷剂量,连用 3 日,然后改换成每日 20 毫克的标准维持剂量。

131. 使用来氟米特治疗类风湿关节炎需要注意什么

来氟米特治疗类风湿关节炎的注意事项如下：①限制来氟米特使用的最常见不良反应是腹泻。13%～34%的患者可以出现消化道不良反应。一般来说，减少药物剂量对腹泻有效，如果未使用负荷剂量，腹泻可能较少出现。重要的是，运用来氟米特治疗时患者出现腹泻症状只是暂时的。所以，建议先减少药物剂量，若仍存在腹泻，则考虑换用其他改善病情抗风湿药。②来氟米特可引起一过性的丙氨酸氨基转移酶升高和白细胞下降，服药初始阶段应定期检查丙氨酸氨基转移酶和白细胞。检查间隔的时间视患者情况而定。丙氨酸氨基转移酶升高的患者可给予考来烯胺 8 毫克，每日 3 次，共 11 日会加快排泄。检查代谢产物水平和重复给予需要的考来烯胺可以达到完全清除。如果服药期间出现白细胞下降，调整剂量或中断治疗的原则如下：若白细胞不低于 $3.0×10^9$/升，继续服药观察；若白细胞在 $(2.0～3.0)×10^9$/升，减半量服药观察。继续用药期间，多数患者可以恢复正常，若复查白细胞仍低于 $3.0×10^9$/升，中断服药；若白细胞低于 $2.0×10^9$/升，中断服药。建议粒细胞计数不低于 $1.5×10^9$/升。③严重肝脏损害和明确的乙肝或丙肝血清学指标阳性患者慎用。用药前及用药后每月检查丙氨酸氨基转移酶。如果用药期间出现丙氨酸氨基转移酶升高，调整剂量或中断治疗的原则如下：如果丙氨酸氨基转移酶升高在正常值的 1～2 倍，继续观察；如果丙氨酸氨基转移酶升高在正常值的 2～3 倍，减半量服用，继续观察，若丙氨酸氨基转移酶继续升高或仍维持在正常值的 2～3 倍，应中断治疗；如果丙氨酸氨基转移酶升高超过正常值的 3 倍，应停药观察。停药后若丙氨酸氨基转移酶恢复正常可继续用药，同时加强保肝治疗及随访。多数

123

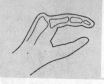

患者的丙氨酸氨基转移酶不会再次升高。④免疫缺陷、未控制的感染、活动性胃肠道疾病、肾功能不全、骨髓发育不良等患者慎用。⑤来氟米特可以致畸，停止给药后完全清除需 2 年，因此正在服用或以前服用过来氟米特（直到血浆水平证实其已经从体内被清除掉）的女性患者禁止妊娠。准备生育的男性应考虑中断服药，同时服用考来烯胺。⑥在用药期间接种免疫活疫苗的效果和安全性没有临床资料，因此服药期间不应使用免疫活疫苗。⑦其他不良反应包括过敏反应、白细胞下降、肝功能异常、脱发、体重下降等。⑧对本品及其代谢产物过敏者及严重肝脏损害患者禁用。

132. 抗疟药为什么也能用于治疗类风湿关节炎

目前，使用的抗疟药有氯喹和羟氯喹。由于抗疟药具有抗炎及免疫抑制作用，能够防止类风湿关节炎受累关节的滑膜破坏，因此可作为改善病情的抗风湿药，广泛应用于类风湿关节炎及其他风湿病的治疗。抗疟药治疗类风湿关节炎的作用机制是通过降低磷脂酶 A 等多种酶的活性以减少前列腺素的合成，并阻断 DNA 的解聚作用，抑制 DNA 和 RNA 多聚酶的活性，妨碍 DNA 的复制，影响炎症基因的转录与表达，减弱嗜中性粒细胞的趋化性和吞噬功能。

抗疟药可单独用于病程较短、病情较轻的类风湿关节炎患者。对于重症或有预后不良因素者应与其他改善病情抗风湿药（如甲氨蝶呤、柳氮磺吡啶）合用。抗疟药起效缓慢，服用后 2～3 个月见效。常用推荐剂量：氯喹每次 0.25 克，每日 2 次；羟氯喹每次 0.2 克，每日 2 次。

抗疟药的不良反应发生率较低，常见的有胃肠功能失调、皮疹、头痛、易怒。视网膜病变是其少见的严重不良反应，故在使用抗疟药期间，每 3～6 个月做 1 次眼底检查。在治疗类风湿关节炎的抗疟药中,羟氯喹容易进入细胞核及溶酶体,其细胞内浓度高,所以比氯喹的疗效好且不良反应小。同时,与其他改善病情的抗风湿药相比,羟氯喹也是不良反应比较小的药物,比常用的大部分非甾体抗炎药毒性都要小。但是,羟氯喹起效慢,一般治疗数周到6个月才见效,因此联合应用起效较快的甲氨蝶呤可以互为补充。同时,由于羟氯喹安全性高,所以适合用于联合治疗的辅助用药。另外,羟氯喹的疗效有限,不良反应相对较小,可用于疾病早期或病情较轻的患者。

133. 如何使用金制剂、青霉胺和硫唑嘌呤

金制剂、青霉胺和硫唑嘌呤是肌内注射或口服的治疗类风湿关节炎的二线选择药物,通常不会用于疾病早期,只在其他治疗无效或不良反应过大时才考虑使用。

(1)金制剂:代表性药物为金诺芬,属于口服金制剂,初始剂量为每日3毫克,2周后增至每日6毫克维持治疗。可用于不同病情程度的类风湿关节炎,对于重症患者应与其他改善病情抗风湿药联合使用。常见的不良反应有腹泻、瘙痒、口腔炎、肝和肾损伤、白细胞减少,偶见外周神经炎和脑病。应定期查血、尿常规及肝肾功能。金诺芬的疗效虽然不如甲氨蝶呤、柳氮磺吡啶,但在早期活动性滑膜炎的治疗中,它可以与羟氯喹或柳氮磺吡啶,甚至甲氨蝶呤联合使用。

(2)青霉胺:适用于活动性类风湿关节炎的治疗,一般用于病情较轻的患者,或与其他改善病情抗风湿药联合应用于重症类风湿关节炎,并选择性用于幼年型类风湿关节炎患者。其用法为每日250～500毫克,口服。由于其吸收受食物、抗酸药和铁剂的影响,所以最好在饭后服用,可以每日给药1次,与食物或其他药物间隔1～2小时。其最严重的不良反应是血液系统不良反应,因此在开始治疗的前6个月内,每2周检查1次全血细胞计数,此后每

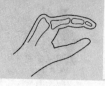

个月检查 1 次。此外,还可出现恶心、厌食、皮疹、口腔溃疡、嗅觉减退和肝肾损害等不良反应,故治疗期间应定期查尿常规和肝肾功能。一些不良反应可以在"起始小量、缓慢加量"的用药过程中受到控制,另一些不良反应不管在最大剂量维持阶段还是整个治疗阶段都可能出现。妊娠是使用青霉胺的禁忌证,如果一个类风湿关节炎患者在青霉胺治疗过程中怀孕,必须停药,但不需终止妊娠。

(3)硫唑嘌呤:可以单用或与其他药物联用治疗类风湿关节炎,通常作为一种"激素助减剂",帮助减少激素的用量,主要用于病情较重的类风湿关节炎患者。常用剂量为每日每千克体重 1～2 毫克,一般每日 100～150 毫克。骨髓抑制导致中性粒细胞减少是其最常见的并发症;其他不良反应有恶心、呕吐、脱发、皮疹、肝损害等,有可能对生殖系统有一定损伤,偶有致畸。服药期间应定期查血常规和肝功能。

134. 环孢素 A 治疗类风湿关节炎有何特点

环孢素 A 治疗类风湿关节炎的特点如下:①环孢素 A 在治疗类风湿关节炎中有效,无论是单独使用或与甲氨蝶呤、羟氯喹两者之一合用。②与其他免疫抑制药相比,环孢素 A 主要优点为很少有骨髓抑制,可用于病情较重、病程长或存在预后不良因素的类风湿关节炎患者。③环孢素 A 治疗可使类风湿关节炎影像学改变的进展减缓。④环孢素 A 临床起效较慢,一般在第 4～8 周开始起效,最大疗效出现在 12 周或更长时间以后。⑤在疾病的早期使用环孢素 A 进行单药治疗收效甚微,但是与甲氨蝶呤合用疗效优于单用甲氨蝶呤。同时,对于那些不能接受甲氨蝶呤治疗,需要一个二线药与羟氯喹、非甾体抗炎药联用的患者,环孢素 A 是一个合理的选择。⑥环孢素 A 常用剂量为每日每千克体重 1～3 毫克。⑦由于环孢素 A 可以引起血清肌酐、肝酶、钾、尿酸和血脂的升高和血镁的下降，以及较严重的肾功能损害，为了谨慎起见，在治疗前应测定这些指标，开始治疗后还要定期进行检测，注意肝、肾功能及高血压、高尿酸血症、高血钾等。⑧由于起效的血药浓度和中毒甚接近，有条件者应检测血药浓度来调整环孢素 A 剂量，血药浓度过高时患者相继出现震颤、烦躁、精神症状，所以在无条件检测血药浓度者，双手震颤则提示需要减药。⑨长期应用环孢素 A 可出现毛发增多、色素沉着、容貌改变等不良反应。

135. 如何使用环磷酰胺治疗类风湿关节炎

环磷酰胺是一种周期非特异性烷化剂，主要用于肿瘤免疫，对多种肿瘤有明显的抑制作用。其活性代谢产生可与细胞成分中的功能基发生烷化作用，最后导致细胞死亡。环磷酰胺可使 T 及 B 淋巴细胞绝对数目减少，早期对 B 淋巴细胞更明显；明显抑制淋巴细胞对特异性抗原刺激后的母细胞转化；抑制对新抗原的抗体反应及皮肤迟缓变态反应；降低升高的免疫球蛋白水平。与其他细胞毒药物相比，其免疫抑制作用强而持久，而抗炎作用相对较弱。

对于有内脏器官受累的风湿病，如类风湿关节炎、系统性红斑狼疮、结节性多动脉炎、变应性血管炎、韦格纳肉芽肿、系统性硬化病等疾病，均适宜用环磷酰胺治疗。在治疗类风湿关节炎时，环磷酰胺可以改善类风湿关节炎的病情，防止骨侵蚀，对治疗类风湿血管炎也有一定疗效，因此主要用于重症类风湿关节炎患者，在多种药物治疗难以缓解时可酌情试用。环磷酰胺治疗类风湿关节炎的具体使用方法为，口服时，每次 50 毫克，每日 2 次，也可隔日服用 200 毫克。静脉注射时，每周 2 次，每次 200 毫克加入 10～20 毫升生理盐水中应用，病情好转后改为口服。一般从第六周开始病情好转。维持量为原剂量的 1/2 或 1/3，至少 3～6 个月或更长。

环磷酰胺主要的不良反应有胃肠道反应、脱发、骨髓抑制、肝

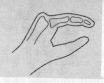

损害、出血性膀胱炎、性腺抑制等。因此,接受环磷酰胺治疗的患者,应定期检查血、尿常规,嘱患者多饮水,以促使环磷酰胺代谢产物及时排出体外,避免在膀胱内滞留时间过长。孕妇及有白细胞、血小板偏低、肾病、肠道疾病、肝病等患者应禁用。

136. 改善病情抗风湿药可以联合用药吗

目前,临床医生治疗类风湿关节炎时,最重要的选择之一就是联合采用改善病情抗风湿药治疗。常用的联合治疗组合如下。

(1)甲氨蝶呤+柳氮磺吡啶:这种联合用药治疗类风湿关节炎的方法普遍受到肯定,其近期疗效略低,但不良反应少,远期耐受性好且价格低廉,是治疗类风湿关节炎的最佳选择。由于两种药物均影响叶酸代谢,所以除了常规检测疗效和不良反应外,应注意查血常规平均红细胞体积。如平均红细胞体积增高时,需补充叶酸。少数患者服用柳氮磺吡啶后出现胃肠道反应需减量,多数不必停药。

(2)甲氨蝶呤+羟氯喹:这一联合用药组合不但可提高疗效,而且可减轻甲氨蝶呤的肝毒性。

(3)甲氨蝶呤+来氟米特:这是目前国内外应用较多的一个联合用药组合,应用时需要注意监测全血细胞和肝功能。

(4)甲氨蝶呤+硫唑嘌呤:对于早期顽固性、活动性类风湿关节炎,甲氨蝶呤疗效不理想时加用硫唑嘌呤有利于缓解病情,但应注意骨髓抑制,尤其是老年患者。

(5)甲氨蝶呤+雷公藤多苷:这一联合用药治疗类风湿关节炎的疗效并不亚于其他联合用药方法(如甲氨蝶呤+硫唑嘌呤,或甲氨蝶呤+柳氮磺吡啶),但应注意胃肠道反应和性腺抑制,尤其是可引起女性停经,导致停药。

(6)甲氨蝶呤+金诺芬:这一联合用药方法的疗效并不优于单用甲氨蝶呤,而且可使不良反应增加。

(7)甲氨蝶呤＋环孢素:这一联合用药方法用于治疗顽固的进展侵蚀型类风湿关节炎或类风湿血管炎效果尚可,但应注意检测肝肾功能。

除了上述两个改善病情抗风湿药的联合方案外,对于顽固病例,还可考虑3个改善病情抗风湿药联合用药方案。例如,甲氨蝶呤＋柳氮磺吡啶＋羟氯喹、甲氨蝶呤＋来氟米特＋羟氯喹、甲氨蝶呤＋硫唑嘌呤＋羟氯喹、甲氨蝶呤＋柳氮磺吡啶＋雷公藤多苷等,但三联疗法比二联疗法的不良反应可能增多,选择合适的剂量和疗程也可能减毒增效,应注意权衡效益与风险后再决定。

137. 什么是生物制剂

生物制剂是应用基因生物工程技术提取的高活性多肽免疫制剂,具有抗病毒和免疫调节活性。因此,生物制剂是一种新的控制疾病的药物,具有良好的抗炎和阻止疾病进展的效果。

随着科学技术水平的日益发展,以细胞因子为靶向的生物制剂不断被研发,并特异性地针对某一炎症介质或免疫反应的某一环节,阻断疾病的发展进程,使类风湿关节炎及其他风湿病患者的预后大为改观。生物制剂在类风湿关节炎及其他风湿病患者的治疗中发挥了越来越重要的作用。

(1)针对促炎细胞因子开发的生物制剂:目前,已被广泛应用于临床的有肿瘤坏死因子-α抑制药(如依那西普、英利昔单抗、阿达木单抗)和白介素-1受体抑制药和抗白介素-6受体单克隆抗体。

(2)针对抗B细胞的特异性抑制剂:如已开发出成品的并正在试用的抗CD20单克隆抗体利妥昔单抗、抗CD40配体的单克隆抗体、B淋巴细胞刺激因子家族的单克隆抗体。

(3)抗T细胞特异性抑制剂:如细胞毒性T淋巴细胞抗原4-免疫球蛋白。

由于生物制剂具有药理作用环节高选择性、不良反应小等特

129

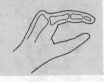

点,因此在类风湿关节炎等疾病治疗方面,有较为广阔的应用前景。

138. 临床上如何应用英利昔单抗治疗类风湿关节炎

英利昔单抗是人鼠嵌合的单克隆抗体,通过与可溶性和转膜肿瘤坏死因子相结合,阻止肿瘤坏死因子与细胞表面的肿瘤坏死因子受体相结合而发挥其抗肿瘤坏死因子的生物学作用。英利昔单抗已被批准为单独或联合甲氨蝶呤治疗活动性类风湿关节炎、强直性脊柱炎、银屑病关节炎。

英利昔单抗用法为静脉输注,治疗类风湿关节炎时的标准治疗剂量是分别在 0、2、6 周按照每千克体重 3 毫克的负荷量静脉输注 3 次,以后每 8 周用 1 次维持治疗。重复静脉给药可产生抗英利昔单抗抗体,但同时使用甲氨蝶呤(平均剂量每千克体重 7.5 毫克)可减少抗体产生,因此临床上通常与甲氨蝶呤合用。严重感染者、孕妇和哺乳期妇女禁用。英利昔单抗存在较多的不良反应,常见不良反应包括:腹泻、消化不良、潮红、胸痛、气短、眩晕、乏力、皮疹、鼻窦炎、出汗、口干。少见的不良反应包括:便秘、食管反流、憩室炎、心悸、胆囊炎、心律失常、高血压、低血压、血管痉挛、发绀、心动过缓、昏厥、水肿、血栓性静脉炎、鼻出血、支气管痉挛、胸膜炎、精神错乱、焦虑、紧张、遗忘症、困倦、失眠、阴道炎、脱髓鞘病变、抗体形成、肌痛、关节痛、眼内炎、皮肤色素沉着、瘀斑、唇炎、脱发。

139. 应用英利昔单抗治疗需要注意什么

用英利昔单抗原则上在治疗前、治疗期间和治疗后 6 个月均要监测感染、心力衰竭,避免中度或重度心力衰竭患者应用,如果应用过程中心力衰竭加重或恶化应停止治疗;神经脱髓鞘病变恶化或恶性肿瘤恶化,应停止治疗。同时,需要重点注意如下两个方面。

（1）结核：患者接受英利昔单抗治疗前应评估结核，活动性结核应采用标准治疗至少2个月以上才能接受英利昔单抗治疗；既往接受过足够的抗结核治疗的患者可以开始应用英利昔单抗治疗，但每3个月应接受监测以避免复发；非活动性结核但未接受足够抗结核治疗的患者，在接受英利昔单抗治疗前应该先进行完整的抗结核治疗；在依那西普治疗过程中，如果患者出现提示结核感染的症状（如持续咳嗽、体重下降和发热）要注意结核感染的可能性。

（2）超敏反应：包括发热、胸痛、低血压、高血压、气短、瘙痒、荨麻疹、血管性水肿等。超敏反应多发生在静脉输注过程中或在输注结束后12小时内发生，最危险的是在第一次和第二次静脉输注期间或是患者停用其他免疫抑制药时。所有患者在输注英利昔单抗后，均应密切监测12小时且备有心肺复苏等抢救设备及措施。此外，还要注意迟发性过敏反应的发生。

131

140. 阿达木单抗在治疗类风湿关节炎时有什么特点

阿达木单抗是完全人化的单克隆肿瘤坏死因子抗体。阿达木单抗与可溶性的肿瘤坏死因子结合，进而抑制肿瘤坏死因子与细胞表面的肿瘤坏死因子受体结合以起到其抗肿瘤坏死因子的作用。

与英利昔单抗一样，阿达木单抗也是单克隆肿瘤坏死因子抗体，临床疗效也与英利昔单抗相当，但不同之处在于它是一种完全人源化的重组肿瘤坏死因子-α抑制药IgG1单克隆抗体，比英利昔单抗有较低的免疫原性，较少引起自身免疫样综合征。因此，阿达木单抗可高亲和地结合人肿瘤坏死因子-α，破坏细胞因子与受体结合，并可溶解表达肿瘤坏死因子-α的细胞。

阿达木单抗适用于中度及重度活动性类风湿关节炎，以及活动性强直性脊柱炎、18岁及以上成人中度及重度斑块状银屑病。

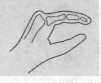
阿达木单抗具有起效快、疗效好的特点。大多数患者的病情可迅速获得显著改善,如晨僵、疼痛、血沉和 C 反应蛋白等。应用一段时间后,患者的身体功能及健康相关生活质量明显提高。推荐的阿达木单抗药物剂量是每次 40 毫克,隔周 1 次,皮下注射,可与甲氨蝶呤等联合或单独使用,单独使用时可每周用药 1 次。阿达木单抗吸收缓慢,到达峰浓度约需 130 小时,半衰期为 16 日。

141. 应用阿达木单抗治疗需要注意什么

用阿达木单抗治疗类风湿关节炎时需注意如下:①在治疗之前、期间及以后,必须严密监测患者是否出现感染,包括结核。无论是慢性活动性或局灶活动性感染,在感染未得到控制之前均不能开始用阿达木单抗治疗。②由于阿达木单抗的清除可能长达 4 个月,因此在此期间应持续进行监测。肺功能受损可能增加感染发生的风险。③当患者出现新的感染情况时,应中断治疗,采用适当的抗生素或抗真菌药物治疗,直到感染得到控制。对具有感染复发病史,或者具有易于感染者,包括使用免疫抑制药的患者,用阿达木单抗治疗时应慎重。④当患者出现新的严重感染或乙肝再激活时,应中断治疗,直至感染得以控制。⑤具有中枢神经系统脱髓鞘疾病、恶性疾病、轻度心力衰竭的患者应慎用。⑥治疗期间出现血液系统异常,狼疮综合征的症状且双链 DNA 抗体阳性的患者应立即停用。⑦不推荐儿童、妊娠或哺乳期妇女使用,在用药期间至结束治疗后至少 5 个月内,育龄女性应避孕,哺乳妇女不能哺乳。

142. 如何采用依那西普治疗类风湿关节炎

依那西普是人工合成的可溶性的肿瘤坏死因子-α 受体融合蛋白,通过与可溶性、膜型肿瘤坏死因子及淋巴毒素-α 相结合,抑制肿瘤坏死因子与细胞表面的肿瘤坏死因子受体相互作用,从而阻断体内过高的肿瘤坏死因子-α,抑制有肿瘤坏死因子受体介导的异常免疫反应及炎症过程，但不能溶解产生肿瘤坏死因子-α的细胞。

依那西普适用于中度及重度活动性类风湿关节炎、18岁以上的活动性强直性脊柱炎和成人中度及重度斑块状银屑病。用法：皮下注射，每次25毫克，每周2次；或每次50毫克，每周1次。用灭菌注射用水稀释，可单用或与甲氨蝶呤合用。但需要注意如下事项：①活动性感染、败血症、对本品或制剂中其他成分过敏者、孕妇和哺乳期妇女禁用。②易感体质者须慎用。例如，疱疹病毒和水痘感染；心力衰竭（加重的危险）；神经脱髓鞘（加重的风险）；血液系统异常等。③治疗前要进行结核筛查。活动性结核应用标准化抗结核治疗2个月后才有可能开始接受依那西普治疗；患者既往接受过足够的抗结核治疗可以接受依那西普治疗，但每3个月应接受监测以避免复发；非活动性结核但未接受足够抗结核治疗的患者，在接受依那西普治疗前应该先进行完整的抗结核治疗；在依那西普治疗过程中，如果患者出现提示结核感染的症状（如持续咳嗽、体重下降和发热）要注意结核感染的可能性。④如果接受依那西普治疗的患者出现提示血液系统异常的症状，如发热、咽痛、瘀斑或出血等，要进行血液系统疾病筛查。⑤注意不良反应。依那西普可出现不良反应较多，包括：皮疹、罕见的神经脱髓鞘病变、惊厥、皮肤血管炎、阑尾炎、胆囊炎、胃肠炎、胃肠道出血、肠梗阻、肝脏损害、食管炎、胰腺炎、溃疡性结肠炎、呕吐、脑缺血、高血压、低血压、心肌梗死、血栓性静脉炎、血栓、气短、化脓性脑膜炎、精神错乱、眩晕、淋巴结肿大、糖尿病、血尿、恶性肿瘤、肾结石、肾功能不全、骨折、滑囊炎、多肌炎、巩膜炎和皮肤溃疡。

143. 为什么肿瘤坏死因子-α抑制药可以治疗类风湿关节炎

肿瘤坏死因子-α在免疫应答中具有介导炎症和免疫调节作用。低浓度时可作为一种白细胞和内皮细胞的旁分泌和自分泌调

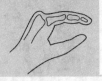

节物,大剂量时可引起恶病质,也称恶液质素。低浓度时其生物学活性包括介导白细胞黏附于血管内皮细胞;刺激单核细胞产生细胞因子白介素-1、白介素-6 等;激活 T 细胞和刺激 B 细胞产生抗体等。肿瘤坏死因子-α 也是类风湿关节炎等其他风湿病发病机制中最重要的细胞因子之一。肿瘤坏死因子-α 主要的生物学作用包括:导致关节炎症和软骨破坏;诱导其他炎性细胞因子的释放;介导感染和败血症,参与肿瘤监视等。

肿瘤坏死因子-α 抑制药在免疫反应中具有介导炎症和免疫调节作用。肿瘤坏死因子-α 抑制药可以通过与肿瘤坏死因子-α 的特异性结合而阻断肿瘤坏死因子-α 生物活性的发挥,从而达到控制炎症、持续缓解病情的目的。目前,肿瘤坏死因子-α 抑制药,如依那西普、英利昔单抗、阿达木单抗和戈利木单抗等,均已被美国食品和药品管理局(FDA)批准用于治疗类风湿关节炎(含幼年型)及其他风湿性疾病。肿瘤坏死因子-α 抑制药能够起到治疗类风湿关节炎的效果如下:①缓解类风湿关节炎症状。②改善患者生活质量及疾病活动性、功能,缓解疼痛。③降低 C 反应蛋白、血沉、白介素-6 等实验室指标。④无严重的不良反应和感染发生。

144. 肿瘤坏死因子-α 抑制药治疗为什么需要避免结核感染

肿瘤坏死因子-α 抑制药的应用,使得其安全性也日益受到重视,其中的危险之一是此类药物容易出现感染等不良事件。应用肿瘤坏死因子-α 抑制药后,除了可能会出现普通细菌和病毒感染外,还可以出现结核感染。肿瘤坏死因子-α 在防御感染结核中起着重要作用,包括肉芽肿形成和阻遏疾病。结核的重新激活与肿瘤坏死因子-α 的抑制有关。但需注意如下:①在考虑使用肿瘤坏死因子-α 抑制药治疗前,必须忠告所有患者要考虑发生结核的风险。②所有的患者必须筛查是否存在潜在的结核,具体应包括患者本人的详细结核病史，以及以往与活动性结核患者的接触史和（或）当前所采用的免疫抑制药治疗。必要时，应对所有患者进行适当的筛查检验，即结核菌素皮试及 X 线胸片检查。当怀疑结核菌素试验结果时，患者须进一步拍摄胸片检查。③在开始肿瘤坏死因子-α 抑制药治疗前，若患者结核菌素试验阳性或胸片阳性，则应该治疗潜在的结核，可使用单一抗结核药物（如异烟肼）治疗，并在开始接受肿瘤坏死因子-α 抑制药治疗前的 1 周到 6 个月内进行抗结核治疗均可。通常异烟肼持续治疗 6～9 个月，同时在肿瘤坏死因子-α 抑制药治疗过程中还需要监测病情。④临床医生应警惕使用肿瘤坏死因子-α 抑制药治疗的患者容易发生肺外结核和播散性结核。⑤若在治疗过程中或治疗后，患者出现了结核感染的体征或症状（如持续性咳嗽、消耗性体质/体重减轻、低热），应立即停止肿瘤坏死因子-α 抑制药治疗。

145. 肿瘤坏死因子-α 抑制药治疗为什么要检测肝炎病毒感染

（1）丙型肝炎病毒感染：丙型肝炎患者的肿瘤坏死因子-α 水平相对较高，并且其升高水平与血清丙氨酸转氨酶水平之间具有相关性。由此表明，肿瘤坏死因子-α 可能涉及慢性丙型肝炎损害肝脏的病因。因此，当慢性丙型肝炎患者考虑要使用肿瘤坏死因子-α 抑制药治疗时，必须要非常谨慎地在使用肿瘤坏死因子-α 抑制药的全过程定期监测丙氨酸氨基转移酶和丙型肝炎病毒负荷量。

（2）乙型肝炎病毒感染：慢性乙型肝炎患者肝细胞和血清肿瘤坏死因子-α 水平升高，肿瘤坏死因子-α 在清除或控制乙型肝炎病毒方面起重要作用，这与肿瘤坏死因子-α 在丙型肝炎中的作用（即促进慢性肝损害的作用）不同。建议在使用肿瘤坏死因子-α 抑制药治疗前对所有患者进行乙型肝炎筛查。慢性乙型肝炎病毒

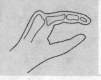

感染(6个月以上 HBsAg 阳性和丙氨酸氨基转移酶升高,或 HBV-DNA 阳性)患者在考虑接受肿瘤坏死因子-α 抑制药治疗前,必须应用拉米夫定等抗病毒治疗,并且要定期随访丙氨酸氨基转移酶和 HBV-DNA 水平。如果患者出现乙型肝炎再激活,应该停止治疗,并且在适当的支持治疗下采取有效的抗病毒治疗。

146. 肿瘤坏死因子-α 抑制药治疗为什么还要预防真菌感染

肿瘤坏死因子-α 的分泌在防御真菌感染方面也起着关键作用。在接受生物制剂治疗的患者中出现少部分侵袭性真菌感染在内的机会感染问题。由于真菌感染在使用肿瘤坏死因子-α 抑制药的患者中容易被忽略而延误治疗,可能会导致致命的后果。尽管肿瘤坏死因子-α 抑制药治疗后真菌感染的发生率非常低,但仍建议采取如下预防措施:①患者在接受肿瘤坏死因子-α 抑制药治疗前,应该知道真菌感染的危险性。②在使用肿瘤坏死因子-α 抑制药治疗后的最初 3 个月要密切随访患者。③如果接受肿瘤坏死因子-α 抑制药治疗的患者出现发热、不适、体重下降、发汗、咳嗽、呼吸困难和(或)肺浸润或其他严重的全身性疾病(有或无伴随休克)等征兆或症状,应怀疑真菌感染的可能性。必要时,停止使用肿瘤坏死因子-α 抑制药,并对这些患者进行诊断并实施抗真菌治疗。④使用肿瘤坏死因子-α 抑制药治疗的患者,应避免挖掘洞窖和清理鸟粪等高危暴露活动。

147. 肿瘤坏死因子-α 抑制药治疗还有哪些注意事项

(1)淋巴瘤和实体瘤:与普通人比较,肿瘤坏死因子-α 抑制药治疗似乎不同程度地增加淋巴瘤的发生率,因此需要长期随访和监测接受生物制剂治疗的患者可能发生淋巴瘤的概率。肿瘤坏死因子-α抑制药治疗可能不会增加实体瘤的发生率。

（2）充血性心力衰竭：肿瘤坏死因子-α的水平增高与心脏损伤有关。因此，对于肿瘤坏死因子-α抑制药治疗建议如下：既往无充血性心力衰竭发生史的患者在接受治疗前应进行心电图检查；既往有充血性心力衰竭发生但代偿良好的患者在接受治疗前应根据心电图检查结果进行判断，如果患者的射血分数正常，在与患者充分讨论和密切监测是否存在加重心力衰竭症状和体征的前提下考虑治疗；如果患者的射血分数降低，应避免接受治疗；对于充血性心力衰竭心功能较差的患者不应进行肿瘤坏死因子-α抑制药治疗，以避免增加死亡率和增加住院次数；已接受肿瘤坏死因子-α抑制药治疗的患者新发生了充血性心力衰竭，要终止治疗，并且不再接受同类治疗。

（3）血液系统：尽管血液系统疾病在接受肿瘤坏死因子-α抑制药治疗过程中发生非常罕见，但仍有再生障碍性贫血和全血细胞减少的报道，因此一旦在治疗过程中发现患者出现面色苍白、牙龈出血、易出现瘀斑、全身出血、持续发热或感染，应停止肿瘤坏死因子-α抑制药治疗。

（4）血管炎：尽管血管炎的发生在肿瘤坏死因子-α抑制药治疗过程中发生罕见，但是一旦发生即类似于Ⅲ型超敏反应。如果患者出现该反应，应立即停止治疗，同时应用糖皮质激素和抗过敏治疗。

（5）神经系统：极少数患者在肿瘤坏死因子-α抑制药治疗过程中发生惊厥，也有极少部分患者发生脱髓鞘病变。建议在治疗过程中注意密切观察相关症状与体征，一旦出现，应立即停止肿瘤坏死因子-α抑制药治疗。

（6）注射/输注点反应：注射点反应在依那西普和阿达木单抗试验中均可出现。注射点反应可表现为注射部位出现红斑、感觉

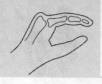

迟钝、瘀斑、荨麻疹或瘙痒。注射点反应通常发生在治疗的第一个月,随着时间延长而减少。注射点反应可能属于 T 淋巴细胞介导的迟发型超敏反应,随时间延长而产生耐受。英利昔单抗治疗的患者会发生轻度输注点反应,可同应用抗组胺 H_1 受体抑制药或同时应用小剂量肠外糖皮质激素来减少发生。如果患者对英利昔单抗发生了严重的输注点反应或过敏反应,应立即终止英利昔单抗治疗,并立即给予相应处理,同时密切监测患者情况直至平稳。此类患者不应再接受英利昔单抗治疗。

(7)免疫遗传学:自身抗体通常出现在自身免疫性疾病中,肿瘤坏死因子-α 抑制药治疗增加了自身抗体的发生率。

148. 哪一种肿瘤坏死因子-α 抑制药更有效

目前,英利昔单抗、阿达木单抗与依那西普等肿瘤坏死因子-α抑制药越来越多地运用于治疗类风湿关节炎和其他风湿免疫性疾病,并获得一定的疗效。那么,其中哪一种肿瘤坏死因子-α 抑制药更加有效呢? 临床研究表明,三者之间没有哪一种比另外的两种更有效,但如果一种肿瘤坏死因子-α 抑制药无效时,更换另一种肿瘤坏死因子-α 抑制药可能有效。因此,在临床选择使用肿瘤坏死因子-α 抑制药时,首先应注意三者作用机制等方面的区别。英利昔单抗与阿达木单抗都是肿瘤坏死因子-α 抑制药单克隆抗体,临床疗效相当,但不同之处是阿达木单抗是一种完全人源化的重组肿瘤坏死因子-α 抑制药 IgG1 单克隆抗体,而英利昔单抗是人鼠嵌合型单克隆抗体,因此阿达木单抗比英利昔单抗有较低的免疫原性,很少引起自身免疫样综合征。依那西普与英利昔单抗、阿达木单抗的区别在于,英利昔单抗与阿达木单抗的作用机制是可高亲和力地结合人肿瘤坏死因子-α,阻碍其与细胞表面受体结合,从而阻断肿瘤坏死因子-α 的生物学活性;而依那西普的作用机制是通过特异性地与肿瘤坏死因子-α 结合,竞争性地阻断肿瘤坏死因子-α 与细胞表面的肿瘤坏死因子受体结合,但其不能溶解产生肿瘤坏死因子-α 的细胞。

其次,如想增加肿瘤坏死因子-α 抑制药的疗效,应考虑联合用药。3 种肿瘤坏死因子-α 抑制药中,阿达木单抗和依那西普可单一应用,而英利昔单抗最好与甲氨蝶呤合用。当然,肿瘤坏死因子-α 抑制药若与甲氨蝶呤合用,临床疗效,尤其是阻止关节破坏方面可明显优于单一使用肿瘤坏死因子-α 抑制药。此外,肿瘤坏死因子-α 抑制药还可与环孢素 A、来氟米特或柳氮磺吡啶合用。

149. 白介素-6 拮抗药如何治疗类风湿关节炎

白介素-6 是多能炎性细胞因子,可活化 T 细胞、B 细胞、巨噬细胞和破骨细胞。对 Th17 的分化有重要作用,同时也作用于肝细胞产生急性炎性反应物,降低血清蛋白,影响铁的再循环导致贫血。因此,白介素-6 可从炎症和自身免疫反应两个方面诱导类风湿关节炎的发生。

白介素-6 拮抗药是基因重组的 IgG1 型人源化白介素-6 受体的单克隆抗体,通过结合白介素-6 的非信号传导位点,竞争性地阻断白介素-6 与其受体结合而抑制白介素-6 的生物学效应。同时,具有抑制破骨细胞形成的作用。临床研究表明,白介素-6 拮抗药可有效延缓骨质破坏,效果明显优于传统的改善病情抗风湿药。此外,白介素-6 拮抗药可使 C 反应蛋白降至正常,且无严重不良反应发生。

白介素-6 拮抗药主要用于中重度类风湿关节炎,对肿瘤坏死因子-α 拮抗药反应欠佳的患者可能有效。用法:静脉输注,每千克体重 4～10 毫克,每 4 周给药 1 次。白介素-6 拮抗药常见的不良反应是感染、胃肠道症状、皮疹和头痛等。其他实验室指标异常包括肝酶、胆红素、胆固醇和三酰甘油升高。

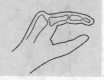

150. 白介素-1 拮抗药如何治疗类风湿关节炎

白介素-1 是一种重要的炎性细胞因子,具有诱导 T 细胞活化、促进中性粒细胞、淋巴细胞和单核细胞趋化,刺激巨噬细胞释放蛋白酶及增加组织炎症浸润等作用。还能够促进成纤维细胞增殖,导致血管翳形成,并促进前列腺素 E_2 的产生。白介素-1 通过刺激滑膜和软骨细胞,使破骨细胞减少蛋白聚糖合成,增加蛋白质的糖降解,并产生胶原酶及其他酶类,释放骨钙等,从而导致骨与软骨破坏。

在类风湿关节炎患者血清及关节滑液中,白介素-1β 水平显著升高,并与疾病活动性密切相关。因此,抑制白介素-1 活性对控制类风湿关节炎病情发展、改善预后具有治疗作用。白介素-1 拮抗药主要通过干扰白介素-1 与其受体结合而阻断白介素-1 的功能。

阿那白滞素(anakinra)是一种重组的非糖基化人白介素-1 拮抗药,通过阻断白介素-1 与其受体结合而发挥作用。临床研究表明,阿那白滞素治疗类风湿关节炎,具有患者耐受性好,关节肿痛、血沉及 C 反应蛋白均明显改善,影像学上可观察到关节破坏延缓等作用,且治疗效果相对持久。此外,阿那白滞素对全身型幼年特发性关节炎、成人斯蒂尔病和骨关节炎有效。阿那白滞素治疗类风湿关节炎的推荐剂量为每次 100 毫克,每日 1 次,皮下注射,于每日同一时间给药。其主要不良反应为注射局部轻至中度发红、肿胀和疼痛,可增加严重感染的危险性,这些不良反应与剂量相关。其他不良反应有头痛、恶心、腹泻、鼻窦炎、流感样症状和腹痛。

151. 抗 CD20 单抗如何治疗类风湿关节炎

CD20 是表达于 B 细胞表面的抗原分子,可通过调节跨膜钙离子流动直接对 B 细胞起作用,在 B 细胞增殖和分化中起重要的调节作用。抗 CD20 单抗可以特异性地结合 B 细胞表面的 CD20 抗原,通过直接诱导细胞凋亡、介导抗体依赖细胞的细胞毒性作用机制清除 B 淋巴细胞,从而抑制免疫反应。因此,对类风湿关节炎等自身免疫性疾病具有较好的疗效。目前主要运用的抗 CD20 单抗为利妥昔单抗等。

利妥昔单抗是一种由鼠抗人 B 细胞 CD20 高变区和人 IgG 和 κ 恒定区组成的人鼠嵌合抗体,可选择性结合 B 细胞表面 CD20 抗原,引发 B 细胞溶解。其可能的机制包括:补体依赖性细胞毒性,抗体依赖细胞介导的细胞毒性,诱导 B 细胞凋亡。

目前,利妥昔单抗在治疗类风湿关节方面取得较好的疗效,且具有较高的安全性。利妥昔单抗联合甲氨蝶呤能够延缓类风湿关节炎患者受累关节的骨质破坏;对肿瘤坏死因子-α 拮抗药反应不佳的活动性类风湿关节炎患者,利妥昔单抗与甲氨蝶呤合用可持续改善患者生理功能和生活质量,且无明显的不良反应增加。同时,研究表明利妥昔单抗与甲氨蝶呤合用时,利妥昔单抗的药效不受联合用药的影响。

临床上,利妥昔单抗主要用于肿瘤坏死因子-α 拮抗药疗效欠佳的活动性类风湿关节炎患者。利妥昔单抗的推荐剂量和用法是:第一个疗程可先予静脉输注 500～1000 毫克,2 周后重复 1 次。根据病情可在 6～12 个月后接受第二个疗程。每次注射利妥昔单抗之前的 30 分钟内先静脉给予适量甲泼尼龙。利妥昔单抗常见的不良反应是输液反应,静脉给予糖皮质激素可将输液反应的发生率和严重度降低。其他不良反应包括高血压、皮疹、瘙痒、发热、恶心、关节痛等,可能增加感染率。

152. 细菌毒 T 淋巴细胞相关抗原 4 治疗类风湿关节炎有何特点

细胞毒 T 淋巴细胞相关抗原 4(CTLA-4)是一种在活化 T 细

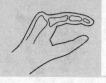

胞表面表达的抗原,在 T 细胞活化中起第二信号的作用。CTLA-4 与 B 细胞等后期促进因子复合物表面的 B7(CD80/CD86)分子结合后可以抑制 T 细胞的进一步活化。CTLA-4Ig 是 CTLA-4 的细胞外功能基团和 IgG1 Fc 段的融合蛋白。目前,主要应用的 CTLA-4Ig 是阿贝西普。阿贝西普的作用机制是与后期促进因子复合物表面的 CD80/CD86 结合,阻断 T 细胞活化的第二信号,进而抑制 T 细胞活化。

阿贝西普属于治疗类风湿关节炎的首个"协同刺激因子阻断药",阿贝西普主要用于治疗病情较重或肿瘤坏死因子-α 拮抗药反应欠佳的类风湿关节炎患者。其治疗类风湿关节炎的临床特点如下:①在肿瘤坏死因子-α 拮抗药或甲氨蝶呤治疗效果不佳的类风湿关节炎患者,可明显缓解患者病情,改善生理功能。②疗效能够长时间维持。③严重不良反应发生率低。④合用肿瘤坏死因子-α 拮抗药治疗时患者感染发生率较高,因此不推荐合用肿瘤坏死因子-α 拮抗药。

根据患者体质量不同,阿贝西普推荐剂量分别是:小于 60 千克体重的患者,500 毫克;60~100 千克体重的患者,750 毫克;大于 100 千克体重的患者,1000 毫克,分别在第 0、2、4 周经静脉给药,每 4 周注射 1 次。

153. 糖皮质激素可用于治疗类风湿关节炎吗

糖皮质激素具有很强且快速的抗炎作用,通过其受体发挥作用。糖皮质激素主要有两个受体:一个受体位于中枢神经,以调节糖皮质激素的昼夜活性规律;另一个受体位于各种体内细胞,具有抗炎和调节代谢作用。

糖皮质激素主要生理作用为促进糖原异生、促进蛋白分解,使脂肪再分布、抗炎、抑制免疫、抗毒素、抗休克等。糖皮质激素对免疫系统的作用主要为：抑制巨噬细胞吞噬和抗原递呈作用，减少循环中的 T 细胞、B 细胞和自然杀伤细胞数量，对产生抗体的成熟 B 细胞抑制作用很少。通过细胞抑制炎症性细胞因子和花生四烯酸代谢物前列腺素、白三烯等。

糖皮质激素针对类风湿关节炎的药理作用：减轻局部充血、降低毛细血管通透性，抑制炎症细胞（淋巴细胞、粒细胞、巨噬细胞等）向炎症部位移动，阻止炎症介质（如激肽、组胺、慢反应物质等）发生反应，抑制吞噬细胞的功能，稳定溶酶体膜，阻止补体参与炎症反应。由于糖皮质激素能抑制前列腺素合成、抑制免疫系统及多种酶的活性、降低滑膜血管通透性等炎症反应，因此能迅速消除关节肿胀，减轻疼痛与晨僵。

糖皮质激素虽然是最强的抗炎药物，可迅速控制类风湿关节炎的炎症，减轻关节肿痛，但不能阻断类风湿关节炎病程的进展和关节破坏，长期使用还会出现诸如类肾上腺皮质功能亢进症、消化性溃疡、骨质疏松、无菌性骨坏死等不良反应。使用中等或大剂量（泼尼松每日大于30毫克）所起到的治疗作用还不及不良反应本身。并且，长期使用会形成耐受，难以撤药。因此，类风湿关节炎患者不宜常规使用糖皮质激素治疗，而应该在严格掌握适应证和仔细观察临床反应的情况下应用，以控制活动期类风湿关节炎的炎症。同时，主张以小剂量或中等剂量为主，并且不主张长期使用。

154. 类风湿关节炎哪些情况需要应用糖皮质激素治疗

糖皮质激素通过对免疫系统的广泛作用和利用激活下丘脑-垂体-肾上腺轴功能以增强应激能力而发挥作用，迅速改善类风湿关节炎患者关节肿痛和全身症状。糖皮质激素治疗适用于如下几种：①难治性类风湿关节炎（可有控制、有选择地使用中等剂量或

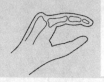

大剂量冲击疗法,一旦病情好转即应尽早减少用量)。②不能耐受非甾体抗炎药的类风湿关节炎患者作为"桥治疗"(即替代非甾体抗炎药作为类风湿关节炎窗口期治疗药物,过渡到改善病情抗风湿药起效的药物治疗)。③伴有血管炎等关节外表现的重症类风湿关节炎,尤其是有生命危险的血管炎患者。④其他治疗方法效果不佳的类风湿关节炎患者。⑤伴局部糖皮质激素治疗指征(如关节腔内注射)。

155. 使用糖皮质激素治疗类风湿关节炎需要掌握哪些原则

用糖皮质激素治疗类风湿关节炎的原则如下:①小剂量、短疗程。小剂量(每日小于 10 毫克)糖皮质激素治疗可减少骨质破坏和抑制病情发展,或可作为治疗类风湿关节炎的二线药物。因此,针对少数类风湿关节炎患者的关节病变,如需使用,通常为小剂量糖皮质激素(泼尼松每日小于 7.5 毫克)。②使用糖皮质激素必须同时应用非甾体抗炎药。也可与甲氨蝶呤等合用。③对于高龄(大于 80 岁)类风湿关节炎患者而言,糖皮质激素是唯一的用药。④在糖皮质激素治疗过程中,应补充钙剂和维生素 D。⑤既往病史中或已知有对糖皮质激素治疗严重过敏反应、骨髓或外骨髓增殖疾患、播散性带状疱疹及全身真菌感染者,绝对不能应用。⑥合并有糖尿病、高血压、结核、银屑病、消化道溃疡、精神病或癫痫等疾病的患者应尽量避免使用糖皮质激素,如果确实需要使用,则需要在应用治疗这些疾病的药物并得到较好控制的前提下才能使用。

156. 为什么在类风湿关节炎急性期可使用糖皮质激素

类风湿关节炎急性发作期,会有明显的晨僵和关节疼痛、肿胀,或者有严重的并发症,通常使患者痛苦难耐,甚至引起严重后果。此时,采用非甾体抗炎药或改善病情抗风湿药不能很快地缓解疼痛,消除肿胀。而糖皮质激素由于能抑制前列腺素合成,对多种酶活性有抑制作用,对免疫系统有强力抑制作用;并可减低透明质酸的合成,减低滑膜血管通透性等炎症反应,并因此能迅速消除关节肿胀,减轻疼痛与晨僵,所以可以在类风湿关节炎急性期应用糖皮质激素。

糖皮质激素可缓解多数类风湿关节炎患者急性期的症状,并作为改善病情抗风湿药起效前的"桥梁"作用;或非甾体抗炎药疗效不满意时的短期措施和病情严重时挽救生命的急救药品。但是,糖皮质激素是类风湿关节炎治疗中的"双刃剑",既可迅速缓解关节肿痛等症状,又可能引起明显的不良反应。因此,糖皮质激素并非类风湿关节炎治疗的首选药物。但对于关节肿痛明显、经正规治疗不能缓解的急性期患者,在无禁忌证的前提下可考虑短期口服或局部注射糖皮质激素以使病情得到缓解。但必须纠正单用糖皮质激素治疗的倾向。一旦患者症状缓解,要随时减量或停药。

而在类风湿关节炎缓解期,糖皮质激素用药方案和药物的用量都要适当调整。糖皮质激素的调节要根据前面应用的方案,例如,急性期泼尼松用量在每日10毫克以上,那么在缓解期就应当逐渐减量;如果前面应用的量较小,每日10毫克以下,在缓解期可以考虑停用,或减量至停用。应注意,减量过程中如果出现症状反复,则不宜再继续减量。如果减量至每日5毫克左右会出现症状加重的话,可以不再减量,维持长期服用。对于缓解期的糖皮质激素具体应用,要在专科医师指导下进行,不可以自行调整剂量或停用。

157. 类风湿关节炎在什么情况下需要大剂量糖皮质激素治疗

短程、小剂量使用糖皮质激素能够明显减轻症状和体征,改善

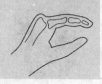

关节功能。并且为了避免不良反应,原则上应使用最小剂量。但是,类风湿关节炎患者在下列情况下需要大剂量使用糖皮质激素:当出现药物毒性时(如在使用非口服金制剂时偶可发生血小板减少),短疗程大剂量用药。用于类风湿关节炎合并血管炎患者。尤其是血管炎伴有皮肤溃疡、多发性单神经炎、急进性肺间质疾病、冠状动脉炎、缺血性肠综合征或严重的全身中毒症状(如发热和剧烈的疼痛)的患者。因此,对于类风湿关节炎合并血管炎,不但必须使用糖皮质激素,而且视情况可能需要用冲击量的糖皮质激素进行治疗。

但是,由于糖皮质激素存在各种各样的不良反应,如骨质疏松、骨坏死、消化道溃疡、增加感染的发生率、动脉粥样硬化、高血压、高血脂、糖尿病、库欣综合征、白内障、青光眼,以及对于下丘脑-垂体-肾上腺轴的抑制等。因此,在大剂量应用糖皮质激素时,应对这些不良反应采取监测和预防的措施,如治疗前进行相关检查(血压、骨质疏松的危险因素,以及是否合用非甾体抗炎药、消化道溃疡病史、青光眼家族史、血脂、尿糖)、治疗期间检测相关指标(如血压、血脂、血糖和眼内压),以及采取一些预防措施,如补充钙剂、维生素 D、二膦酸盐。若与非甾体抗炎药合用时,加用质子泵抑制药或改用选择性环氧化酶-2 抑制药。

158. 糖皮质激素有哪些不良反应

(1)库欣综合征:长期使用大剂量的糖皮质激素,可出现向心型肥胖、满月面容、多毛、无力、低血钾、水肿、高血压、糖尿病等,是由糖皮质激素引起的水、盐、糖、蛋白质、脂肪等代谢紊乱所致。这些症状一般无需特殊治疗,停药后多会自行逐渐消退,数月或较长时间后可恢复正常。因此,对于高血压、糖尿病患者要慎用。

(2)诱发或加重感染:糖皮质激素有抗炎作用,但不具有抗菌作用,并且能降低机体抗感染能力,使机体的抗病能力下降,利于细菌生长、繁殖和扩散。

（3）肾上腺皮质萎缩或功能不全：主要表现为一旦遇到应激时，如出血、感染，则可出现头晕、恶心、呕吐、低血压、低血糖或发生低血糖昏迷。

（4）反跳现象及停药症状：长期应用糖皮质激素，症状基本控制时，若减量太快或突然停药，原来症状可很快出现或加重，此种现象称为反跳现象。处理措施为恢复糖皮质激素用量，待症状控制后再缓慢减量。

（5）其他不良反应：诱发或加重消化性溃疡、出血，甚至造成消化道穿孔；可出现激动、兴奋、失眠等神经症状；还有骨质疏松、骨坏死、肌病、皮肤萎缩、白内障、胰腺炎等。

159. 使用糖皮质激素药物应注意什么

（1）个体化用药：应根据自己的年龄、全身状况、伴随疾病、病情活动度和是否存在禁忌证等具体情况决定如何使用糖皮质激素。多数患者应选择小剂量；个别病情较重的患者，尤其合并肺和神经系统等受累时，可酌情短期使用每日 15～30 毫克的中剂量，甚至大剂量糖皮质激素，但应注意在症状减轻后尽快减量。对已给予足量非甾体抗炎药和其他镇痛药物的患者，如个别关节仍肿痛明显，可给予糖皮质激素局部注射，往往可获得良好效果，但 1 年内注射次数不宜超过 3 次。

（2）联合治疗：糖皮质激素对骨的保护作用较弱，不可以单独使用，应联合足量、足疗程的改善病情的抗风湿药治疗，以控制病情发展。

（3）选择合适的剂量：使用糖皮质激素治疗，原则上应尽可能选择小剂量。小剂量定义为每日＜7.5 毫克；中剂量定义为每日7.5～30 毫克；大剂量为每日＞30 毫克。

（4）选择合理的疗程：糖皮质激素治疗的原则是能短期使用

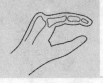

者,不长期使用。即使是小剂量糖皮质激素,其不良反应的风险也会随用药时间的延长而增加,因此应尽量缩短糖皮质激素的疗程。

(5)根据需要选择剂型:地塞米松等长效剂型的不良反应明显多于短效剂型,无特殊情况的患者应尽量采用泼尼松等短效剂型。

(6)根据生理学特点选择给药时间:糖皮质激素给药时间应选择在清晨8时以前,与生理分泌高峰一致,以减少不良反应发生。如一次给药后,患者夜间或清晨疼痛仍较明显,可考虑短期内分2次给药。

(7)预防不良反应:糖皮质激素用药过程中应密切观察血压、血糖、血脂和骨密度等指标,发现异常及早采取干预措施。对已有白内障和青光眼的患者,尽量避免使用糖皮质激素治疗。如因病情需要,可试用小剂量糖皮质激素,治疗过程中定期进行眼科检查。40岁以上、合并糖尿病或有其他危险因素的患者,也应随访眼科情况。

(8)适时减量和停药:只有减少用药过程中临床上不引起变化时才可以采取进一步减量,不宜骤停,减量可以采取每月逐渐减量直至减到隔日治疗的方案。

160. 什么是雷公藤

雷公藤是一种卫矛科雷公藤属植物,又称黄藤、水莽草、菜虫菊、断肠草,药用部位是根,也有用去皮根。民间常用于驱虫。中医学认为,雷公藤具有消炎解毒、祛风湿等功效。自1974年开始,我国提取雷公藤的有效成分,制成各种制剂,用于治疗多种自身免疫性疾病,疗效显著,为我国所特有的、疗效肯定的独特抗风湿中药。临床常用制剂为水煎剂、乙醇浸膏。目前,最常用的是雷公藤片、雷公藤多苷片和雷公藤甲素片。

药理学研究表明,雷公藤具有调节免疫、抗炎、抗肿瘤等多种药理作用,对巨噬细胞吞噬功能、自然杀伤细胞活性具有双向调节作用,对 T 细胞、B 细胞的各个细胞周期阶段都有一定影响。其中,尤其具有显著的抗炎作用,对体液免疫和细胞免疫均有抑制作用。雷公藤的抗炎机制如下。

(1)对肾上腺皮质功能的影响:雷公藤可使肾上腺皮质功能病态的低水平显著回升至接近正常人的水平,但该药有促进肾上腺皮质激素合成的作用。

(2)对抗前列腺素的影响:因前列腺素有产生炎症的作用,因而抑制前列腺素的药物则有抗炎作用。

(3)雷公藤含有丰富的锌元素:锌元素具有抑制炎症、改善病情的抗炎作用。

(4)对细胞免疫功能的重要影响:雷公藤大剂量应用时可致胸腺萎缩,随着给药时间延长而萎缩加重,停药后可逐渐恢复正常,小剂量不引起胸腺萎缩,甚至反而使胸腺明显增重。

(5)对体液免疫功能的重要影响:雷公藤的各种成分均可抑制 T 淋巴细胞增殖反应的活性,因此对体液免疫影响十分显著。

161. 如何利用雷公藤治疗类风湿关节炎

雷公藤对于各种关节疾病有不同程度的止痛、消炎及部分消肿作用,并且具有起效快的特点,因此也可作为改善病情的药物治疗类风湿关节炎。其中,因雷公藤抑制免疫功能的作用,而可延缓类风湿关节炎患者的疾病发展。临床研究表明,类风湿关节炎活动期患者服用雷公藤后,可使疼痛症状缓解,晨僵时间缩短。

雷公藤治疗类风湿关节炎一般采用雷公藤多苷片。雷公藤多苷片具有抗炎和免疫抑制作用,能拮抗核移植炎症介质的释放和关节炎的反应程度;抑制 T 细胞功能,调节 $CD4^+/CD8^+$ 的平衡,抑制细胞因子产生抑制延迟型变态反应,抑制白介素-1 的分泌,抑制分裂原及抗原刺激的 T 细胞分裂与繁殖。其中,雷公藤甲素

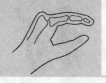

是其主要活性成分。

雷公藤的应用原则为：在年轻患者中，适用于已婚且已生育的患者，以免疗程长而影响生殖功能；在结缔组织病的活动期，不宜单用；对肝、肾、血液系统功能障碍者慎用；一般肾小球肾炎急性期不宜采用，因为可能会引起急性肾衰竭；老年患者适当减少剂量；孕妇及哺乳期女性禁用；不宜连续用药时间过长，应在服用一段时间后停药一段时间。

具体应用雷公藤多苷片的方法如下：每日 30～60 毫克，分 3 次饭后服用。雷公藤多苷片停药后一般无明显反跳现象，停药后再用仍然有效。另外，对于病情严重、进展迅速或其他药物治疗无效的类风湿关节炎患者，还可考虑给予雷公藤多苷片与甲氨蝶呤合用。

162. 雷公藤治疗类风湿关节炎要注意哪些不良反应

（1）胃肠道反应：约 20% 的患者可出现恶心、呕吐、上腹部不适、腹痛、腹泻、食欲减退等症状，但一般可以耐受，并在治疗过程中自行缓解。

（2）血液系统：约 6% 的患者可发生白细胞减少，1% 的患者发生血小板减少，但停药后可恢复。

（3）循环系统：可引起心悸、胸闷、气短和心律失常，但严重者不多见，且多发生于水煎制剂，雷公藤多苷片则比较少见。

（4）肝肾功能：约 15% 的患者可出现血清丙氨酸氨基转移酶升高，少部分患者肌酐清除率下降，即肾脏排泄功能下降。雷公藤严重中毒时，有发生急性肾衰竭的危险。因此，在治疗期间要定期检查肝肾功能，有严重肝肾疾病的患者应慎用。

（5）皮肤黏膜：表现为皮肤色素沉着、丘疹、斑疹、口腔溃疡、痤疮、皮肤瘙痒、指甲变薄变脆等，比较多见，发生率可达 40%，停药后症状可逐渐消失。

(6)生殖系统：雷公藤可引起女性患者月经紊乱和男性患者精子活力降低、数目减少。育龄妇女一般服用雷公藤2～3个月即可出现月经量减少等月经紊乱现象，服药6个月后约5％以上的女性患者发生闭经。闭经可突然发生，也可表现为月经逐渐减少或周期逐渐延长乃至于闭经。闭经后常有绝经综合征的表现。闭经与患者年龄也有明显关系，40岁以上女性即使短期用药也可导致闭经，且停药后不再来潮，而年轻患者如服药时间在6个月以内，停药后月经通常可恢复正常。雷公藤可使男性患者生精管及睾丸结构发生退行性变，精子头部异常发生率可达90％，但这些不良反应是可逆的。因此，对于雷公藤如此严重的生殖系统不良反应，需要根据具体情况选择用药。若患者为育龄期且尚未生育，应尽量不用；若病情严重必须应用时，需要向患者交代清楚，取得患者同意后方可使用，并应注意用药时间不宜过长，总量不宜过大，妊娠及哺乳期妇女应避免使用。

在用药治疗中若出现上述不良反应时，一方面要考虑药物的疗效，另一方面要注意观察药物的不良反应，若病情稳定、治疗有效，应尽量缩短疗程以期望不良反应尽快消除。

163. 帕夫林治疗类风湿关节炎有什么特点

帕夫林是从中药白芍中提取的白芍总苷。帕夫林是目前风湿免疫性疾病治疗中植物药来源的西药，同时对肝损伤具有保护作用。与甲氨蝶呤、来氟米特等药物不同，帕夫林主要作用是在上游的信号传导系统阻滞静止的淋巴细胞继续活化增殖。帕夫林的特点如下：①可用于轻症、早期类风湿关节炎患者。②用于活动期类风湿关节炎患者。③具有免疫调节作用，可改善患者的一般状况。④与甲氨蝶呤有近似疗效，并且安全、低毒，耐受性好。⑤可联合用药。针对活动期类风湿关节炎患者，为了迅速控制病情，在

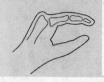

使用帕夫林的基础上可合用糖皮质激素和改善病情抗风湿药(甲氨蝶呤、来氟米特)。由于甲氨蝶呤、来氟米特主要通过对嘌呤和嘧啶的抑制,直接促进已活化增殖的淋巴细胞功能抑制和凋亡,因此两者从免疫的不同环节对免疫紊乱进行干预,从而起到加强疗效,不增加不良反应的目的。⑥缓解期维持用药可以延缓病程,减少疾病复发。⑦可用于特殊人群,如儿童、青年女性、老年人及肝功能不良的患者,确保这些患者的用药安全性。

帕夫林常用剂量为每次 600 毫克,每日 2～3 次。不良反应主要为失眠、恶心、食欲缺乏、胃烧灼感等。绝大多数不良反应程度较轻,不需处理。长期给药无明显毒性损害,亦无明显致畸作用。

164. 如何利用正清风痛宁治疗类风湿关节炎

正清风痛宁是以青风藤的提取物青藤碱为主要成分的中成药。青风藤是防己科植物青藤及茂青藤干燥藤苓。青藤别名青风藤、大青木香、追风散、防己、土藤、追骨风等,毛青藤别名毛风龙。青风藤具有祛风散寒、除湿止痛作用。青风藤中含有多种生物碱,其抗炎镇痛有效成分为青藤碱。

成药正清风痛宁的主要成分是称之为青藤碱的有效生物碱。青藤碱具有抗炎镇痛,抑制肉芽肿形成和免疫抑制作用,对非特异性免疫和体液免疫、细胞免疫均有抑制作用。正清风痛宁作用机制如下。

(1)镇痛作用:其化学结构与吗啡相似,属中枢镇痛药,但原理不同于吗啡。与糖皮质激素、非甾体抗炎药合用能增强该药的镇痛作用。

(2)抗炎作用:原理可能是通过下丘脑影响肾上腺,促进肾上腺皮质分泌功能。该药也可显著抑制前列腺的合成与释放,显著抑制肉芽增生。

(3)免疫抑制作用:对细胞免疫及体液免疫均有抑制作用,与环磷酰胺作用相似,是一种组胺释放药。因组胺可激活 T 淋巴细胞,并刺激 T 淋巴细胞释放水溶性诱导抑制因子,具有免疫抑制作用,所以正清风痛宁的免疫抑制作用可能与组胺释放有关。

正清风痛宁的特点为作用快,不良反应较小,尤其对生殖系统无影响,适合长期服用,能够在较短时间内控制症状,并且能降低血沉、C 反应蛋白等活动性炎症指标,抑制过强的免疫反应,从根本上控制类风湿关节炎患者病情。

具体治疗方案为,每次 20～60 毫克,饭前口服,每日 3 次,并停用其他改善病情抗风湿药,配以非甾体抗炎药。可减轻关节肿痛。主要不良反应包括:刺激组胺释放引起皮疹,导致皮肤瘙痒、头面潮红、出汗、食欲减退等症状,持续用药组胺释放减少,不良反应消失。但无胃肠道及肝肾损害。

165. 类风湿关节炎药物治疗有哪些方案

(1)"金字塔式"方案:这是一个比较"古老"的方案,主张从非甾体抗炎药(一线药)开始治疗类风湿关节炎,如不能控制炎症或出现骨侵袭时再用改善病情抗风湿药(二线药);三线药为糖皮质激素类。这一方案只适用于 30%～40% 的单次发作型或隐匿型类风湿关节炎。同时,这一方案不利于早期控制疾病,也不能阻止或延缓关节侵蚀,从而有延误病情之嫌。

(2)"下台阶式"方案:指开始时使用几种改善病情抗风湿药联合治疗,以取得疾病的最大限度缓解,待病情稳定后逐渐减去一些药物,以期能用最少的药物维持。"下台阶式"方案一般用于"多次发作型"及"持续进展型"类风湿关节炎。

(3)"锯齿形"方案:主张一旦类风湿关节炎确诊,尽量在关节破坏之前早用改善病情抗风湿药,在整个病程中连续使用一种或多种改善病情抗风湿药,使病情在 1～2 年内有所缓解,并设立一个监测病情的指标,一旦病情加重则更换改善病情抗风湿药(单用

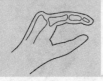

或合用),使病情再次缓解,非甾体抗炎药只作为辅助用药。"锯齿形"方案也用于"多次发作型"及"持续进展型"类风湿关节炎。

(4)"上台阶式"方案:指开始使用一种改善病情抗风湿药,如果症状控制不满意,则逐步添加其他改善病情抗风湿药,直至病情控制为止。"上台阶式"方案也适用于"多次发作型"及"持续进展型"类风湿关节炎。

治疗类风湿关节炎的主要目的在于阻止关节破坏,而类风湿关节炎的骨侵袭75%以上发生在起病的前3年。所以,对于大多数的类风湿关节炎患者,应强调早期和联合应用改善病情抗风湿药。联合治疗中选用药物很重要,应尽量选用机制不同的药物,尽量避免合用有相同不良反应的药物。甲氨蝶呤与其他一种改善病情抗风湿药合用可以取得明显的疗效。

166. 类风湿关节炎药物治疗有哪些最新认识

近20年以来,在药物治疗类风湿关节炎方面更加提倡并推荐"高度个体化、多元化"治疗方案,同时,突出了"根据患者病情及病势发展具体问题具体对待"的原则。

(1)早期诊断,早期治疗,并根据病情早期使用甲氨蝶呤及其他改善病情抗风湿药:由于类风湿关节炎患者在发病的前3个月内可出现关节滑膜或软骨破坏,因此这一阶段被称作治疗的窗口期,此时及时正确地应用改善病情抗风湿药,大多数患者病情可获完全缓解。

(2)对重症类风湿关节炎患者主张早期联合用药:联合治疗的适应证为类风湿关节炎患者关节受累数达20个以上;病程早期(2年内)即有骨侵蚀;有关节外改变;C反应蛋白持续增高;类风湿因子呈高滴度和HLA-DR4阳性等。联合治疗旨在提高疗效和减少药物不良反应,且联合用药疗效优于单一用药。对于部分轻症患者,也可用一种非甾体抗炎药和一种改善病情抗风湿药使病情得到控制。

（3）建议使用生物制剂：对于少数难治性类风湿关节炎患者，在及时应用联合治疗方案时，考虑应用新型生物制剂能够较好地控制病情。

（4）坚持治疗的个体化原则和用药安全：个体化治疗方案可使患者病情在受不良反应影响最小的情况下得到长期缓解，因此必须尽可能地选择疗效及耐受性均最为理想的个体化治疗方案。同时，因类风湿关节炎患者用药是长期行为，故应在一定限度内最大限度地减少药物对机体的毒性损害，这对提高患者生存期和生活质量都极有帮助，力争做到合理用药，使疗效达到最佳而风险降到最低。单纯强调疗效忽视药物不良反应，或担心出现不良反应而不给予规范治疗的倾向均不可取。

167. 中医对类风湿关节炎有何认识

从病名上看，中医并没有类风湿关节炎这个病名，但可以认为类风湿关节炎属于"痹病"范畴，中医古籍中的痹病描述基本与类风湿关节炎相似。例如，《内经》中称之为"痛痹、骨痹"，《金匮要略》中提出的"历节风"，《医学统旨》中的"鹤膝风"等。归纳起来，类风湿关节炎在中医文献中，大致称为"痛痹、骨痹、历节病、鹤膝风、白虎病、顽痹、尪痹"等。

中医学认为，先天禀赋不足，正气亏虚，这是易患痹病的根本原因；当感受风、寒、湿、热等外来因素时便引起发病，在发病过程中会产生中医所说的"痰、瘀"。痹病主要侵犯筋、骨、关节。即风寒湿邪气乘虚侵袭人体，到达人体的经络，进一步停留在关节，使气血阻塞而发病。当感受风邪时，出现周身疼痛游走不定，为"行痹"；当感受湿邪时，出现肢体重着麻木、痛处固定，为"着痹"；当感受寒邪时，导致气血凝滞不通，疼痛剧烈，为"痛痹"；当偏阳盛者或感受风寒湿导致一直不愈，久之转化成热，或者直接感受风湿热

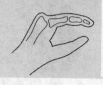

邪,侵犯肌肤、经络出现肌肉关节的红、肿、热、痛,为"热痹"。根据病邪所犯人体部分的不同,形成皮痹、肉痹、筋痹、脉痹、骨痹之五体痹。

同时,痹病也可伤及内脏。因病邪所伤及的脏腑不同,又分为心痹、肺痹、脾痹、肝痹、肾痹之五脏痹。痹病的病理性质为本虚标实,虚实夹杂,本虚也就是正气虚(包括肝脾肾气血亏虚),标实是感受风、寒、湿、热,产生痰浊瘀血。

总之,痹病早期、急性发作期以外邪为主,迁延不愈,多为正虚为主,呈现不同程度的气血亏虚的证候。病久不愈,必有痰瘀。

168. 什么是类风湿关节炎的中医病因病机观点

有关中医学对类风湿关节炎病因病机的观点,最早见于《内经》。《素问·痹论》指出:"风、寒、湿三气杂至,合而为痹,其风气胜者为行痹,寒气胜者为痛痹,湿气胜者为著痹也,所谓痹者,各以其时重感于风寒湿者也。"同时,《素问·痹论》还认为"所谓饮食居处,为其病本",即痹病的产生与饮食和生活环境有关。而在《素问·评热病论》中曰:"风雨寒热,不得虚,不能独伤人,不与风寒湿气合,故不为痹。"

由此可见,中医学对类风湿关节炎的发病概括为外部和内部两个方面。风、寒、湿、热邪是类风湿关节炎发生发展的外部条件,而诸虚内存,正气不足是其发病的内部原因。隋朝巢元方所著《诸病源候论》中《卷一·风湿痹》对此有更加清晰的阐述:"风湿痹病之状,或皮肤顽厚,或肌肉酸痛。风寒湿三气杂至,合而成痹,其风湿气多,而寒气少者,为风湿痹也;由血气虚则受风湿,而成此病。久不瘥,入于经络,搏于阳经,亦变令身体手足不随。"因此,中医学明确认为,类风湿关节炎的发病即有外因,又有内因,外因为标,内因为本,内外相互联系,相互作用。

169. 中医学认为哪些是类风湿关节炎发病因素

(1)外感六淫诸邪是类风湿关节炎致病的外在因素:《内经》所谓风寒湿三气杂至合成为痹的论点,是中医学对类风湿关节炎六淫致病最早论述。或风寒合病,或寒湿杂病,或风湿相兼,或湿热相合,使气血运行不畅而发病。其中,感受风寒湿邪而发的为风寒湿痹;因感受湿热之邪或风寒湿邪化热而发的为湿热痹。

(2)正气不足是类风湿关节炎发病的内在根本原因:正气不足,人体禀赋阴阳各有偏盛偏衰,使人体容易被外邪所伤,是类风湿关节炎发病的根本原因,也是发病的内在基础。

(3)病邪作用于人体产生瘀血痰浊是类风湿关节炎发病的促生因素:瘀血痰浊既阻滞气血经脉,又相互影响,相互作用,使瘀血痰浊互相交结,胶着于经络血脉和肌肤筋骨关节,使类风湿关节炎顽固难愈,成为顽痹,迁延时日,久痹入络,经久不愈。痹证日久,首先是风寒湿痹或热痹久病不愈,气血阻滞日久加重,瘀血痰浊阻痹经络,临床可表现为关节肿大,屈伸不利,皮肤瘀斑或结节;其次是外邪入侵,日久不去,使气血伤耗,而造成不同程度的气血亏虚的症候,严重者甚至可以表现出阴阳俱损的证候;最后因其气血阴阳亏虚,卫外不足,又容易复感于邪。

(4)多种因素相互作用:正气不足,使人体易感受六淫之邪,形成瘀血痰浊,而使类风湿关节炎发病。反之,外感六淫之邪及瘀血痰浊又可伤及正气,正气更虚,由此互相影响,加重病情,难以根除。主要病机是风、寒、湿、热之六淫邪气,侵犯人体,留注关节,闭阻经络,气血运行不畅导致。按寒热大体可分为风寒湿痹和热痹两大类。类风湿关节炎病程日久,又可见关节肿大,屈伸不利,皮肤红斑结节,气血阴阳耗损,又易复感外邪使病情加重。

总之,类风湿关节炎病因繁乱,病机复杂,临床表现纷繁缭乱,病程缠绵日久,所以临床用药应当仔细辨证,谨慎用药,标本兼顾,

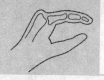
才可取得良好的治疗效果。

170. 什么是风寒湿痹

中医学认为,感受风寒湿邪而发病的类风湿关节炎为风寒湿痹。风寒湿邪侵犯人体多是由外而内。或由于久居寒冷,失于保暖,或住所潮湿,或睡卧当风,或触冒风雨,或水中作业,或劳累后感湿受寒,或汗出入水均可使人卫外功能减弱。风寒湿邪入侵,阻滞经络,血脉阻塞,关节凝滞,使气血运行不畅,而成痹病。

(1)风邪:为百病之长,善行而数变,易伤阴而耗气,多为诸邪先锋,故行痹多表现为关节游走性疼痛,肌肉走窜而痛,痛无定处,恶风汗出。

(2)寒邪:为阴邪,其性凝滞而收引,易伤阳气,可使气血不通,不通则痛,故寒痹多有关节冷痛肿胀,疼痛剧烈,屈伸不利,局部自觉寒冷,畏惧风寒,四肢作冷,肌肤麻木,多有晨僵,偶寒加重,得温而减。《素问·举痛论》曰:"寒气入经而稽迟,泣而不行,客于脉外则血少,客于脉中则气不通,故卒然而痛。"更有因寒损阳,人体阳气受损,失于温煦,阴寒内生,故可加重疼痛。

(3)湿邪:为阴邪,其性重着黏滞,迁延日久,气血不和,经脉不畅,留注关节,所谓"湿胜则肿"。因此,着痹多表现为关节肿胀,肢体麻木,屈伸不利;因湿困脾,亦可湿从中生,并见纳呆,肢体困重乏力,便溏,使病程更为缠绵难愈。

风、寒、湿三邪虽然可以各自发为行痹、痛痹、着痹,病因似为简单,病机似为单一,但临床上多以两两合病,或三邪并发者尤为多见,如风湿共病者,以关节肿胀疼痛,部位不固定,时上时下,时左时右,此起彼消,时有恶风,汗出不多,肢体困重,多为风湿之邪侵入肌体,闭阻经络,留注关节,风湿相搏,两邪乱经所致。寒湿者,关节肿胀,局部作冷,疼痛剧烈,肢冷不温,四肢肌肤麻木,恶寒喜暖,遇寒加重,遇热减轻,晨僵时久,此时寒湿之邪外侵，"寒胜则痛"，寒性凝滞，湿性黏着，使气血不和，经脉不畅，伤及阳气，阳失温煦所致。风寒者，可见肢体疼痛剧烈，游走不定，痛无定处，屈伸不利，恶风畏寒，或微发热，无汗，头身疼痛，遇寒则重，得暖则减，此时寒为阴邪，凝滞而收引，风性善行数变，风寒之邪侵袭肌体，闭阻经络关节，凝滞气血，阻遏经脉，消伐阳气，使气血运行不畅所致。更有风寒湿痹者，临床表现更为繁乱，虽然风、寒、湿三邪共同致病，病机交错复杂，但亦各自有所侧重不同之处。

171. 什么是湿热痹

中医学认为，因感受湿热之邪或风寒湿邪化热而发病的类风湿关节炎为湿热痹。因湿邪有寒、热之分，张仲景对湿热之邪致痹有所论及，其云："湿家病身发热""湿家为病，一身尽痛，发热""湿家身烦痛"等，其把此发热描述为"日晡所"，与类风湿关节炎的发热特点多有相似之处。

湿热痹证，其病因可以是感受风湿之邪入里化热，或为风寒湿痹经久不愈，蕴而化热，或湿热之邪直中入里，或素体阳气偏盛，或喜食辛辣肥甘，内有蕴热，清朝顾松园在《顾氏医镜·症方发明五·痹》中指出："邪郁病久，风变为火，寒变为热，湿变为痰。"又如叶天氏在《临证指南医案·卷七·痹》所言："从来痹证，每以风寒湿之气杂感主治。召恙不同，由于暑暍外加之湿热，水谷内蕴之湿热，外来之邪，著于经络，内受之邪，著于腑络。"

由此可见，以上病因均可使湿热交蒸，气血瘀滞于经脉关节，因湿性黏滞，病程缠绵难解，故临床上可见关节肌肤焮红肿胀，疼痛，重着，抚之有热感，或久触而灼，口干不欲饮，心烦不安，溲黄便干，面赤，皮肌红斑，身热咽痛，或自觉发热等。其中辨证多以关节肌肉局部皮肤触之热与不热为鉴别要点。

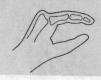

172. 中医学为什么认为正气不足是类风湿关节炎发病的根本原因

中医学认为,类风湿关节炎发病的基础首先是人体禀赋不足,素体气虚。具体如下:因饮食不节,涉水冒雨,起居失于调节,引起气血不足,肌肤失养,腠理空虚,卫外不固,外邪易于入侵,阻塞气血经络,留注于经络、关节、肌肉,而致本病。因房劳过度,内伤肾气,精气日衰,则邪易妄入,又因过逸之人,缺少锻炼,正气渐虚,筋骨脆弱,久致肝肾虚损,气虚血亏,后天失于濡养,稍有外感,邪易乘虚而入,与血相搏,阳气痹阻,经络不畅,瘀痰内生,留注关节。既病之后,无力趋邪外出,以致风、寒、湿、热之邪得以逐渐深入,流连于筋骨血脉,使气血不畅而成痹病。

由此可见,正虚于内是发病的根本因素。若久病不愈,可以内舍于脏腑,《内经》云:"五脏皆有所合,病久不去,内舍其合也。"类风湿关节炎初起表现在筋脉皮骨,病久而不愈则可内传入脏。《内经》曾按五脏归属将其分为五脏痹,一旦伤及五脏,则病情深重,反过来可以加重肢体关节的症状,形成相互影响的恶性循环。类风湿关节炎多易侵犯肺、脾、肝、肾四脏,此与肾主骨,肝主筋,脾主肉,肺主皮毛有关,使脏腑气血阴阳随之亏虚。其虚,所阳虚者,以其卫外不固,而易受风、寒、湿邪所伤;所阴虚者,阳愈盛,本欲生热,更易被风、湿、热邪所伤,而成风湿热痹。其虚证所表现出来的症状除了与其阴阳所偏,寒热所别,五脏归属不同外,还与其所感外邪的性质有关。

阴阳失调对类风湿关节炎的起病、发展、转归及预后都起着至关重要的作用,人体先天禀赋不同,阴阳各有偏盛偏衰,更有所感外邪的不同,因此类风湿关节炎有寒与热之不同表现。正如《素问·痹论》中所说"其寒者,阳气少,阴气多,与病相益,故寒也;其热者,阳气多,阴气少,病气胜,阳遭阴,故为痹热"。

173. 为什么瘀血痰浊促使类风湿关节炎病因病机纷繁缭乱

瘀血痰浊可以是诱发类风湿关节炎的病因,也是类风湿关节炎的病邪作用于人体的病理性产物。一方面,中医学认为类风湿关节炎的发病在于正气不足,脏腑气血阴阳失调是其内部的重要因素,并会产生瘀血与痰饮。而另一方面,类风湿关节炎又是一种慢性缠绵日久的病变,流连日久,与外邪的作用相合,又可以加重瘀血和痰浊。

如风寒袭肺,肺气郁闭,聚液成痰,寒凝而成浊。湿困脾土,脾失健运,水液不能正常运化,停于体内,或注于关节,也可湿聚成痰;久痹不愈,伤及肝肾,肾阳不足,气化无力,水道不通,水液上泛,聚而为痰;肾阴不足,阴虚化火,虚火炼液成痰;气血不畅,肝气郁滞,气郁化火,炼液成痰;或久痹化火,或外热内侵,均可成痰。

另外,风寒湿热之邪内犯人体均可造成气血经脉运行不畅,而成瘀血,加之痹证日久,五脏气机繁乱,升降无序,则气血逆乱,亦成瘀血,痰浊与瘀血,相互影响,相互作用,相互加重,而成恶性循环,使痰瘀互结,胶着于关节,闭阻经络血脉,并使关节、皮肤、肌肉、筋骨失于濡养,造成关节肿大,变形,疼痛剧烈,皮下结节,肢体僵硬,麻木不仁,其疾病顽固难愈,称此时的类风湿关节炎为顽痹。如清朝董西园论痹之病因,"痹非三气,患在痰瘀"。

174. 什么是中医治疗类风湿关节炎的原则

(1)扶正:主要用于正气虚,一般缓解期以此疗法为主。应用补益正气的药物或其他方法以扶助正气、增强体质、提高机体的抗病能力,达到祛邪除病、恢复健康的目的,采用一些补气、补血、补脾益胃、补益肝肾等法。

(2)祛邪:主要用于邪气比较盛,也就是活动期。根据邪气性

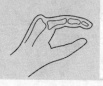

质不同及其所侵犯人体部位的不同,选用相应的方法,如用宣散邪气的药物或其他治疗方法(如针灸、推拿等)。

(3)标本缓急:"治病求其本",即根据导致疾病的主要病因病机,针对性治疗。如热毒之邪侵袭肢体关节,出现关节红肿热痛,采用清热解毒、凉血通络的药物治疗。"急则治其标,缓则治其本"。对于类风湿活动期患者,主要以关节疼痛剧烈,甚至变形为主症,虽然病久正气不足,气血虚,根据"急则治其标"的原则会以祛邪为主,待症状缓解后,再采用补气养血等扶正的方法治疗其本。

(4)正治反治:所谓正治,就是辨别疾病病变本质的寒热虚实,然后分别采用"寒者热之"和"热者寒之"等治疗方法。反治,有时疾病所表现的症状与证候的本质不相符,顺其疾病的假象来治疗。采用"塞因塞用""热因热用""寒因寒用"等方法,其实也是一种治本的方法。

(5)就因制宜:主要就是因地制宜、因时制宜、因人制宜。因为风湿病的发病与气候、环境、人的体质关系比较密切。例如,由于南方气候比较湿热,所以在治疗上慎用热性药物;春夏季节,人体的腠理比较疏松,易出汗,就应少用一些发散的药物,以防阳气耗散;年老、年少,性别不同,由于体质不同用药也不同。

(6)宣散疏通:无论是寒湿还是湿热,中医学均认为是"气血闭阻不通,不通则痛"。根据"不通"的具体病因采用宣散疏通的方法,使郁滞的湿、寒、热、痰、瘀得以宣散疏通达到治疗的目的。

(7)辨证论治:痹证的发生外因为感受风寒湿热之邪,内因为气血亏虚、肝肾不足。初病、早期病位浅,症状表现以邪实为主;久病屡发、晚期者病渐入里,临床以正虚为主或以正虚邪恋、虚实夹杂。活动期,祛风、散寒、除湿、清热及舒经通络为治疗痹证的基本原则;缓解期,日久根据正气亏损之不同而采用益气养血、补养肝肾、扶正祛邪、标本兼顾等治疗方法。

(8)既病防变:类风湿关节炎除了关节疼痛,还会有关节变形及对脏腑的损伤,从而使病情越来越重,治疗也越来越困难。因此,要掌握其发生发展规律及传变途径,进行有效治疗,控制传变。通过补益脏腑,扶助正气等方法提高机体的抵抗能力。

175. 如何对类风湿关节炎急性期辨证施治

类风湿关节炎急性期根据关节局部病变和全身情况,以偏寒或偏热为主,辨证可分为寒湿痹和湿热痹两类。

(1)寒湿痹:①症状。发热,恶风,畏寒,汗出,晨僵明显,周身关节疼痛剧烈,甚则骨骼屈曲不利,遇冷则痛甚,得热熨则可安,舌淡苔薄,脉浮紧或沉紧。②治法。祛寒除湿,和营通络。③方药。黄芪15克,防己、防风、白术、秦艽、羌活、独活、桂枝、当归、茯苓各10克,甘草5克,生姜2片,大枣5枚。④加减。阳虚寒盛者,加附子、川乌、细辛等以温通十二经脉;关节肿胀者,加草薢、木通、姜黄以利水通络;肌肤不仁者,加海桐皮、豨莶草以祛风通络;湿盛者,加苍术、川厚朴、薏苡仁等;风盛者,酌加防风、白芷、羌活。⑤用法。水煎服,每日2次分服,6剂为1个疗程。

(2)湿热痹:①症状。恶风,发热,关节红肿热痛,得凉则痛减,关节活动受限,手不能握摄,足难以展步,骨骼灼热,肿胀,疼痛,重着感,晨僵,口渴或渴不欲饮,溲黄赤,大便不爽或不实,苔腻或黄腻,舌质偏红,脉数。②治法。清热除湿,宣痹通络。③方药。薏苡仁、赤小豆、滑石、淮牛膝各30克,蚕沙20克,连翘、苍术、焦栀子、土茯苓、白花蛇舌草各15克,防己、黄柏各10克。④加减。皮肤红斑者,酌加牡丹皮、生地黄、地肤子、赤芍等以凉血散风;热痹化火伤阴者,加犀角(代)、生地黄、玄参、金银花、知母、石膏等以养阴清热、泻火解毒;兼有疲乏无力困倦等气虚表现者,宜加太子参、生黄芪、炒白术、生地黄以益气养阴而清热除湿。⑤用法。水煎服,每日2次分服,6剂为1个疗程。

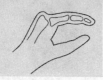

176. 如何对类风湿关节炎缓解期辨证施治

类风湿关节炎缓解期,病久耗伤气血,气血亏虚,逐渐损及肾精;病程后期因肾虚精亏,筋骨失养,气血痹阻而致关节变形,不能屈伸,甚至筋肉挛缩。临床中常见发作与缓解交替出现,病情日益加重,以致虚实互见,寒热错杂,给辨证用药带来一定困难。各型辨证施治如下。

(1)痰瘀互结,经脉痹阻证:①症状。关节肿痛且变形,活动时痛,屈伸受限,肌肉刺痛,痛处不移,皮肤失去弹性,按之稍硬,肌肤紫暗,面色黧黑,或有皮下结节,或肢体顽痹,眼睑水肿,舌质暗红或有瘀斑、瘀点,苔薄白,脉弦涩。②治法。活血化瘀,祛痰通络。③方药。牛膝30克,羌活15克,当归、秦艽、桃仁、红花、香附、地龙、五灵脂、没药、川芎、制半夏、枳壳各10克,甘草5克。④加减。伴见血管炎、脉管炎患者,合四妙勇安汤(玄参、金银花、当归、甘草)以清热解毒,活血养阴,量大力专;痛剧者,加乳香、延胡索、土鳖虫;肿胀明显者,伴淋巴回流阻塞,臂肘肿胀,一般以单侧多见,双侧少见,加莪术,或指迷茯苓丸配以水蛭、泽兰、蜈蚣。⑤用法。水煎服,每日2次分服,6剂为1个疗程。

(2)肝肾同病,气血两亏证:①症状。形体消瘦,关节变形,肌肉萎缩,骨节烦疼,僵硬活动受限,关节功能Ⅳ级,筋脉拘急,常伴见腰膝酸软无力、眩晕、心悸、气短、指甲淡白,脉细弱,苔薄,舌淡无华,或舌淡红。②治法。益肝肾,补气血,除痹痛。③方药。桑寄生30克,党参、杜仲、牛膝、茯苓、黄芪各15克,独活、秦艽、防风、当归、芍药、川芎、地黄、白术各10克,细辛、甘草各5克,肉桂3克。④加减。偏阴血虚者,咽干耳鸣,失眠梦扰,盗汗,烦热,颧红,加左归丸治之;偏阳虚者,面㿠白,水肿,畏寒喜温,手足不温,加右归丸治之。肿胀甚者,加白芥子、皂荚,外敷皮硝;关节疼痛甚者,宜予石楠叶、老鹳草、忍冬藤、虎杖、金雀根等。⑤用法。煎服,每日分 2 次服用,6 剂为 1 个疗程。

177. 如何治疗类风湿关节炎的常见证候

(1)湿热蕴结:①主症。四肢关节或肌肉局部红肿、疼痛、重着,触之灼热,下肢关节尤甚,或关节积液,屈伸不利,或伴发热,口苦口黏,口渴不欲饮,溲黄,舌质红,苔黄腻,脉滑数。②治法。清热利湿,宣痹通络。③方药。薏苡仁、土茯苓各 30 克,金银花 24 克,蒲公英、川牛膝各 20 克,泽泻 15 克,苍术、黄柏各 12 克,防风 10 克。④加减。关节肿甚者,加车前草 20 克,猪苓 15 克;热毒盛者,加板蓝根、生石膏各 30 克,虎杖 20 克;热灼伤阴者,加石斛、牡丹皮各 15 克。⑤用法。水煎服,每日 2 次分服,6 剂为 1 个疗程。

(2)阴虚内热:①主症。关节红肿疼痛、触之发热,甚则屈伸不利,筋肉挛缩,伴低热,盗汗,五心烦热,口干喜饮,大便干结,舌质红或红绛,苔少或剥脱,脉细数。②治法。养阴清热,凉血解毒。③方药。生地黄 30 克,金银花 24 克,川牛膝 20 克,石斛、牡丹皮、桑枝、独活、青蒿各 15 克,秦艽、白薇各 12 克。④加减。兼湿热者,加薏苡仁、土茯苓各 30 克,苍术、黄柏各 12 克。⑤用法。水煎服,每日 2 次分服,6 剂为 1 个疗程。

(3)风寒湿痹阻:①主症。肢体关节冷痛,肿胀或重着,局部皮色不红,触之不热,关节屈伸不利,遇寒痛剧,得热痛减,或恶风发热,肌肤麻木不仁,舌质淡红,苔薄白或白腻,脉弦紧或浮缓。②治法。祛风散寒,除湿通络。③方药。海风藤、桑枝各 15 克,羌活、独活各 12 克,桂枝、秦艽、当归、川芎、乳香、防风各 10 克。④加减。风盛者,加防风、白芷各 10 克;寒盛者,加制附子 9 克,细辛 3 克。湿盛者,加薏苡仁 30 克,萆薢 15 克。⑤用法。水煎服,每日 2 次分服,6 剂为 1 个疗程。

(4)寒热错杂:①主症。肢体关节疼痛、肿胀,局部触之发热但自觉畏寒,或局部触之不热但自觉发热,全身热象不显,关节屈伸

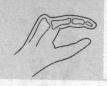

不利,舌苔白或黄,或黄白兼见,脉弦数。②治法。温经散寒,祛风清热除湿。③方药。土茯苓30克,知母、独活、威灵仙各15克,川芎、赤芍各12克,桂枝、防风各10克,麻黄、甘草各6克,细辛3克。④加减。寒重热轻者,重用麻黄、桂枝等祛风散寒药,加熟附片10克;热重于寒者,加生石膏30克,牡丹皮、金银花各20克;阴虚发热者,加青蒿15克。⑤用法。水煎服,每日2次分服,6剂为1个疗程。

(5)痰瘀痹阻:①主症。肢体肌肉关节疼痛,痛处不移,关节肿大,甚至强直畸形,屈伸不利,周围可见硬结,肌肤甲错或干燥无光泽,舌质紫黯或有瘀斑,苔白腻,脉细涩。②治法。化痰活血,搜风通络。③方药。威灵仙15克,当归12克,桃仁、红花、川芎、土鳖虫、地龙、穿山甲、白芥子各10克,僵蚕9克。④加减。痰瘀痹阻损伤正气,出现神疲乏力、面色不华者,加黄芪30克,党参20克;痰瘀化热者,加忍冬藤30克,牡丹皮20克;肢凉畏风者,加桂枝10克,麻黄6克,细辛3克。⑤用法。水煎服,每日2次分服,6剂为1个疗程。

(6)肝肾亏虚、气血不足:①主症。痹病日久不愈,骨节疼痛,入夜尤甚,头晕耳鸣,腰膝酸软无力,心悸气短,神疲乏力,筋脉拘急,关节变形,难以屈伸,舌质淡或红,苔薄,脉细弱。②治法。益肝肾,补气血,祛风湿。③方药。桑寄生、黄芪各30克,党参20克,独活、熟地黄、怀牛膝、茯苓各15克,秦艽、当归、川芎、白芍各12克,防风10克,甘草6克,细辛、肉桂各3克。④加减。肝肾阴虚明显者,加枸杞子15克,龟甲胶(烊化)10克;肝肾阳虚明显者,加菟丝子15克,熟附子10克;血虚甚者,加阿胶(烊化)、龙眼肉各10克;气虚甚者,加党参、人参各6克;兼瘀血者,加桃仁、红花各10克;痹久、肢体顽麻者,加地龙、土鳖虫各10克,全蝎6克。⑤用法。水煎服,每日2次分服,6剂为1个疗程。

178. 类风湿关节炎患者能吃虫类药吗

中医学认为,类风湿关节炎是一个比较复杂的疾病,总属正虚邪实,风、寒、湿、热侵袭经络,使络脉痹阻,筋骨、关节、血脉、肌肉受累,导致关节肿大畸形,肢体僵硬。类风关病痼日久,治疗棘手,单用草木之品难以透达,往往需要配用虫类走窜之物方能收效。

由于虫类药往往都具有钻透剔邪、搜风通络、消肿定痛的作用,因此对治疗类风湿关节炎有很好的临床疗效。如全蝎、蜈蚣、穿山甲、白花蛇、土鳖虫、地龙、水蛭等性善走窜,搜剔通络止痛之品,使气血流通,营卫调和,络脉通利而风湿顽痹所致关节拘挛,肿胀得以明显缓解。现代药理研究也表明,这类药物大多数有镇痛、镇静作用,对血小板聚集有明显抑制作用,使血栓明显减轻,纤维蛋白原含量和优球蛋白溶解时间明显减少。如地龙提取液具有很好的抗凝作用,能显著延长血液的凝血时间、凝血酶时间、凝血酶原时间,降低血液黏度,抑制血栓形成。

根据性味功效,虫类药可分为 3 类:温阳祛风通络药,如乌梢蛇、白花蛇、全蝎、蜈蚣、蜂房等;清热通络祛风药,如地龙、僵蚕;破瘀逐痰药,如土鳖虫、穿山甲、虻虫、水蛭等。临证之时,结合各药特点,随证选用。这些药物作用较猛,有一定的毒性,用量不可过大,亦不宜久服,中病即止。

在临床上,寒湿甚者,用乌梢蛇、蚕沙,并配以川乌、苍术;化热者,用地龙,并配以寒水石、萆草;夹痰者,用僵蚕,并配以胆南星或白芥子;夹瘀者,用土鳖虫,并配以桃红、红花;痛甚者,用全蝎或蜈蚣研末吞服,并配以延胡索或乌头;关节僵肿变形者,合用蜂房、僵蚕、蛴螬虫;病变在腰脊者,合用乌梢蛇、蜂房、土鳖虫。其他动物药如用紫河车填精补髓,鹿角通利督脉,穿山甲治疗拘挛疼痛忽作忽止,水牛角配赤药、牡丹皮治疗环形红斑或皮下结节等。由于虫类多燥,可根据具体情况,在应用时配以地黄或石斛等养血滋阴之

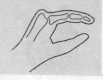

品,以制其偏性而增强疗效。总之,合理应用虫类药,确能逐顽痹、起沉疴,收到比较理想的治疗效果。

179. 中药治疗类风湿关节炎有免疫调节的作用吗

中医学认为,机体健康状态的维持,正常生理功能的发挥,关键在于阴阳的平衡,疾病的发生在于阴阳平衡的失调,阴或阳的太过或不及都是机体处于病理状态的表现。这种正邪的消长,又与机体的免疫功能密切相关。

类风湿关节炎属于中医本虚标实的范畴,也就是"邪盛则实"。"实"是由于病因的刺激太强,机体某些方面反应力呈现亢进的状态,即"邪盛则实"。炎症、超敏反应、自身免疫病等疾病过程的发生,其机制应属于"邪盛",导致的机体免疫功能"太过",即属"实"的范畴。

中药多为天然药物,药性比较温和,不良反应相对较少。在协调机体整体平衡、增强机体抗病能力方面具有独特的药效。目前,现代药理研究已发现,雷公藤、白芍、青蒿素、苏木、人参、黄芪、灵芝、枸杞子、板蓝根、金银花、川芎等多种有扶正或祛邪功效的中药均有良好的免疫调节作用,可调节机体免疫功能的各环节。一些具有滋阴补阳、补益气血、滋补肝肾、益气健脾的中药名方,如六味地黄丸、四君子汤、金匮肾气丸、生脉散、理中丸、白术汤等,均可逆转环磷酰胺引起的骨髓及胸腺细胞增殖抑制,使细胞增殖活性达到正常水平或增强免疫抑制作用。

目前,常用的免疫抑制药均为非特异性的,所以存在缺点和局限,如易发感染和各种肿瘤。中药免疫抑制药与之相比,具有以下优点:成分多样化,药理作用广泛复合,并且不少中药对免疫具有双向调节作用;不良反应少而轻,部分不良反应减量或停药以后可消失;与西药免疫抑制药合用,能提高疗效,减少不良反应,无依赖性;祛风湿类药物和活血化瘀类药物具有免疫抑制作用,对体液免疫和细胞免疫均有明显的抑制。

180. 治疗类风湿关节炎的中药是否有不良反应

虽然中药的不良反应比西药的不良反应少而且也比较轻,但中药也有一定的不良反应。早在我国的古代本草中,就记述了关于中药的"毒性",它泛指"药物的偏性",故有所谓"是药三分毒"之说。中药毒的含义有狭义与广义之说。若单从毒即指药物对人体伤害的狭义角度看,中药中所谓有毒和无毒,是指药物对人体是否造成伤害;一般来说,凡指明有毒者,均表明该药会对人体有明显的伤害,对人体有毒害作用,特别是在不合理应用情况下更是如此,而未标有毒者,则说明该药对人体伤害较小或根本不会伤害人体。从广义角度讲,药物的有毒与无毒除表示对人体造成伤害外,还表示对人体治疗作用的强弱,一般来说有毒者力强,无毒者力弱。人们现在所说的毒药是指具有一定毒害性、安全度小、对人体容易引起中毒反应的药物。众所周知,中药中有"十八反、十九畏"之说,即指中药之间的配伍禁忌。实际上,中药的有毒无毒只是一个相对概念,只要用药合理,注意对引起不良反应的各个环节加以控制,是可以减少不良反应发生的。

由于类风湿关节炎是一种慢性病,往往需要长时间地服用药物。因此,在服用中药时若不辨证施治,甚至不遵医嘱,就很容易出现不良反应。此外,长期使用某单味中药、复方或中成药,尤其是某些不明成分的药物,可能会出现不良反应。因此,需要长期服用中药的类风湿关节炎患者,要特别注意用药的规范性。

181. 类风湿关节炎能采用针灸治疗吗

针灸疗法是中医学中最常用的一种外治方法。其中"针"是指

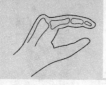

针刺,是利用各种针具(目前最常用的是毫针)刺激穴位来治病的方法;"灸"是指艾灸,是用艾条或艾绒在穴位上燃灼、熏烫以治疗疾病的方法。

类风湿关节炎在古代都被归为痹病范畴,针灸治疗风湿类疾病自古就用,在中医的《内经》中就记载了针灸治疗痹病的原则、针具、方法等多方面内容。

针灸治疗类风湿关节炎,在施术方法、器具上进展也颇多,耳针、梅花针、头针、天灸、三棱针放血、拔罐,以及各式针(灸)治疗仪,主要以辨证循经和局部选穴。总的治疗方法不外"整体观念和辨证论治"之理论,四诊合参,辨证求因,巧妙配穴,施以适当手法以调血脉、通经络、和阴阳、激发自身潜能、使疼痛减轻、症状消失、功能恢复。

(1)针刺法:主穴多用肝俞、肾俞、大杼、阳陵泉、膈俞、三阴交等,辅以局部取穴治疗。风寒湿痹者,或痰瘀痹痛而未化热者,用温针,留针 10 分钟,加艾条灸。痰瘀痹痛者,用平补平泻或泻法,留针 15~20 分钟,每日或隔日治疗 1 次。

(2)艾灸法:①直接温针法。将 4 厘米长的艾条套在针柄上点燃。②间接温针法。隔姜片(2~3 毫米厚),姜上放艾条,套上针;或隔在蒜片上灸。

(3)穴位药物注射法:是用注射器在人体腧穴中注入某些药液,使药物通过经络、腧穴发挥治疗作用。本疗法具有针刺、注射药物对穴位刺激及药理作用的综合效能,并在穴位内维持较长时间的刺激。中药注射液有红花、丹参、川芎嗪、鱼腥草、复方当归液等;西药注射液有骨宁注射液、维生素 C、维生素 B_1、维生素 B_{12} 等。注射主穴包括肩髃、曲池、臂中、合谷、环跳、足三里等,或根据疼痛部位而定穴。注射配穴可根据部位选择,指关节取八邪,腕关节取阳溪、大陵,肘关节取曲泽,肩关节取肩髎,髋关节取风市,膝关节取膝眼,踝关节取昆仑,趾关节取八风,脊椎取华佗夹脊。每次注射 2～8 个穴位，每穴可注入 2～4 毫升，隔日 1 次。穴位药物注射法起效快，效果好，简便易行，且药物所需的剂量也小，现已被广泛使用于治疗风湿类疾病。

182. 中医还有哪些外治法治疗类风湿关节炎

(1)蜂毒疗法：蜂毒是工蜂遇攻击时通过螫针排出的毒汁，存在于工蜂毒囊内。应用蜂毒治疗风湿及类风湿关节炎、肩周炎等疾病已有悠久的历史。我国早在《内经》中即有记载"蜂螫有毒可疗痉"，在《本草纲目》虫部第 39 卷也有记载。研究表明，一定量的蜂毒(10 只蜜蜂螫刺) 能刺激抗体产生，蜂毒及其成分蜂毒肽、蜂毒明肽等的免疫抑制作用是由于刺激肾上腺皮质增加分泌糖皮质激素的缘故。加大蜂毒用量则对抗体免疫反应有抑制作用。蜂毒呈现其刺激和抑制抗体产生作用时，均能引起机体免疫机制的改善，有利于增强机体抵抗力。蜂毒来源丰富，应用范围广，合理应用将给临床带来较好的治疗效果。

(2)中药敷贴治疗：是将药物直接敷贴在人体体表特定部位以治疗疾病的一种外治方法。中药贴敷的方法很多，有痛点敷药、循经敷贴、穴位外敷等；药物的种类有散剂、硬膏、软膏、浸膏等；此外还有水调、醋调、酒调、油调、蜜制等多种调和方法。中药贴敷与针灸疗法一样，也是以中医经络学说为依据。经络内属脏腑，外络肢节，沟通表里，运行气血。外敷药通过皮肤渗透经脉，有局部刺激和调节经络的双重作用，可行气血、调阴阳、濡筋骨、利关节、温腠理。通过皮肤吸收的药物有效成分可促进局部血液、淋巴循环及组织代谢，并通过神经体液调节，促进瘀血、炎症的吸收，达到缓解疼痛和消肿散瘀的作用。

(3)中药熏蒸疗法：具有祛风除湿、温经散寒、活血通络等功效。能增加局部血液循环，促进新陈代谢，加速组织再生能力和细

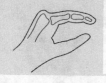
胞活力,增强单核巨噬细胞的吞噬功能,减少炎症及代谢产物的堆积,降低神经末梢的兴奋性,提高痛阈,具有抗炎、消肿和止痛作用。

(4)拔罐疗法:是利用罐内的负压,使罐吸着于皮肤而达到治疗作用的方法。常用的拔罐疗法有火罐、竹罐、推罐、刺血拔罐、药罐和针罐等。

183. 类风湿关节炎患者如何食用药膳

中医学认为,药食同源,饮食得当可对疾病的恢复起很大作用。应用药膳辅助类风湿关节炎治疗确实能够收到意想不到的效果。

中医以辨证论治为原则,在选择食疗物品时以对证取食。一般而言,关节有红肿热痛时,宜选用茯苓、薏苡仁、黄豆芽、绿豆芽、丝瓜、冬瓜等;无明显红肿而只有疼痛者宜选用葱、胡椒、干姜等。另外,药膳一般不应采取炸、烤、熬、爆等烹调方法,以免其有效成分遭到破坏,或者使其性质发生改变而失去治疗作用。应该采取蒸、炖、煮或者煲汤等烹调方法,以保持食物的食性不变。同时,一次烹制也不要太多,以免一次吃不完造成食物发馊变质而改变食性,使作用降低,甚至会引起食物中毒。患者可根据各自的病情、家庭经济情况、当地资源条件酌情选用下列处方:辣椒面条。辣椒、生姜、大葱各9克,同面条煮食,趁热食用,以出汗为度,每日2次,连食10日。薏苡仁粥。薏苡仁50克,白糖50克,干姜9克。将薏苡仁、干姜加水适量煮烂成粥,再调白糖食用。每日1次,连用1个月。蛇肉汤。蛇肉250克,胡椒根或胡椒40~60克,放入砂锅内加适量水,炖汤调味食用。每日1次,连用数日。适用于关节疼痛酸胀,屈伸不利,遇风寒则加重,局部皮色不红,触之不热等症。

对于有明显关节疼痛,屈伸不利,局部红肿,触之发热的,可选用黄花菜根50克。将黄花菜根水煎去渣,冲黄酒内服,每日2次,连服数日。或者,茄子根 15 克,水煎服。每日 1 次,连服数日。也可用茄子根(或白茄根)90 克,浸入 500 毫升白酒中,3 日后饮用,每次 15 毫升,每日 2 次,连用 7～8 日。

对于日久不愈、病情顽固者,可用薏苡仁、木瓜、伸筋草、千年健各 60 克,用纱布包好,与猪脚 1～2 只,放入瓦煲中,再放入适量水,小火煨烂,去渣,不放盐,吃肉喝汤,分 2 次食用。关节肿胀、严重者,用五加皮 50～100 克,糯米 500～1 000 克。将五加皮洗净,加水适量,泡透煎煮,每 30 分钟取煎液 1 次,煎取 2 次。再将煎液与糯米同煮成糯米干饭,待冷,加酒曲适量拌匀,发酵成为酒酿。每日适量佐餐食用。适用于湿邪偏胜、重着酸楚的病症。

184. 什么是关节腔内药物注射疗法

关节腔内药物注射疗法是药物治疗类风湿关节炎的一种重要手段。与口服、肌内注射或静脉注射等全身系统性用药不同,关节腔内药物注射疗法的药物主要作用于类风湿关节炎受累关节腔局部,因此药物可以快速、直接作用于病变部位,而且用药量相对较小,可以有效地减少全身用药所致的不良反应。与辣椒素搽剂等局部外用药也不同,辣椒素搽剂等局部表面外用药通过局部皮肤吸收,然后逐渐渗透到类风湿关节炎受累关节病变部位,而关节腔内药物注射的药物可以直达关节软骨、滑膜等部位。因此,关节腔内药物注射是药物治疗类风湿关节炎的一个具有较多优点的特殊方法。

同时,由于关节腔内药物注射疗法通过穿刺的方式将药物直接注入关节腔内,有时会与关节穿刺技术一起应用,因此与传统的内科药物治疗有一定的差别,并带有一定的创伤性,也可属于"微创"范畴。此外,关节腔内药物注射疗法通过关节腔内给药,对缓解关节的严重疼痛,保持关节的生理功能,缓解关节的早期挛缩,减少关节腔积液等有一定帮助。

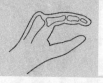

关节腔内药物注射疗法常用的药物主要为糖皮质激素。关节内注射糖皮质激素,一般使用长效制剂,如曲安西龙(去炎松)、倍他米松或利美达松(地塞米松棕榈酸酯乳糜微粒)等。关节腔注射糖皮质激素可缓解疼痛,减少渗出,疗效持续数周至数月,但在同一关节不应反复注射(一年内注射次数应少于4次)。关节腔内药物注射疗法的优点为,较小的局部注射剂量取得的疗效与较大的全身剂量相当;较少出现药物全身不良反应,尤其是糖皮质激素使用剂量较小,因而很少影响机体本身糖皮质激素水平的正常调节。

185. 类风湿关节炎能否进行关节腔内药物注射

要进行关节腔内药物注射治疗,首先要选择好适应证。适应证包括关节穿刺术适应证和药物适应证两个方面:①关节穿刺术适应证。四肢关节腔内积液,须行穿刺抽液检查或引流,或注射药物进行治疗;关节腔内注入空气或造影剂,行关节造影术,以了解关节滑膜等结构的变化。②药物适应证。一般症状较轻,只有少数关节肿痛(即局部症状比较明显)的类风湿关节炎患者或关节/腱鞘有明显炎症的类风湿关节炎患者。如类风湿关节炎发作时仅有少数关节受累,这种治疗尤为有效。此外,对重症和难治患者及急性或亚急性单关节或少关节炎患者,可考虑关节腔内注射治疗。例如,对于单关节受累的顽固性滑膜炎,关节腔内药物(复方倍他米松注射液或地塞米松棕榈酸酯注射液)注射有利于减轻滑膜炎症。

关节腔内注射药物治疗可注射的药物有多种,有糖皮质激素、甲氨蝶呤、维生素 B_1 透明质酸(欣维可)等,还有许多中药提取物如正清风痛宁、复方丹参注射液等。不同的药物关节腔内注射的要求也不相同,但主要采用糖皮质激素治疗。正清风痛宁是青风藤提取物,可以有效地缓解关节肿痛等急性炎性反应,关节腔内注

174

射要与利多卡因等量混合注射,可以多次注射,但要注意过敏情况。透明质酸主要针对关节软骨破坏严重的患者,是人为的补充关节腔内"润滑剂",单关节要求连续注射3次,每周1次。

关节腔穿刺注射一方面可抽出关节渗液,直接向炎性部位注入药物,从而有效地缓解肿痛症状,促进炎症消退;另一方面,效力强的药物直接作用于局部病变部位,可极大地减少全身使用糖皮质激素带来的不良反应。关节腔内注射药物治疗有利于减轻类风湿关节炎的症状和体征,改善关节功能。在疾病早期,向一个或多个主要受累的关节注射糖皮质激素能够缓解局部乃至全身症状,疗效相对明显,但往往是短期的。因此,有时需要重复注射。但一个关节腔注射一年内用药次数不宜超过3次。

186. 如何进行关节腔内药物注射治疗

(1)必要的术前准备:准备18～20号穿刺针及注射器。局部用2.5%含碘乙醇消毒,75%乙醇脱碘,铺无菌巾。

(2)不同关节选择不同的穿刺部位:①膝关节穿刺。分为髌上入路和髌旁入路。髌上入路:患者仰卧位,膝关节充分伸展、放松,以髌骨上缘的水平线与髌骨内外缘的垂直线的交点为穿刺点,经此两点各种方向均可刺入关节腔,以向下及向中心45°线为最佳。髌旁入路:患者屈膝90°悬小腿位,经髌韧带的两侧紧贴髌骨下方向后进针。②髋关节穿刺。分为前侧入路、后侧入路和外侧入路。前侧入路:患者仰卧位,双下肢伸直并稍微外旋,在髂前上棘与耻骨结节连线的中点,腹股沟韧带下2厘米,触及股动脉搏动后,在外侧1厘米处垂直刺可达股骨头,稍后退针即可抽出关节液,或者在股动脉搏动点的外侧3厘米处,约在大转子的上缘水平,向后内倾斜约60°进针,当有明显突破感时即进入关节腔。后侧入路:患者俯卧位,自股骨大粗隆中央与髂后上棘连线的中外1/3交界处垂直进针。外侧入路:患者下肢内收位,从股骨大转子上缘平行,

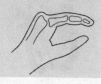

经股骨颈向内上方刺入。③肩关节腔穿刺。患者坐位或仰卧位，患肩关节暴露，取喙突外 1.5～2 厘米再向下 1.5～2 厘米处作为穿刺点，应用普通 7 号注射针头垂直皮肤穿刺，有落空感即进入关节腔内。④肘关节穿刺。肘关节屈曲 90°，紧依桡骨小头近侧，于其后外方向前下方进针，关节囊在此距离表面最浅，桡骨头亦可触知。也可在尺骨鹰嘴顶端和肱骨外上髁之间向内前方刺入。还可经尺骨鹰嘴上方，经肱三头肌腱向前下方刺入关节腔。⑤腕关节穿刺。穿刺点可在腕背尺骨茎突的桡侧或拇长伸肌腱与食指固有伸肌腱之间，可经尺骨茎突或桡骨茎突侧面下方，垂直向内下进针，因桡动脉行经桡骨茎突远方，故最好在尺侧穿刺。⑥踝关节穿刺。穿刺点可在胫前肌腱与内踝之间或趾长伸肌腱与外踝之间。紧贴外踝或内踝尖部，向内上进针，经踝部与相邻的距骨之间进入关节囊。

（3）实施穿刺：术者右手持注射器，左手固定穿刺点。当针进入关节腔后，右手不动，固定针头及注射器，左手抽动注射器筒栓进行抽液或注药等操作。

（4）其他：注射后用消毒敷料覆盖注射针眼，被动活动关节，让药液快速在关节腔内均匀分布。

187. 关节腔内药物注射治疗有哪些注意事项

关节腔内药物注射需注意如下事项：①一切器械、药品及操作，皆应严格无菌操作，避免引起关节腔感染。②任何只要能进入关节腔的部位即为穿刺进针部位，应避免神经、血管及重要结构损伤，因此需要选择合适的穿刺部位。③进针时还应避开明显的皮肤感染和皮肤病损区域，以减少发生关节感染的危险性。④操作时应边吸抽，边进针，注意有无鲜血回流，若存在鲜血回流现象，说明刺入血管，应将穿刺针退出少许，改变方向再继续进针。⑤当抽取液体后，再稍稍将穿刺针进入少许，尽量抽尽关节腔内的积液。

但穿刺不宜过深，以免损伤软骨及关节内其他结构。慎勿试图将关节积液抽尽最后 1 滴。⑥反复在关节内注射糖皮质激素，可造成关节损伤，因此任何关节内注射糖皮质激素，不应超过 3 次。⑦对抽出的液体除需做镜下检查、细菌培养和抗生素敏感试验外，还要做认真的肉眼观察，初步判定其性状，给予及时治疗。例如，正常滑液为草黄色，清而透明；若为暗红色陈旧性血液，往往为外伤性；抽出的血液内含有脂肪滴，则可能为关节内骨折；浑浊的液体提示有感染；若为脓液，则感染的诊断确定无异。⑧关节腔有明显积液者，穿刺后应加压包扎，适当给予固定。根据积液多少，确定再穿刺的时间，一般每周穿刺 2 次即可。⑨推药前应确保针尖在关节腔的空腔内，推注时无阻力，不可把药注入软组织内。⑩注射后要轻轻活动关节使药液分布均匀，建议患者 24 小时内避免剧烈活动。⑪注射后，偶尔会有胀痛不适的感觉，注射后次日疼痛可明显减轻或消失，功能恢复正常或基本正常。部分患者注射后当晚疼痛较剧，并伴肿胀，一般 1～3 日后反应会自然消失。注射后可能出现皮肤瘙痒，2～3 日后未经处理自行消失。⑫当所注射药物不是镇痛药，而是慢作用药物时，不要期望在注射后可以立即缓解疼痛。一般将在注射 2 次后才会有非常明显的效果。5 次为 1 个疗程。疗效可以维持 6～18 个月或更长，这取决于病情的严重程度及患者对膝的护理情况。

188. 糖皮质激素关节腔内注射有什么作用

糖皮质激素具有很好的抗炎作用，但是一般采用糖皮质激素作为类风湿关节炎患者的全身系统治疗的药物，以避免剂量过大或长期使用产生不良反应，特别是老年患者。因此，采用关节腔内局部注射糖皮质激素对类风湿关节炎的治疗是有益的。自 1951 年，氢化可的松开始广泛用于局部关节内注射治疗。在此后的若干年内，通过大量的观察和经验总结，证实了它和其他一些糖皮质

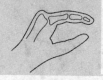

激素在治疗局部组织疼痛和炎症时具有很高的价值。糖皮质激素关节腔内注射治疗可以在全身各个关节进行。由于糖皮质激素存在多种类型,根据各种类型溶解率的不同,其作用的时间也各不相同,使用的剂量也有差异。

糖皮质激素针对类风湿关节炎的药理作用:减轻局部充血、降低毛细血管通透性,抑制炎症细胞(淋巴细胞、粒细胞、巨噬细胞等)向炎症部位移动,阻止炎症介质(如激肽、组胺、慢反应物质等)发生反应,抑制吞噬细胞的功能,稳定溶酶体膜,阻止补体参与炎症反应。通过抑制基质金属蛋白酶的合成而发挥软骨保护作用。应用糖皮质激素关节腔内注射治疗类风湿关节炎的主要目的是为了缓解关节疼痛和抑制滑膜的炎症反应;在缓解疼痛的情况下保护和恢复关节的活动度;在其他全身性治疗反应不佳时提供 1～2 个关节的辅助治疗;对无法耐受全身口服给药治疗的患者进行治疗。

糖皮质激素关节腔内注射治疗可以单独使用,也可以作为系统治疗中的辅助治疗,换言之,在接受糖皮质激素关节腔内注射治疗的同时还可以继续进行其他治疗。在这一过程中,其治疗目的为促进康复治疗计划的实施;防止关节囊和韧带的松弛;进行"药物滑膜切除术";某些晶体沉积相关疾病的治疗。类风湿关节炎的疼痛可能源自关节周围的组织。对部分患者疼痛的关节囊周围部位和韧带进行糖皮质激素注射同样可以减轻和缓解症状。同时注意,糖皮质激素关节腔内注射治疗虽可缓解疼痛、消除炎症,进而改善功能,但不会达到治愈的结局。在关节腔内注射糖皮质激素后,类风湿关节炎患者症状的改善也是暂时的,一般持续数周至数月,而没有持久性的作用。

189. 如何避免糖皮质激素关节腔内注射治疗的并发症

糖皮质激素关节腔内注射治疗的不良反应常常是较轻微的。

疼痛是糖皮质激素关节腔内注射常见的不良反应之一,可持续数日,局部冰敷可予缓解。此外,糖皮质激素关节腔内注射治疗还可能出现一些并发症,主要为感染、注射后发热、晶体诱导的滑膜炎、注射部位的皮肤萎缩、糖皮质激素关节病。为了有效地避免上述并发症的发生,需要注意如下:①严格把握禁忌证。如果患者存在全身或局部的感染病灶;正在进行抗凝治疗;关节存在血性渗出;没有有效的控制糖尿病;严重的关节损坏和畸形;肢端营养过度,应禁用糖皮质激素关节腔内注射治疗。②感染是任何关节腔内注射药物治疗的并发症,糖皮质激素关节腔内注射治疗时,该并发症的发生率大大增加。其中,关节腔内注射糖皮质激素后导致的败血症是最严重的并发症,它可导致病情加重及较高的死亡率。为了有效地防止这一并发症的发生,在操作时,一定要注意无菌要求,降低感染风险。受累关节存在感染,或身体其他部位存在急性感染时,不能给予糖皮质激素关节腔内注射。③对同一关节腔经常、反复注射大剂量的糖皮质激素,可能会出现进行性的关节退变与损害。关节腔内注射糖皮质激素后对疼痛的掩盖,可以导致糖皮质激素的过多应用,也可以直接损害关节软骨,而出现关节面的破裂、破损和关节的不稳(痛觉缺失性关节病)。因此,关节腔内注射糖皮质激素需至少间隔 3~4 个月以上,每年注射不超过 3 次。④在有些情况下,糖皮质激素关节腔内注射可出现皮肤萎缩,下陷的区域伴有色素沉着时,则表现更为突出。与皮肤萎缩有关的因素包括注射部位的不准确、使用强效的用氟处理过的糖皮质激素。所以,当给患者较表浅部位(如手部小关节腔内)注射时,应向患者说明有可能出现皮肤或者皮下组织的萎缩,并加强注射部位选择的准确性。⑤关节腔内注射的其他不良反应包括月经紊乱、注射当日或第二日的潮红症状、糖尿病患者的血糖升高等。其他局部的并发症包括局部色素脱失、肌腱滑动或破裂、局部神经病变等。

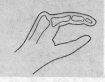

190. 糖皮质激素关节腔内注射治疗时需要注意什么

糖皮质激素关节腔内注射需注意如下事项：①需要权衡糖皮质激素关节腔内注射的利弊。②建议选择使用长效复合制剂，如曲安奈德。③在注射时宜直接将药物注射于受累关节，使局部药物浓度达到最高，这是消除局部炎症的有效方法。④注意穿刺、注射部位的准确性。注射部位不准确可明显降低临床疗效，且常常无效。因此，如果注射后无效，这可能是由于注射部位不准确所致，应该考虑重新注射。穿刺关节液可提高注射部位准确性。⑤糖皮质激素关节腔内注射不应成为一种主要的常规治疗而反复地进行，而且对于一个特殊的负重关节，每年重复注射不应超过3次。若注射过于频繁，会增加骨退化和进一步的软骨损害，韧带、肌腱等也会失去正常弹性。关节周围的炎性软组织可以进行多次注射治疗。⑥糖皮质激素关节腔内注射的效果取决于多种因素，包括疾病的种类（例如，类风湿关节炎的注射效果优于骨关节炎）、治疗的关节（大小、承重或非承重关节），关节炎的活动性，关节内的滑液量，选用的糖皮质激素的种类和剂量等。⑦注射后6小时内过度活动关节可加重类风湿关节炎症状，通常建议在关节腔内注射后卧床休息和注射关节休息制动。这种注射后的休息制动可以促进关节的康复，同时避免"过度疲劳"，以及过度使用正在治疗的关节。减少关节活动的另一个有利方面是减少由于糖皮质激素的延迟吸收引起的全身性反应。

191. 哪些类风湿关节炎患者需要手术

类风湿关节炎患者常因关节疼痛、功能障碍及畸形造成工作、生活能力受限并影响外观。外科矫形手术的目的是解除疼痛，减轻病变损害的程度，尽可能恢复或建立关节功能。手术指征如下：

①肌腱断裂，或有断裂危险。②神经压迫，或有压迫危险。③类风湿结节伴疼痛。④颈椎不稳、半脱位，伴有神经系统体征。⑤严重畸形引起日常生活困难。⑥牙咬殆困难需行下颌关节髁状突切除术。⑦持续滑膜炎、腱滑膜炎或滑囊炎、长期慢性疼痛、关节僵硬且影响日常生活及关节畸形等，经非手术治疗半年无效，X 线检查未见关节软骨破坏或轻度破坏者。

应注意，并非所有类风湿关节炎患者均需要手术，对年龄大、手术危险因素多且疼痛较轻又缺乏主动配合的患者，以及未造成明显关节损害的患者，可先进性非手术治疗。人工关节置换术对年轻患者更要慎重。

192. 类风湿关节炎常用的手术方法有哪些

（1）滑膜切除术：滑膜切除术可以消除关节肿胀，减轻疼痛，降低关节腔张力，阻断进行性关节破坏的恶性循环，避免关节畸形的发生。同时，消除增殖滑膜对关节活动的机械性阻碍，使关节功能得到明显改善。滑膜切除术适用于关节病变在半年以上，虽经系统的、充分的药物治疗，关节肿胀和疼痛仍比较严重者；病变局限于少数关节，或经系统治疗后已局限在少数关节者；关节肿胀主要因滑膜肥厚所致，X 线显示关节间隙未消失或无明显狭窄者。为防止关节软骨进一步破坏可考虑滑膜切除术，但术后仍需正规的药物治疗。

（2）人工关节置换术：对于关节严重破坏导致关节疼痛、畸形、僵硬、丧失功能的类风湿关节炎患者，可行人工关节置换术，以达到减轻疼痛、纠正畸形、恢复关节功能的目的，使类风湿关节炎患者恢复站立、行走及生活自理能力，提高生活质量。人工关节置换术适用于成年类风湿关节炎伴有严重关节畸形及功能障碍者。对于幼年类风湿关节炎患者，其骨骼发育不成熟，应待骨骼闭合、骨骼变粗，并且能配合术后康复时再手术。人工关节置换术可改善

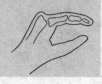

患者的日常生活能力,但术前、术后均应有规范的药物治疗以避免复发。

(3)关节融合术:随着人工关节置换术的成功应用,近年来,关节融合术已很少使用,但对于晚期、关节破坏严重、关节不稳的类风湿关节炎患者可行关节融合术。此外,关节融合术还可作为关节置换术失败的挽救手术。

(4)软组织手术:类风湿关节炎患者除关节畸形外,关节囊和周围的肌肉、肌腱的萎缩也是造成关节畸形的原因。因此,可通过关节囊剥离术、关节囊切开术、肌腱松解或延长术等改善关节功能。腕管综合征可采用腕横韧带切开减压术。肩、髋关节等处的滑囊炎,如经保守治疗无效,需手术切除。腘窝囊肿偶需手术治疗。类风湿结节较大,有疼痛症状,影响生活时,可考虑手术切除。

(5)关节镜手术:主要用于滑膜切除和关节清理。通过关节镜可行部分或全部滑膜切除术,并可对关节软骨病损进行修整。关节镜下全滑膜切除较切开手术具有创伤小、术后功能恢复较快的优点。

总之,类风湿关节炎患者经过积极、正规的药物治疗,病情仍不能控制,为纠正畸形、改善生活质量可考虑手术治疗。但须注意,手术并不能根治类风湿关节炎,故术后仍需药物治疗。

193. 类风湿关节炎康复治疗有哪些基本原则

(1)药物控制关节炎症、改善病情是康复治疗的基础:类风湿关节炎患者康复治疗应在非甾体抗炎药、改善病情抗风湿药等药物治疗的基础上进行。

(2)休息、夹板治疗等为控制类风湿关节炎炎症的基本康复治疗手段:对于类风湿关节炎患者(尤其是急性期患者)而言,除了药物控制炎症之外,如前所述的休息及夹板治疗是其必要的、也是最基本的康复治疗手段。

（3）强调疾病自我康复：其中，尤其要教育患者加强关节防护，在日常生活和工作中，利用生物力学原理，借助必要的器械，避免受累关节的进一步损害。同时，注意采用能量节约技术，以进一步达到保护关节的作用。

（4）通过物理因子治疗缓解症状，改善功能：例如，用冰敷、紫外线等物理因子疗法可以消除患者炎症、缓解疼痛；用超声波等物理因子疗法可促进代谢、改善骨营养。

（5）开展运动疗法，保持关节活动度、肌力和心脏耐力：通过运动疗法，恢复和保持关节活动范围，减少关节畸形；保持和增强肌力和耐力；改善日常生活活动能力，提高独立水平；增加骨密度；改善健康和社会交往。运动疗法的选择顺序依次为：关节活动度训练和牵伸训练、等长收缩训练、抗阻训练、有氧训练等。

（6）针对类风湿关节炎患者的其他功能问题开展康复治疗：例如，功能训练包括应用适应性和辅助性器械，必要时应用矫形器，以增强已存在较为严重功能障碍患者的生活能力。同时，还应对患者进行心理、休闲、业余爱好的干预治疗。

（7）开展早期康复治疗：类风湿关节炎患者早期即应评估功能，尽早开展康复治疗，以最大限度地避免关节问题。

（8）针对不同阶段，采用不同康复治疗措施：早期缓解疼痛，保持良好的关节活动度；中期和晚期则应增加肌力和柔韧性。

（9）采用综合康复治疗手段：类风湿关节炎患者康复，除了需要设计改善功能、增强功能的运动疗法之外，还应配合热疗、冷疗等物理因子治疗，以及辅助具等作业治疗。

194. 夹板治疗类风湿关节炎有什么特点

类风湿关节炎受累关节存在炎症时，充分的休息、避免过度运动也是减少关节应力的有效措施，其中，具有降低疼痛和关节应力的夹板治疗是首先可以考虑采用的康复治疗方法。夹板治疗类风

183

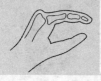

湿关节炎的特点如下：①在类风湿关节炎急性期，可使用夹板制动受累关节。②夹板治疗的作用是保护及固定急性炎症组织，消肿止痛，在疾病急性期减缓畸形的进展，同时有助于术后的固定。③夹板治疗既能维持受累关节最适当的功能位，又尽可能地允许受累关节进行功能性活动。④夹板除了能起到使关节休息、预防畸形的作用外，在活动时还可稳定关节以增强其功能。如在手上使用时，可用夹板将手指保持在良好的排列位置上，防止尺侧偏移。⑤注意不要白天持续穿戴夹板，以避免造成支持关节的肌肉无力。⑥注意不要长时间持续使用夹板，因为受累关节连续固定1～2个月即有可能发生强直，因此在白天应定时取下夹板2～3次。⑦应在应用夹板治疗过程中，配合其他必要的康复治疗，如按摩关节周围的肌肉，柔缓的关节活动度训练等，避免夹板治疗造成的肌肉萎缩、关节活动受限等不良反应。⑧夜间一般使用外固定装置。一旦关节肿胀明显减轻，即应停止使用外固定装置。⑨定期检查皮肤，注意是否存在发红或疼痛现象，假如在穿戴过程中发现皮肤发红或疼痛，可能是对夹板材料过敏或夹板穿戴过紧导致的压力，应及时就诊。⑩若有摩擦或疼痛、不适感明显或原症状加重，出现红斑或手指感觉过紧，应停止穿戴夹板。

195. 夹板有哪些种类

夹板提供疼痛、肿胀和软弱关节及其周围结构的支持，并保证关节处于正确的生物列线，用于类风湿关节炎和腕管综合征等疾病。常用的关节夹板分为休息夹板和工作夹板两种。

(1)休息夹板：将患者的关节固定于休息位，以帮助缓解疼痛与炎症。休息夹板一般采用低温热塑制成，并由尼龙固定带固定。如处于类风湿关节炎急性期，常需要采用休息夹板使受累关节休息一段时间。①休息夹板的作用。缓解腕关节和手关节疼痛；使腕关节和手关节在正确的位置得以休息和支持；帮助降低关节的肿胀和晨僵。②穿戴休息夹板的时间。夜间和白天休息时,急性炎症期,以及关节疼痛明显时。③休息夹板穿戴方法。松开固定带;将手置于夹板中,手掌和腕关节与夹板之间不留空隙;如还有固定大拇指的空间,则同样保证大拇指与夹板之间不留空隙;从近肘关节处开始逐一系上固定带,注意不要系得过紧。④休息夹板的保养。用湿布清洁休息夹板,也可以用热肥皂水或洗涤剂清洗,然后用干毛巾擦干。注意不要放在阳光下或暖气片旁。

(2)工作夹板:在进行手腕部运动时使用,以降低完成日常活动和工作时的疼痛,并有效地将腕关节和手关节保持在功能位,同时可帮助患者腕关节和手关节更加强壮。然而,由于这一夹板在提供支持的同时会或多或少地降低关节灵活性,工作夹板一般采用塑料或轻质地的合成橡胶制成。①工作夹板的作用。在完成动作时给予腕关节和大拇指支持,并不会产生疼痛;使得动作(或工作)易于完成;增加抓握力量;保护和支持腕关节与大拇指;降低或预防疼痛。②穿戴工作夹板的时间。易导致疼痛的活动过程中;腕关节或大拇指肿胀时;腕关节或大拇指无力时;存在明显不适时。③工作夹板的保养。穿戴工作时戴上棉手套或橡胶手套,避免夹板被弄脏或弄湿;在清洗夹板时拆下夹板内套,清洗后注意原样将内套归位;工作夹板可用热肥皂水手洗,并自然晾干。

196. 什么是关节保护技术

所谓关节保护技术,即通过采用改良活动方式、利用辅助或改良设备、改变环境等技术,降低可导致关节结构改变和损害的过度应力,或使关节所受应力最小,由此避免不必要的关节应力、缓解疼痛、节约能量、预防关节进一步损伤或畸形的发生。因此,关节保护技术是在降低关节损害风险的前提下完成活动的方式,它并

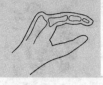

不是不使用关节，而是更好地应用关节，降低关节应用过程中的疼痛和拉伤，并由此较好地完成日常活动或工作。

关节保护技术属于康复医学的作业治疗范畴。关节保护技术的应用范围为日常活动和工作所需要参与的所有关节，对于类风湿关节炎患者而言，关节保护技术的主要目的是使受累关节的应力或损伤最小。关节保护技术的基础是生物力学原理，以及与工作简化技术的交叉融合。关节保护技术在一定程度上还可以增强安全性，避免事故、创伤和重复的拉伤，确保关节不被损害，并保持其健康状态。这些问题也同样可导致关节损害，并进而产生疼痛、功能障碍，增加形成类风湿关节炎的危险性。关节保护的主要方法包括重视疼痛和功能障碍等信号、保持肌力、良好的姿势、规律的运动、适当的身体生物力学等，由此达到尽可能使用大关节，将负荷分布于多个关节，避免潜在关节畸形等目的。

197. 关节保护技术有哪些原则

（1）注意疼痛信号：疼痛是类风湿关节炎加重的一个信号，忽略疼痛常常会使其变得更加严重。在活动过程中感觉到的疼痛意味着活动应该立即暂停。若在活动后疼痛超过 1 个小时表明活动应力过大，需要考虑减少活动时间和（或）活动量，以降低关节应力。具体可根据疼痛情况调整活动强度，甚至考虑活动是否可以避免；或考虑尝试改变活动方式，如改用大关节，或采用合适的辅助具等，以此避免激惹或加重疼痛。

（2）保持肌力和关节活动度：规律地进行肌力增强训练和关节活动度训练。强壮的肌肉有助于关节支持和降低关节的应力。当疼痛和僵硬时，至少要活动关节达到最大关节活动范围，维持最大肌力以保持活动能力。对于类风湿关节炎患者而言，尤其需要加强手腕关节的关节活动度训练（图 13）。在炎症阶段，应轻柔地被动活动关节。在活动过程中，需持续不断地运动，活动关节。在够及较高位置物品时,常需要上肢诸关节全关节活动范围的运动。

(3)应用良好的身体生物力学:尽可能应用较大的、较强壮的关节活动;避免造成关节应力增大的动作。尽可能应用较大的、较强壮的关节活动是关节保护技术主要的原则之一。若可能,尽量将应力分布于没有受累的关节或强壮的关节,如采用前臂挽包或肩挎的方式拎包(图14)。过紧或过长时间抓握、关节置于别扭位置、在不稳定的位置应用关节,均属于造成关节应力增大的姿势,需要在具体动作时加以避免。

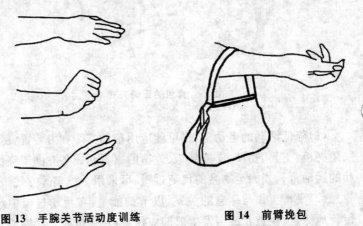

图13 手腕关节活动度训练　　　　**图14 前臂挽包**

(4)避免长时间处于一个姿势:过于疲劳和僵硬的姿势常因为长时间保持同一姿势所致。因此,规律地变换姿势是有必要的。需要有计划地安排改变姿势以避免关节僵硬和肌肉疲劳的活动时间,通常间隔的时间为 20 分钟。

(5)将负荷合理分布于数个关节:活动过程中,参与的关节越多,每个关节所承受的应力就会越少。例如,采用双手代替单手携物或持物,如采用双手而非单手端锅或其他物品,且手与物品的接触面尽可能大;将手置于盘底,采用托盘的方式替代用手指端盘。

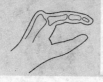

采用双肩背的背包代替单肩挎包(图15)。贴身搬运重物,利用靠近躯干的大关节替代小关节,可使搬运变得更加容易,或搬运的重量更多。

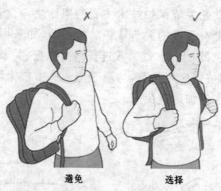

避免　　　　　　选择

图15　背包的正确方式

(6)降低活动的运动量,尽可能应用辅助具等省力装置:例如,采用夹板、支具、拐杖、支持鞋垫、改造的家具和设备有助于降低活动的运动量。如搬运物品的负荷过重,可采用手推车等方式。

(7)平衡工作与休息的关系,以节约能量:在活动过程中经常短暂地休息;注意在疲劳发生前即应休息;在完成较长时间或较困难活动时,尤其需要预先计划安排休息时间;一般休息10分钟可使体力得到较为充分的恢复。

(8)合理安排活动计划:所有活动应量力而行,尤其是活动较为费力时。并安排活动优先顺序,如在活动开始前考虑活动的时间长度、困难程度,计划困难活动所需要的最大时间与能量。避免不能快速停止的活动,尤其是在关节应力增加时,以保证能力和力量水平可达到活动水平。

(9)很好地布置活动空间:例如,工作台面处于合适的高度;材料和工具等近距离可及,以保证良好的身体生物力学状态。

(10)控制体重:保护关节最重要的一种方式就是保持理想的体重,由此减少超重的部分增加关节应力。

198. 类风湿关节炎患者存在疼痛症状时如何采用关节保护技术

首先,类风湿关节炎患者无论在家中还是在工作中均应注意发现关节活动时的疼痛情况,如在冲一杯热饮料时,你打开水龙头时手指会发生什么(尤其是朝向小指方向转动时)? 当你打开咖啡罐盖子时,大拇指会发生什么? 是否大拇指的掌指关节感到压力或疼痛? 当你提起水壶时,你的腕关节和手指会发生什么? 这些关节会发生疼痛或感到压力吗?

如某一姿势或动作造成了关节疼痛,则不要重复这一姿势或动作,并注意下次避免这一姿势或动作,并考虑选择不同的方式完成这一活动,即尝试通过调整为降低关节应力的方式完成这一活动。避免导致应力增加或畸形的姿势。不要从事疼痛发生时不能快速停止的活动。如在某一活动后疼痛持续超过1小时,则需要在下次完成这一活动时安排一定的休息时间。需注意,完全放弃活动是不可取的。建议制订一个日常活动时间表,记录疼痛发生的时间,确定需要休息的时间。

穿戴夹板和(或)支具是有帮助的。穿戴夹板和(或)支具对无力或不稳定的关节可进行保护和提供休息;在活动过程中对不稳定的关节提供额外的稳定。类风湿关节炎患者穿戴的夹板有两种,一是工作夹板,另一是休息夹板。工作夹板(弹性腕部和大拇指夹板)提供灵活的支持以降低工作时造成的疼痛。休息夹板含有定制的支架和皮带,可以将关节固定于某一位置。在晚上疼痛影响睡眠时,休息夹板有帮助。部分患者应用加压手套有助于降低疼痛和肿胀,并易于穿戴(图16)。

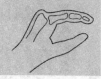

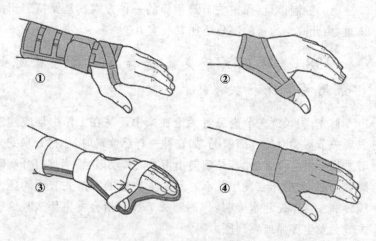

图 16　手关节夹板

①弹性腕部夹板；②大拇指夹板；③休息夹板；④加压手套

190

199. 如何在关节保护技术中保持肌力和关节活动度

类风湿关节炎患者在关节保护技术中需要关节保护和运动疗法并举，尤其是手关节类风湿关节炎患者，在关节保护的同时，必要的肌力增强训练和关节活动度训练，可以达到更好的关节保护作用。

(1)肌力增强训练：关节周围肌肉力量是关节能够完成功能活动的基础，也是关节保护技术开展的前提。例如，手部受累的类风湿关节炎患者的握力降低，手部变得僵硬，使得手的抓握等功能受限，并潜在地增加手部关节受伤的风险。规律的手部肌力增强训练可以改善握力，每日短时间重复训练数次。开始时动作宜缓，训练量随着时间逐渐增加。此外，应注意关节存在炎症时避免肌力增强训练。

（2）关节活动度训练：每日轻柔地进行，通过屈曲、伸展关节和牵伸关节周围肌肉，让每一关节均在最大关节活动范围活动。在这期间，需要注意根据疼痛情况调节运动量，在避免疼痛或疲劳加重的关节活动范围内运动；平衡休息和活动的关系；应用辅助装置保护关节；尽可能地改变姿势，向收缩的相反方向牵伸。

（3）保护手灵巧度的训练：手的灵巧度是手的协调和手指运动的能力。手的灵巧度可因为类风湿关节炎而受累，影响抓握、操作等功能。因此，需要早期保护手的灵巧度，具体方法如下：轻柔的被动关节活动度训练，以改善柔韧性；轻柔的等长训练增强肌力，以增强支持关节肌肉的力量，减缓关节损害。避免过紧的抓握和较强的捏，以保护关节承受过大的应力。可采用大手柄和松松的抓握替代。可采用手掌持物代替手指捏拿；可采用双手持物代替单手持物。

（4）加强训练时的保护措施：若患者存在较为严重的关节疼痛时，应避免加重疼痛的活动；或可在训练前采用蜡疗或热敷袋等进行热疗缓解疼痛，增加血液循环，放松肌肉；也可采用夹板帮助关节处于舒适的体位获得休息，降低疼痛和炎症；同时，在运动量较大的活动中提供大拇指等关节的稳定。

200. 如何应用强壮的关节

采用强壮的大关节帮助分担负荷可以较好地降低小关节的压力，避免小关节活动时的损伤。这一关节保护方法实质上是采用合适的身体生物力学机制，达到避免小关节持续或较大承重的目的。具体的操作细节如下：①采用前臂或双手携物。②利用张开的手掌或身体的重量移动或推启物品。③应用髋部或肩部替代手关门或关抽屉；利用足部关闭较低位置的抽屉；尽量贴身搬运较大物品（图17）。④从低处抬起物品时，采用双膝关节屈曲，双臂抱住重物，同时双肘关节屈曲以便重物贴胸，双膝关节伸展起立等姿

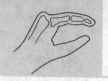

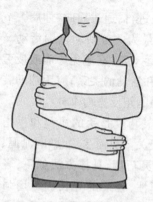

图17 贴身搬运较大物品

势,由此可避免上肢或腰椎的屈曲。并利用双下肢的力量而非背部,由此可以较好地利用大肌群。⑤保持头部与躯干在一条直线上。⑥保持双肩与双髋平行。⑦通过双下肢分立提供稳固的支持基础,以保持良好的平衡。⑧保持正常的脊柱生理曲度。⑨推动物体的方式优于拉动物体的方式;推动物体的方式优于提举物体的方式。⑩采用慢而平滑的运动。⑪改变家具的高度,避免造成在坐位或站立位时髋关节和膝关节承受较大的应力。⑫改变工作台的高度,最大程度降低对颈部和背部的应力。

总之,身体越是处于正常的生物力学状态,对关节的应力就越小,造成关节损伤的机会就越少。

201. 如何避免造成关节应力增大的动作

避免关节应力增大的动作如下:①抓握时保持正确的手部姿势,前臂无旋前、旋后,腕部略背屈,避免将应力过度施加于手指关节。②涉及书写、刷牙、转动钥匙等手指抓握的活动,可通过增大把手直径或使用改良后的用具(图18)进行。③避免手的紧握、挤压或扭转动作。④避免进行转向拇指侧的运动,如拧水龙头、开启罐头或瓶盖、盖盖子等,可采用左手开盖、右手盖盖的方式。⑤不要在坐位起立时通过手指的推压撑起身体,而是通过手掌推压完成这一动作(图19)。⑥手握杂志时,尽可能用手掌而不用手指关节。⑦避免紧握拳头或紧捏物品的动作。取而代之,采用与手指关节相平行的位置抓握工具或器皿的把手。

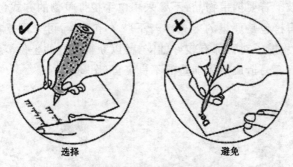

选择　　　　　　　　　避免

图 18　增大书写笔直径

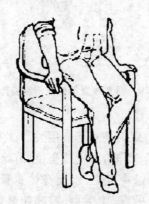

193

图 19　利用手掌推压撑起身体

202. 如何利用姿势调整保护关节

（1）注意保持正确的姿势：当行走、站立、坐位甚至睡眠时，良好的姿势对类风湿关节炎患者十分重要。不良的姿势可导致类风湿关节炎病情加重。如站立时，应抬头、挺胸、收腹，双髋关节和双膝关节保持直立。行走时，躯干姿势与站立姿势一样，同时，上肢在身体两侧自由摆动；身体的重量随着行走从一侧下肢转移至另

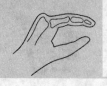

一侧下肢。若要携带物品,不要采用单手携带重物的方式,采用轻重量的肩挎包是理想的方式。若下肢关节受累,可采用拐杖。坐位时,利用椅子对背部有较好的支持,以获得良好的坐位姿势。避免沙发等容易造成疼痛加重的不良姿势(图20)。

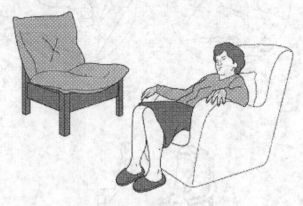

图20 避免沙发等造成不良姿势

　　(2)采用在更加稳定的姿势下应用关节:在桌子或工作台操作时,尽可能靠近桌子或工作台站立或坐位,由此降低紧张或腰背部屈曲。双髋关节向前保持直立,以使身体重量均匀分布双下肢。在持物时保持腕关节平直,使手指、腕部和前臂保持在一条直线上。贴身搬运重物时,双足的间距增宽,可以保持较好的支持稳定。此外,将原施加于一个关节的应力分布于数个关节的姿势也可使姿势更加稳定,如浇花时,一手端着浇水壶把手,另一手托持浇水壶下端的方式(图21)。

　　(3)有规律地调整姿势:处于一个姿势过久可以导致肌肉疲劳、关节应力增加和关节僵硬。当长时间处于一个静态姿势,如手持书本、削蔬菜皮、玩扑克牌等时,每间隔10～20分钟改变一下姿势。当书写或手工工作时,每间隔10～15分钟放松一下手部。看电视时,每间隔30分钟起立活动。长途驾车,每间隔60分钟停车,进行身体的伸展动作。也可考虑应用辅助技术帮助,如牌支架、防滑垫、有尖顶的案板或夹书架等。

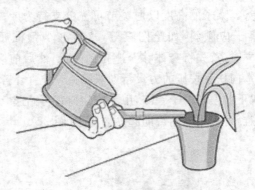

图21　正确的浇花方式

195

203. 什么是正确的坐姿

　　绝大部分舒适的坐姿不是最佳姿势。保持良好的坐姿实际上是符合良好的生物力学要求,并使疲劳降至最低的位置,休息坐姿应是关节应力,特别是脊柱小关节应力最小的姿势。应注意如下:①不能在软椅上无精打采。②不要保持身体向前屈曲的姿势。③不要造成躯干旋转的姿势。④不要长时间保持一个坐姿,这会导致僵硬、疼痛甚至畸形。⑤尽可能选择直靠背、座位结实、有扶手的椅子。⑥保持头部直立、背部挺直、双髋和双肩抵于椅子靠背,保持双膝关节屈曲略高于双髋平面(必要时可采用脚凳),双足平踏于地面。⑦坐姿时,四肢关节的位置也同样是重要的。双肘关节略屈曲,双腕关节置于扶手,手指略屈曲呈放松状态;不要将手处于尺侧偏(小指方向)的姿势;避免双下肢交叉坐位。避免四肢关节长时间的屈曲姿势。⑧避免长时间坐位,尝试站立、坐位交替进行。经常改变姿势可帮助缓解关节疼痛,避免关节僵硬。

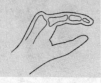
⑨坐在低凳上时，不要"蜷缩"姿势。⑩合适高度的座椅可以降低双膝关节的应力。⑪有扶手的椅子，扶手可以帮助减少上肢关节的应力。⑫伏案工作时，椅子的类型、桌子高度、工作状态、光线等均可影响姿势。桌子的高度以肘关节可充分支持为度；长时间书写工作时，桌子应倾斜，如绘图桌等，这可减少颈椎屈曲程度。⑬从坐位站立时，首先将身体移至座位的边缘，然后前倾；用双腿力量和双手掌向扶手按压的力量帮助双膝关节伸直。若椅子没有扶手，则将双下肢摆置椅子一侧，用手扶住椅背再站起。若患者从坐位起立困难，可采用电动帮助起立的椅子（图22）。

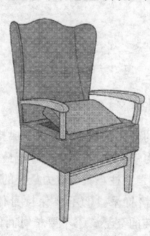

图22　电动助起立椅

204. 如何正确地站立、行走

正确地站立、行走应注意如下：①头部保持挺直，下颌微收。②肩、髋、足在一直线上。③收腹、挺胸。④双上肢在体侧自然下垂。⑤避免躯干向前屈曲的姿势。⑥保持双膝关节伸展状态。⑦避免站立时双膝关节发生旋转的动作。⑧将双足舒适地置于地面，重心略向前移。⑨穿结实、低跟的鞋；鞋须合适、轻便、有弹性。

⑩尽可能避免长时间站立,若站立超过 10 分钟,建议坐位片刻。⑪在长时间站立过程中,经常将身体的重心从一侧足转移至另一侧;收腹保持下背部平直;保持双膝关节略屈曲。⑫开门时尽量使门宽足以达到舒适通过的程度,避免腰部的旋转。⑬避免不必要的上下楼。

205. 如何避免容易造成关节畸形的动作

对于类风湿关节炎患者而言,一些貌似简单的动作就会导致关节向畸形方向发展,尤其是手关节类风湿关节炎患者,因此类风湿关节炎患者特别需要通过关节保护技术避免造成关节畸形。具体的措施如下。

(1)避免过紧的抓握:过紧的抓握容易造成手指或拇指关节的损伤。在拎包、握笔、握刀、握牙刷、旋钮(图 23)、书写、编织或使用螺丝刀会产生过紧抓握的动作。此时,尽量采用其他动作或方式替代过紧抓握的动作。

(2)避免应力作用于每一手指桡侧端(大拇指侧):应避免采用手指的桡侧端进行托下巴等动作;通过增加钥匙、手柄和把手长度(图 24),以充分利用杠杆原理,减少操作时手指桡侧端的应力。此外,通过手掌直接握住手柄也是一种可取的方式。

(3)避免较强而持续的应力作用于拇指掌指关节:拇指功能占手功能的 40%,因此需要避免对大拇指施加压力,即拇指持物时尽量不要采用过紧按压、握持的方式。例如,在用水壶倒水时,采用双手进行(图 25);一手端杯时,另一手托住杯底(图 26);应用双手手掌掌托的方式,替代大拇指与其他手指夹持的方式(图 27)。此外,可减少不必要的活动,采用打字替代钢笔或铅笔书写,采用加大、加粗的把手等方式保护拇指掌指关节。一些改良的日常生活用品,如带有握把的电源插头、手握式把手的工具等(图 28)也有助于避免大拇指的过紧按压、握持。

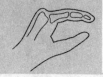

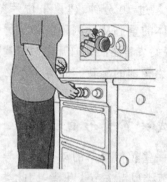

图 23　避免过紧抓握按钮

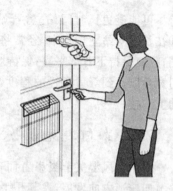

图 24　增加钥匙把手长度

错误　　　　　　　　正确

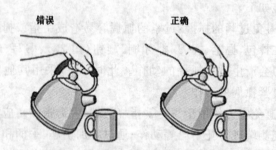

图 25　双手水壶倒水

错误　　　　　　　　正确

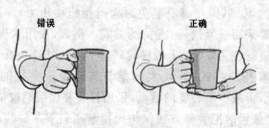

图 26　双手持杯

错误　　　　　　　　　　正确

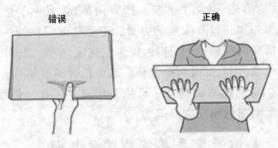

图 27　手掌掌托

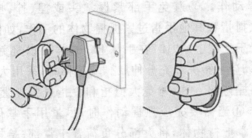

图 28　带有握把的电源插头、手握式把手的工具

199

（4）避免应力作用于手指的背部：当从椅子上通过手推压椅子扶手起立，或握拳支托下巴时，应力作用于手指的背部。此时，可采用手掌帮助完成撑起动作。不要用手指端锅或其他餐具，可采用微波炉手套，并用手掌进行，借助较为强壮的腕关节和肘关节力量。

（5）避免导致增加关节应力的日常活动：限制推、拉、开启罐头或扭转等活动；敲击、开启罐头、拧瓶盖等动作总是采用向大拇指侧转动的方向。若可能，采用左手开启或打开的动作；采用右手关闭或拧紧的动作。用辅助技术，如开罐器可以降低扭转的应力。

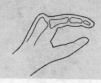

(6)其他措施：避免手指向小指方向推压，避免手指的扭转。避免向关节施加超过其限度的力量。避免长时间保持一个姿势。如果任务需要时间超过10分钟，则坐位完成；坐位20～30分钟后站立起来休息片刻；经常调整姿势。避免长时间重复的活动，适当安排休息。避免提举重物。尽可能采用双手工作。借助辅助工具。向关节畸形的相反方向运动。

206. 如何避免手关节的过紧抓握

避免手关节的过紧抓握，需注意如下事项：①尽可能不采用过强的抓握动作。②避免手部紧握拳头或捏、拧、挤等动作。③避免用大拇指和其他手指过紧抓握物体的动作，如阅读时，将杂志书放置于大腿上或"捧"在手掌上。这样可以避免手指关节屈曲，并可以让手指关节充分伸展。端茶杯时，采用大拇指和其余四个手指握持的方式，避免大拇指和食指过紧抓握杯把的方式（图29）。④当需要完成抓握动作时，尽量用手掌代替手指，如改用双手掌把持物体，将大部分负荷置于掌部；拾捡物品时，将整个手掌当作"勺"或"铲子"使用。⑤改用臂挽携包的方式代替手拎提包。⑥像握匕首一样持刀或握勺（使刀把、勺把与手指关节平行，图30）。⑦若必须采用抓握方式，则要避免抓握过紧，可采用通过用塑料或泡沫等增大增粗文具、厨具和其他工具握持部位直径的方式降低关节应力。如粗柄搅拌器（图31）、增粗把手的切刀（图32）。⑧避免过长时间持续抓握。在进行书写、打电话、打扫卫生等需要较长时间抓握或捏的动作时，应在动作过程中，经常休息片刻；或经常伸直手指，并进行手指伸展活动。⑨若可能，可利用辅助装置或夹子把握物体，如钥匙转动器可以降低捏握时的应力。⑩改变物品的表面。表面粗糙比光滑的物品在捡拾时需要的抓握力量小。

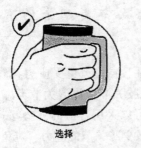
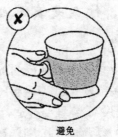

选择 避免

图 29　大拇指和其余四个手指握持端杯

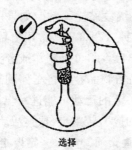
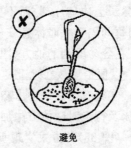

选择 避免

图 30　握匕首式握勺

201

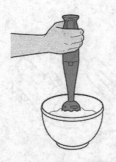

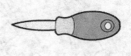

图 31　粗柄搅拌器　　　　**图 32　粗把手切刀**

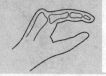

207. 什么是类风湿关节炎患者的下肢关节保护措施

关节保护技术可使受累的下肢关节免受应力,降低关节疼痛,并保护关节软骨。以下为下肢关节类风湿关节炎患者关节保护的一些建议:①穿鞋要合适,可以采用舒适的鞋垫,必要时可垫上特制鞋垫,以调整下肢力线,减少膝关节的应力。避免高跟或不"跟脚"的鞋子(图 33)。②在活动 10～30 分钟后,可以坐下休息片刻,而不要采用站立不动的方式。当站立工作较长一段时间后,可坐在高凳子上休息片刻,而不要继续站立不动。如果一定要站立工作,则每间隔 1 小时休息 5 分钟。③将一些常用物品(如衣物收纳箱)放在容易取到的地方(图 34)。④可以制作或者买一个取物器(钩),以便拾取放在地上的所需物品。⑤将车停到靠近患者的目的地。⑥具有震荡或冲击膝关节的运动可能进一步损伤关节软骨。游泳及行走对膝关节施加的应力较跑步、球类活动小得多。⑦使用电梯(图 35)的方式实现垂直交通。如果一定要走楼梯,应一步走一个台阶,且适当安排间隔休息时间。⑧行走时尽量选择平地行走,避免上坡行走(图 36);同时注意避免被障碍物绊倒(图37)。或者可用骑自行车的方式替代行走(图 38)。

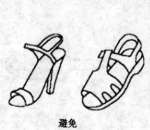
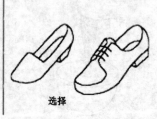

避免　　　　　　　选择

图 33　类风湿关节炎患者的鞋子选择

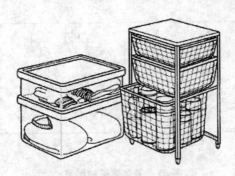

图 34　鞋架、衣物收纳箱置于易取处

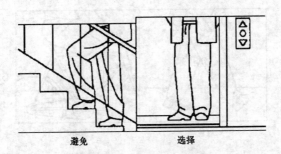

避免　　　　　　　选择

图 35　乘电梯替代走楼梯

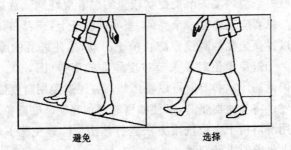

避免　　　　　　　选择

图 36　避免上坡行走

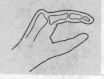

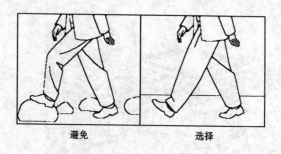

避免　　　　　　　　选择

图 37　避免障碍物绊倒

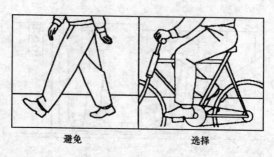

避免　　　　　　　　选择

图 38　骑自行车替代行走

　　下肢关节类风湿关节炎症状较重的患者应特别注意：①避免坐低凳。患者应就坐在一个高的、坚实的椅子上，或者在凳子上垫一枕头以提高坐凳的高度。防止椅子滑动，以使患者的膝关节少受应力。②避免坐位时膝关节过度屈曲的姿势（图 39）。③避免睡高度偏低的床。必要时可以将床垫高。④避免用高度偏低的坐便器。建议将坐便器垫高，以使如厕时更加轻松。⑤避免用盆浴。最好采用淋浴椅子坐位洗浴方法进行沐浴。⑥避免跪下、蹲下或者在地上坐着时下肢交叉。

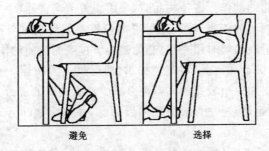

避免   选择

图 39　避免坐位膝关节过度屈曲

208. 其他关节如何保护

（1）腕关节：避免腕关节向小指侧方向（尺侧偏）的活动（手指也应避免这一方向的活动），如转动门把手，开启或关闭电器、水龙头时，尽量采用朝向拇指的方向旋转。避免导致扭转的活动，例如，在采购新电器时，选择按钮式开关代替旋钮式开关；配有活动支架的电茶壶或电水壶，可以减少腕关节向小指侧方向（尺侧偏）的活动（图 40）。避免提拉重物。若必须提拉重物，应避免腕关节

205

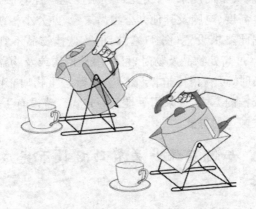

图 40　配有活动支架的电茶壶和电水壶

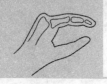

向掌侧屈曲的动作。握持物品时,采用腕关节略背屈,手与上肢保持在一直线上的姿势,特别是尽可能使腕关节活动时与前臂保持在一直线上。必要时用夹板;避免腕关节过度的屈曲动作。

(2)肩关节和肘关节:避免提举、搬运过重的物体。肩背包的背包带上附加一个较宽的肩带可以减少对肩关节的应力。在较长时间、较大运动过程中,应适当间以休息,并前后摆动活动肩关节和肘关节。

(3)髋关节:降低体重是最有价值的保护;避免突然坐在较低位置的椅子上,这会增加关节损害;应用有扶手的椅子帮助分布应力。

(4)颈椎小关节:在活动中尽量保持颈背部的正常生理曲度是预防颈椎小关节应力增加的一种有效方式,方法包括在阅读或看电视时用枕头保持头颈部的正常生理列线;抬高工作台面高度;利用颈托等。

(5)腰椎小关节:及物时避免过度弯腰动作。必要时蹲下低处及物。保持物品在容易够及的范围。例如,办公物品放置于视野范围,并于髋关节高度水平,由此最大限度地避免弯腰,并伸手可及。办公桌高度、电脑及其他办公物品放置、办公小柜或抽屉位置等也应根据此要求设置(图41)。橱柜及悬挂物品不宜过高或过低(图42)。过高处物品及物时,可利用长柄钩或及物器。捡拾地板上的物品时,可利用捡拾棒(图43)。搬运重物时,建议尽可能采用滑动或推的方式,或采用手推车等方式。若没有手推车,可以采用分数次搬运的方式。

209. 如何在保护关节的前提下完成常见的日常生活

(1)指尖活动:按压微波炉按钮、刷牙甚至吃饭等都需要手指操作。在餐叉或牙刷安装圆柱状的泡沫,以便于抓握。将橡皮瓶塞装在尺子或木棒的一端,用它开关微波炉、电视等按键。

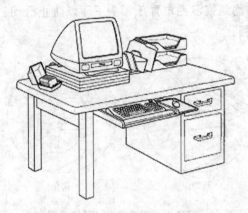

图 41　办公桌及用具位置合理

207

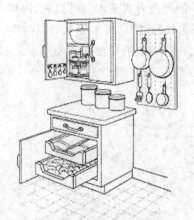

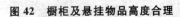

图 42　橱柜及悬挂物品高度合理

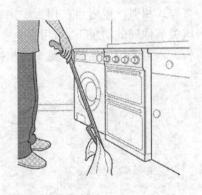

图 43　捡拾棒拾取物品

(2)开启瓶(罐)盖:拧动方向为大拇指方向,这样可避免尺侧的小关节畸形。将手掌置于瓶(罐)盖,身体重量下压,通过肩关节

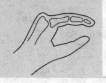

为轴心的上肢转动开启罐头(图44),避免用手指抓握瓶(罐)的开启方式,可将海绵或湿毛巾置于罐头下面以防止滑动。或者可利用开瓶(罐)器。

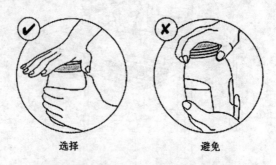

选择   避免

图44 避免用手指抓握瓶(罐)的开启方式

208

　　(3)开关水龙头:旋转式水龙头的开关方式基本与开启瓶(罐)盖方式相似。或者可改用扳手式(图45)或抬启式水龙头,在保持腕关节伸展的前提下,采用多个手指或手掌、手背推开或关闭水龙头。也可采用旋转式水龙头增加把手的方式(图46)。

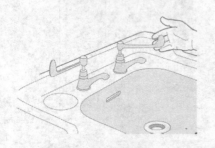

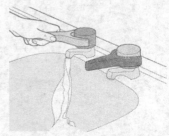

图45 扳手式水龙头   **图46 旋转式水龙头增加把手**

　　(4)洗浴:可应用浴凳、手持淋浴、沐浴手套、长柄洗澡海绵揩(图47)、双手操作的刷背浴巾(图48)的改良洗浴用具进行。肥皂系在绳子上、沐浴手套等可降低手指应力。将毛巾放在浴缸的边缘使得其容易拧干。热水浴可以缓解僵硬与疼痛。

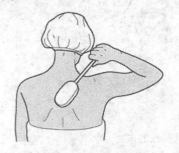

图47 长柄洗澡海绵擦

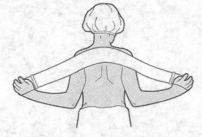

图48 双手操作的刷背浴巾

（5）洗涤与熨烫：不采用拧衣服（或其他需要去除水分）的方法，采用挤压的方法去除衣服（或其他物品）的水分（图49）。熨斗宜轻，熨衣板高度合适，熨衣动作采用肩肘关节运动（图50）。

（6）上下楼：上下楼容易拉伤膝关节和髋关节。为了减轻应力，可采用"用健侧下肢上楼梯，用患侧下肢下楼梯"的方法，即上楼梯时健侧下肢先上，下楼梯时患侧下肢先下。同时，可以采用扶握楼梯扶手的方式（图51）。

（7）携物：可根据所携物品不同，相应采用不同的形式。如将购物袋置于前臂；避免拎重物；双手端咖啡杯；双手掌托餐盘；双手掌端罐、盆等容器，并尽可能靠近身体。基本原则为尽可能地采用最强壮、最大的关节。必要时采用行李车的携物方式（图52）。

（8）下蹲：当需要拾取低于身体的物体时，下蹲比弯腰更为合适。这样还可以有助于强壮下肢和髋部的肌肉，以更好地稳定关节。但这对膝关节要求很高，可扶握台面或家具然后下蹲，保持膝关节与踝关节的列线。如果疼痛加重，可倚靠椅子，代替站立，以降低膝关节应力。

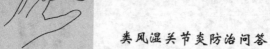

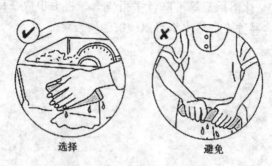

选择 避免

图 49　用挤压替代拧的方式

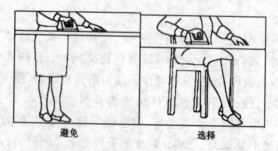

避免 选择

图 50　利用肩肘关节运动完成熨衣动作

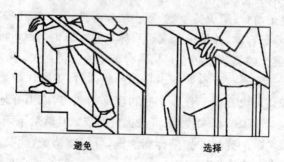

避免 选择

图 51　扶握楼梯扶手上下楼

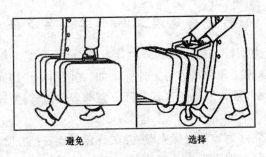

避免　　　　　　　　选择

图52　用行李车携物

（9）提举：尽可能贴近重物，双脚分开，与肩同宽；腹部肌肉收缩；尽量屈曲膝关节以降低身体高度，保持背部挺直；双手很好地抓握重物，即尽可能靠近最重的一点抓握物体；用腿部肌肉使身体直立，并将重物抬起；整个提举过程背部要保持挺直，主要利用腿部肌肉收缩；提举过程不要让身体发生扭转；搬运过程中，物体的位置在肩、腕水平，靠近身体；将重物放下时，仍采用膝关节屈曲，利用腿部肌肉收缩的方式。基本原则为尽可能注意符合生物力学原理。

（10）出行：类风湿关节炎患者出行前，需要准备好柔软鞋衬和鞋垫的鞋子。假如系鞋带困难，可以尝试穿拖鞋或"一脚蹬"等不系鞋带的鞋子，用鞋拔穿鞋。

（11）驾车：进车门时先坐于座位一侧，然后转动身体进车门，双膝关节并拢；背向座位，坐下，然后摆动双腿进入。出车门时，先移动双腿出车门。可转动的座椅使如上两个动作更容易。座位尽量前靠，尽可能增加髋关节屈曲，以促进合适的背部曲度；座位有背部支持垫；增加或调节镜子减少颈椎旋转；保持头部的放松姿势，避免颈椎过度伸展；若打开车门困难，可采用扶住按键装置；门把手或车钥匙采用必要的辅助具。

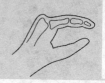

210. 如何更好地在工作中实施关节保护技术

(1)量力而行:每工作30分钟休息数分钟;改变工作规律,交替完成轻体力工作和重体力工作。例如,在清洁一个房间后,可坐下休息片刻。规律地小憩片刻实际上意味着你能够持续劳作更长的时间。

(2)预先计划和设置优先级:尝试有计划地安排分阶段完成工作(如周计划),即将工作分解为每一个时间段完成一部分。如果工作过多,就需要根据哪些事情是必须做的,哪些事情是将要做的,更好地安排计划。如计划要做的工作超过了你实际能够完成的范围,建议可以对部分工作做必要的删除。

(3)分散工作任务:计划将一些工作分解为某些时间段的零星小任务,并设定完成的时间限制。并将一个区域的工作集中完成,避免上下楼或不同房间的穿行。经常休息,并放松与牵伸肌肉和关节。

(4)避免工作时疲劳的姿势:长时间站立或肌肉处于紧张状态的姿势可导致疼痛和疲劳。尝试经常改变姿势,经常活动肢体以防止僵硬。保持工作桌面处于正确高度,避免过度弯腰等姿势(图53)。许多需要正常站立的工作可以调整为坐位。坐位时重要的是要考虑座位的舒适性、支持状况、座高与座深等。座椅可以调节以保证双髋、双膝处于正确的角度。下背部需要有良好的支持。

(5)能量节约:通过考虑任务是否真正需要、完成任务的最佳途径、进行任务的最佳时间、是否可以胜任等问题,消除一些不必要的工作或工作步骤。

在可能的情况下储存能量,如适当的坐位工作、采用双手操作的方法、采用平面滑动物体的方法替代提举、借助辅助设备、在可及范围设置开关和控制等。可调节的带滑轮的椅子、多功能小推车等有助于患者节约能量。

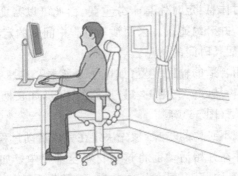

图53 正确的工作坐姿

211. 什么是能量节约技术

疲劳可以干扰类风湿关节炎患者的功能独立能力,而能量节约技术可以使类风湿关节炎患者更加轻松地完成日常生活活动。那么,什么是能量节约技术呢? 即通过各种手段,使得患者以较小的能量消耗完成必要的日常生活活动和工作。当患者完成日常生活活动和工作更为有效率时,心血管系统的负担就会降低,疲劳、气促和应力导致的疼痛则可以避免。能量节约技术包括如下几种。

(1)优先原则:决定一系列活动中,哪些需要安排先进行,哪些可以滞后安排。

(2)计划原则:将每周所需完成的能量消耗较大的任务进行合理分布,避免将所有能量消耗较大的任务集中在一日内完成。安排在每日经历最充沛的时间段完成最"艰巨"的任务。

(3)改良环境:改良环境,避免过度弯腰、携物和及物。将最常用的物品置于最易够及的地方。在家中,用轻便的小推车或篮筐运输物品。将卫生间中马桶座椅升高,并放置洗浴椅。

(4)活动过程尽量采用坐位:在洗浴、洗涤或折叠衣物、厨房备餐、穿衣时,尽量采用坐位方式进行。

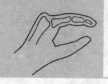

(5)定时休息：定时休息十分重要，由此可以帮助身体从疲劳状态中恢复，并节约能量。采用活动过程中间断的定期休息，而非在活动完成后长时间的休息。

(6)使用合适的辅助装置：如电子开瓶器开启瓶盖、及物器够及地板上的物品等。应用更容易抓握的工具，如长柄梳子(图54)或长柄美容器(图55)等。

(7)消减不必要的步骤：预先决定在完成活动过程中所需要的所有材料，并在开始活动前将这些材料全部集中。如洗浴后用大的浴巾擦干身体；穿有尼龙搭扣的鞋子，避免系鞋带；准备容易加热的食品。

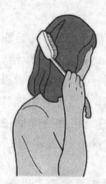

图54　长柄梳子

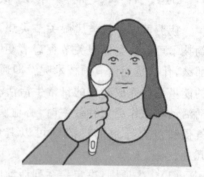

图55　长柄美容器

212. 类风湿关节炎患者如何预防疲劳

　由于类风湿关节炎患者的炎症、慢性疼痛、睡眠质量低、抑郁、贫血和缺乏运动等因素会导致患者出现疲劳症状，或因疼痛、关节活动受限等因素导致在完成日常生活等动作时需要消耗更多的能量，因此更加容易造成疲劳。预防类风湿关节炎疲劳既属于关节保护技术范畴的内容，又属于能量节约技术范畴。为了有效地预防类风湿关节炎患者的疲劳，需要采取如下方式。

在日常活动等情况时,也需要量力而行,并预先计划、合理安排、设定优先考虑的情况,并尝试将较大的活动分解为数个小活动。每天的活动应采用轻活动量和中等活动量交替,间以定期的休息,充分的休息是避免过度使用关节的重要措施。节约能量。采用最佳姿势完成日常活动是节约能量的有效措施之一。用省力装置、降低需要提举物品的重量、采用滑动或手推车的方式代替提举等也是节约能量的方法。良好的夜间睡眠,保证体力恢复。同时,即便在睡眠时也应注意关节保护,降低关节应力,具体措施包括:应用结实、支持性好的硬床垫。枕头高度宜低,或可塑形以使颈椎曲度处于自然状态,避免枕头过高或过软,造成颈椎过度屈曲。仰卧位睡眠(这是保持双髋关节和双膝关节生物列线的最佳姿势)。若需要侧卧位,双髋、双膝需要保持伸展状态,可用一个枕头置于双膝之间,并采用疼痛最轻侧的侧卧位。双足用被褥、毯子松松裹住,必要时用毯子支持。类风湿关节炎患者任何体位睡眠时均需避免膝关节或上肢屈曲姿势。因疼痛导致的睡眠问题可采用就寝前洗一个热水浴,必要时遵医嘱服用镇痛药物等措施。

213. 哪些物理因子可用于治疗类风湿关节炎

应用自然界和人工形成的各种物理因子,如电、光、声、磁、热、冷、矿物质和机械等因素作用于人体,以预防和治疗疾病的方法,即利用物理因子在组织中产生治疗性反应称为物理因子疗法。

(1)消炎镇痛作用的物理因子疗法:①冷疗。类风湿关节炎急性期可适当采用,具体方法为冰敷、冷空气疗法等。②紫外线疗法。急性期,根据不同的病变部位,配合抗风湿药物治疗,有增强药物疗效的作用,病变关节较多时可轮流进行。稳定期,疼痛局部的紫外线照射止痛作用明显。此外,紫外线疗法还具有防止骨质疏松的作用。③超短波疗法。无热量超短波也可用于类风湿关节

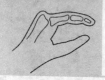

炎急性期。④蜡疗法。仅用于非类风湿关节炎活动期。具体方法有刷法、浸法及蜡饼法。⑤磁疗法。病变部位较浅表时采用旋磁法；病变部位较深时采用脉冲磁场或恒定直流磁场。⑥低中频脉冲电疗法。如经皮神经电刺激疗法、干扰电流疗法等，应用相对较少。

（2）促进代谢、改善骨营养的物理因子疗法：包括超声波疗法、微波疗法、水浴疗法和泥疗法等。微波疗法有深部透热作用，但可能使关节腔内温度升高，故应用时要慎重。

（3）缓解挛缩的物理因子疗法：包括超声波疗法等。

（4）促进药物吸收的物理因子疗法：通过超声波药物透入疗法，可以实现类风湿关节炎患者的局部用药。

214. 如何选择物理因子治疗类风湿关节炎患者的疼痛

许多物理因子可用于镇痛，针对疼痛不同的病因，可用不同的物理因子。类风湿关节炎患者的疼痛原因主要为关节结构破坏后的一系列病理改变所致，其中关节滑膜炎症、神经末梢被刺激等是造成类风湿关节炎患者疼痛的主要原因。因此可根据类风湿关节炎患者的不同阶段、不同的病理改变选择物理因子治疗患者的疼痛。

以疼痛和肿胀为特点的急性炎症阶段，冷疗法比温热疗法更具有优势。因为冷疗法的低温可使血管收缩，从而有助于限制组织水肿，同时，低温还可通过降低关节温度、胶原酶活性而实现抗炎作用。因此，冷疗法最常用于伴有渗出的炎症关节周围。

类风湿关节炎的其他阶段，特别是慢性期，具有热效应的物理因子治疗效果可能更好。通过热效应，可直接抑制游离神经末梢、扩张血管、加强清除代谢产物，提高组织的弹性，抑制骨骼肌的过度兴奋，从而实现镇痛的目的。此外，也可根据物理因子的自身特性选择治疗类风湿关节炎疼痛。如电疗法可通过闸门学说达到镇痛效果，因此也可用于治疗类风湿关节炎，常用的电疗法包括经皮神经电刺激等。

215. 为什么急性期类风湿关节炎多采用冷疗法镇痛

所谓冷疗法，就是应用比人体体温低的物理因子（如冷水、冰块等）刺激机体治疗疾病的方法。冷疗法的直接治疗效应包括降低急性炎症反应和缓解疼痛两大方面。冷疗法可使周围血管收缩，供血量减少，并通过组胺释放阻断，使渗出减少及局部新陈代谢降低，有利于消肿。冷疗法还可通过降低神经传导而减少肌肉的痉挛，达到缓解疼痛的目的。持续的冷刺激作用于皮肤感受器，感觉神经末梢和纤维传导活动受到抑制，达到镇痛作用。而类风湿关节炎急性期由于局部存在炎症，导致关节肿胀，并可因为炎症而产生较为严重的疼痛问题，因此选择冷疗法可以较好地解决类风湿关节炎急性期疼痛问题。

常用的冷疗法包括冰敷疗法、冰水冷敷疗法、冷喷疗法、冰按摩疗法和冷空气疗法等。适用于类风湿关节炎急性期镇痛的为冰敷疗法、冰水冷敷疗法和冷空气疗法。

冰敷疗法是应用冰块等在较长时间和较冷条件下作用于身体局部以治疗疾病的冷疗方法；冰水冷敷疗法是应用半融化冰水在较长时间和较冷条件下作用于身体局部以治疗疾病的冷疗方法；冷空气疗法是一种以周围空气为媒体，通过特殊设计的热转换器，除去空气中的水分和灰尘，使处理过的冷空气（温度低于−15℃）作用于治疗部位的冷疗方法。

216. 如何进行冰敷疗法

冰敷疗法所采用的冰袋可以是成品冰袋，也可以是自制冰袋。

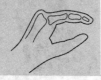

成品冰袋内填充二氧化硅凝胶水合物,具有多种规格;自制冰袋由碎冰块包裹组成。

自制冰袋的具体方法为:将一块大的湿毛巾展开,将碎冰块堆积于毛巾的中央部位,高度约2.5厘米(或将碎冰置于塑料袋中),然后折叠毛巾边角,制成冰袋。成品冰袋具有质地柔韧、密封性能好、不渗水,与治疗部位较好的贴合,使患者温度感觉均匀,以及可保存在冰箱或冰柜中等优点。自制冰袋具有制作简单、不需要专门的设备、适合家庭开展等优点。冰敷疗法的具体操作方法如下:①让患者处于舒适体位,裸露需要治疗的关节,注意检查治疗关节部位的温度感觉正常和皮肤完整无破溃。同时,其他非治疗部位注意保暖。②将制作好的冰袋敷于患者需要治疗的关节部位,并在冰袋上覆盖干毛巾。③治疗时间10~20分钟,具体可根据需治疗组织的范围及深度而定。若需要较长时间或较深部位冷疗,可保留10分钟以上,必要时可替换冰袋。④治疗结束后,移去冰袋,擦干皮肤,检查皮肤和治疗的生理反应。

冰敷疗法不仅可用于类风湿关节炎急性期,而且也适用于软组织急性扭挫伤早期、局部损伤导致的内出血、急性损伤早期的疼痛与水肿、手术治疗后早期和软组织感染(如疖肿、蜂窝织炎、急性乳腺炎等)早期。

217. 用冰敷疗法治疗时需要注意什么

冰敷疗法一般主要用于类风湿关节炎急性期的镇痛治疗。但是,由于冰敷疗法低温的特点,因此某些情况不能进行冰敷疗法,具体包括:局部如有开放伤口、皮肤感觉缺失或再生的周围神经等情况;合并存在雷诺病、冷变态反应、冷过度敏感等疾病,或温度调节功能较差;存在认知障碍、言语障碍。同时,在进行冰敷疗法治疗时需要特别注意如下几种情况:①治疗时密切观察治疗局部的皮肤反应,防止因过冷引起冻伤。治疗过程中患者出现明显冷痛或寒战,皮肤水肿、苍白时即应中止治疗,防止因过冷而发生冰灼伤,冷冻伤,皮肤出现水疱、渗出,甚至皮肤、皮下组织坏死。②加强非治疗区域的保护。冷敷疗法时注意保护治疗区域周围非治疗区域的正常皮肤,防止受冻。③注意局部反应的处理。治疗后若局部皮肤因寒冷出现痒痛、红肿,应停止治疗,局部可用温热疗法如红外线等进行处理。④一旦出现冷变态反应等不良反应时应立即中止治疗。所谓冷变态反应,是指在接受冷刺激后皮肤出现瘙痒、潮红、水肿、荨麻疹,甚至心血管反应等变态反应的情况。严重冷变态反应者出现心动过速、血压下降、虚脱,应立即中止冷疗,平卧休息,保暖,喝热饮料。⑤冬季治疗时,非治疗区域应注意保暖,防止感冒。

218. 如何采用冷空气疗法治疗急性期类风湿关节炎

以极冷的空气为媒介治疗肿胀和疼痛已成为目前理疗治疗急性期类风湿关节炎或其他风湿性关节炎急性期的成熟理念。冷空气疗法需要专门的仪器,即冷空气治疗仪。冷空气治疗仪是通过重型压缩机产生的冷空气,作用于损伤部位,达到伤病治疗的效果。采用冷空气治疗仪治疗急性类风湿关节炎的具体方法如下:①让患者处于舒适体位,并使需要治疗的关节部位暴露,身体其他部位保暖。②开机,预冷(直到蒸发器的冷凝器达到−20℃或更低),时间约为5分钟。③根据治疗关节的需要,选择相应的冷空气喷嘴,并安装之。④使用空气量调节钮和时间调节钮调节空气量和时间。⑤以45厘米左右的距离,于需要治疗的关节部位进行喷射,喷射范围由治疗关节部位的大小而定,喷射时间持续约10分钟。

采用冷空气疗法治疗急性类风湿关节炎时,需要特别注意,若患者合并存在动脉硬化、高血压和血管栓塞等血液循环障碍疾病,

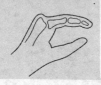

或雷诺病、冷变态反应和致冷血红蛋白尿等疾病,以及局部存在开放伤口、皮肤感觉缺失等情况时,冷空气疗法应禁用。此外,合并认知障碍、言语障碍的患者也应慎用。

219. 紫外线疗法治疗类风湿关节炎主要有什么作用

紫外线是在紫光外,波长范围为100~400纳米的看不见的光线。用紫外线的生物学特性的治疗方法称为紫外线疗法。紫外线疗法具有多种治疗作用,其中,用于类风湿关节炎的治疗作用主要为消炎作用和止痛作用。

(1)消炎作用:红斑量紫外线照射可加强红斑部位的血液和淋巴循环,加强新陈代谢,使网状内皮细胞的吞噬功能增强,可明显提高机体的免疫能力。对浅层感染及开放性感染时,紫外线能直接作用于细菌,对控制感染和炎症有明显的作用。不同剂量的紫外线可治疗不同阶段的炎症,在炎症浸润期能防止液化,促进吸收;如炎症已经化脓则可促其早熟使炎症局限化。

(2)止痛作用:紫外线照射对交感神经节有"封闭"作用,即当其兴奋性高时,以局部红斑量照射可降低其兴奋性,有显著的止痛作用。可治疗神经痛或伴有疼痛症候群的疾病,如带状疱疹。

紫外线疗法在类风湿关节炎急性期,可根据不同的病变部位,采用Ⅱ/Ⅲ级红斑量照射病变关节,每日1次,尤其适合关节疼痛明显或累及肌肉的患者,并具有疗效作用较快,镇痛作用明显的特点。当病变关节较多时可轮流进行,3~5次为1个疗程。配合抗风湿药物治疗,有增强药物疗效的作用。在类风湿关节炎稳定期,疼痛局部的紫外线照射止痛作用明显,每日1次或隔日1次,3~6次为1个疗程。为防止骨质疏松,采用亚红斑量或阈红斑量全身照射,隔日1次,3~6次为1个疗程。

需要注意的是,若患者存在恶性肿瘤、心(或肺、肝、肾)功能衰竭、出血倾向、活动性结核、放疗及化疗后1年内、应用光过敏药物等全身情况,以及急性湿疹、红斑狼疮、日光性皮炎、血卟啉病、色素沉着性干皮症、皮肤癌变、血小板减少性紫癜、光过敏症等局部情况时,紫外线疗法禁用。

220. 如何采用超短波疗法治疗类风湿关节炎

应用波长1～10米的超高频电场作用于人体,以治疗疾病的方法,称超短波疗法。超短波电流由于频率增高,容抗很小,故电流很容易通过各种人体组织,甚至骨等组织也能通过,电力线分布比较均匀。超短波电流作用于人体除热效应以外,还具有显著的高频电磁振荡效应,即非热效应。超短波疗法治疗急性期类风湿关节炎时,主要利用的是其非热效应,而其热效应因可导致炎症加重,因此需要采用无热量的方式进行治疗,而温热量的治疗方式则会因组织细胞通透性进一步增高,渗出加剧而使急性炎症加重。

判断超短波无热量的标准为:患者无温热感;氖灯管辉度较弱;电极与体表间距离5～6厘米。利用无热量超短波治疗急性期类风湿关节炎的具体方法为:采用中号电极对置于患者受累关节,调节输出旋钮,达到治疗要求的无热量剂量,治疗时间10～15分钟,每日1次,6～12次为1个疗程。治疗时,需要注意除去患者治疗区域的一切金属物品。

221. 如何采用蜡疗法治疗类风湿关节炎

利用加热的石蜡为温热介质,将热传导至机体达到治疗作用的方法称为蜡疗法。石蜡是高分子碳氢化合物,石蜡熔解后,随着热能的放散和冷却,石蜡逐渐变硬,体积可缩小10%～20%,具有可塑性和黏滞性。同时,当熔解石蜡的温度很高时,由于气体和水分不能透过石蜡,不呈对流现象,其液体变为固体的过程很慢,因而蓄热性能强。由于石蜡的上述物理特性,因此蜡疗热作用较强

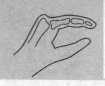

而持久,治疗时局部皮肤血管扩张,促进局部血液循环和营养过程的改善,使细胞膜的通透性加强,有利于组织内淋巴液和血液渗出物的吸收,减轻组织水肿。同时,治疗时与皮肤紧密接触,随着石蜡逐渐冷却,石蜡的体积缩小,加压于皮肤及皮下组织,因而产生柔和的机械压迫作用。蜡疗仅适用于类风湿关节炎患者非活动期。非类风湿关节炎活动期蜡疗的具体方法可为蜡饼法、蜡袋法和刷蜡法等。

(1)蜡饼法:将已熔化的石蜡降至 45℃～50℃,石蜡处于凝结状态时,取出放在塑料布或橡皮布上,敷于治疗的关节部位,局部包裹保温。

(2)蜡袋法:根据治疗关节部位的大小,用聚氯乙烯塑料薄膜压制成大小不同的塑料袋,将已熔化的蜡液倒入塑料袋内,蜡液的容量为塑料袋的 1/3,排出袋内的空气,用热合机封口制成蜡袋。治疗时将蜡袋放入热水中,加温至 60℃～70℃,待袋内的石蜡充分熔化后,用毛巾包裹放置需要治疗的关节部位。

(3)刷蜡法:需要治疗的关节部位先涂以凡士林,用容器盛已熔化的 60℃～70℃的蜡液,用毛刷蘸上蜡液,迅速而均匀的涂于关节局部皮肤上,涂刷至 0.3～0.5 厘米厚,每次涂刷的边缘不超过第一层蜡膜,再放上浸透石蜡的纱布垫或蜡饼保温。

其中,蜡袋法热作用最强,保温时间较长(持续 1 小时后温度仍达 40℃左右),操作简便,清洁,不浪费石蜡。但机械作用较差,不能紧密贴紧凹凸不平的部位,且塑料袋易老化。刷蜡法的凝缩压迫作用最强,但操作较费时。局部蜡疗的治疗时间一般每次20～25 分钟,治疗频度为每日 1 次,20 次为 1 个疗程。

蜡疗操作过程中,预防烫伤也是最重要的注意事项。在蜡袋法使用中要注意蜡袋破裂,蜡液流出引起烫伤。蜡疗过程中,患者不得任意活动治疗部位,防止蜡块或蜡膜破裂,使蜡液流动而致烫伤,若患者感觉过热应及时中止治疗,检查原因并予以处理。对于皮肤感觉障碍、血循环障碍、瘢痕、植皮术后的治疗局部需要格外注意。

222. 磁疗法治疗类风湿关节炎主要有什么作用

用磁场作用于机体、经络穴位治疗疾病的方法称为磁疗法。磁疗法应用于类风湿关节炎,主要利用其止痛和消炎、消肿的治疗作用。

(1)止痛作用:磁疗能改善局部血液循环和组织营养,加速炎性渗出物的吸收,降低末梢神经的兴奋性,促使致痛物质的分解和转化,具有明显的止痛作用。适用于创伤性疼痛、神经性疼痛,尤其对软组织损伤性疼痛疗效显著。

(2)消炎、消肿作用:在磁场作用下,血管的通透性增加,有利于渗出物的吸收消散,提高机体的非特异性免疫力,白细胞及吞噬细胞的能力增强而达到消炎、消肿。适用于慢性炎症和软组织损伤引起的组织局部水肿。

磁疗法适用于非急性期的类风湿关节炎患者。病变部位较浅表时采用旋磁法,病变部位较深时采用脉冲磁场。旋磁法和脉冲磁场均属于动磁场疗法,治疗时,磁场的方向、强度可发生变化。旋磁法根据旋磁机机头上磁片的安装方式不同,分同名极(脉动磁场)旋磁法、异名极(交变磁场)旋磁法。其优点是起效快、不良反应少。可产生均匀、渐强、疏密等各种脉冲磁场的称为脉冲磁疗法。

具体操作时,应注意勿使手表、收录机、移动电话等靠近磁头,以免被磁化。若患者感觉过热发烫,应在磁头与治疗部位间加垫或加大间距,以防烧伤。此外,年老体弱及妇幼患者,对磁场强度的耐受性较低,宜采用弱磁场,且治疗时间不宜过长。极少数患者治疗后可出现头晕、恶心、心慌、气短等不适反应,轻者不需处理,可继续治疗;重者可减弱磁感应强度、缩短治疗时间或停止治疗。

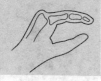

以上反应可逐渐自行消失,不留后遗症。

223. 如何采用超声波疗法治疗类风湿关节炎

将频率在 20 000 赫兹以上,不能引起正常人听觉反应的机械振动波作用于人体以达到治疗疾病的方法称为超声波疗法。超声波疗法的治疗作用主要包括机械作用和热作用两大部分。超声波的机械作用在组织中引起细胞波动而出现一种微细按摩作用,可改善局部血液和淋巴循环,加强组织营养和物质代谢;同时可刺激半透膜的弥散过程,增强通透性,提高组织再生能力。超声波疗法的热效应主要是组织吸收声能的结果,因此也将超声波疗法称为超声透热疗法。超声波疗法的热效应主要通过如下 3 种途径产生:通过媒质时被吸收而转变成热能;在超声波压缩相位中,通过媒质时交替的压力变化,使组织细胞周期性紧缩,引起温度升高;在不同组织界面上超声能量的反射,因驻波形成而致质点、离子摩擦而生热。

由于超声波疗法的上述治疗作用,因此具有如下优点:可使深层组织发生显著的温度改变;机械效应和热效应共同作用,分离胶原纤维,增加结缔组织延展性,有效地治疗关节软组织疾病;增加细胞膜的通透性,以增加离子交换等。超声波疗法的治疗作用与优点也决定了其适用于治疗类风湿关节炎。一是可以促进代谢、改善骨营养,二是缓解挛缩。

超声波疗法用于促进代谢、改善骨营养时,患者取舒适体位,充分暴露需要治疗的关节部位,局部皮肤涂以耦合剂,选择合适的超声波声头,将声头置于治疗部位。超声强度每平方厘米 1~1.5 瓦。治疗方法采用接触移动法,即声头紧密接触需要治疗的关节部位并做缓慢往返或圆圈移动,声头移动速度以每秒 2~3 厘米为宜。每次治疗时间 15 分钟,治疗频度每日 1 次,20 次为 1 个疗程。对于局部凹凸不平的关节部位（如手指、足趾、腕、踝关节），可采用水下超声波疗法，即需要治疗的关节部位与声头同时放入37℃～38℃的去除气泡的水盆中，声头对准需要治疗的关节部位，距离皮肤1～5厘米。每次治疗时间5～12分钟，治疗频度每日1次或隔日1次，10～15次为1个疗程。

超声波疗法用于缓解挛缩时，大关节用移动法，超声强度每平方厘米1.5～2.5瓦，每次10～12分钟，每日1次；小关节用水下法，用密闭的声头，浸入除气泡后的水中，距离1～2厘米，对浸在水下的小关节进行辐射，超声强度每平方厘米1.5～2瓦，每次8～10分钟，每日1次。

224. 是否可以在超声波疗法治疗类风湿关节炎的同时局部用药

在超声波疗法治疗类风湿关节炎的同时局部用药是可行的。这一方法也称为超声波药物透入疗法，即将药物加入耦合剂中，利用超声波以提高弥散和组织渗透性，使药物经皮肤或黏膜透入体内。

超声波治疗的同时将药物透入人体组织的作用机制主要包括如下几个方面：①超声波所引起的振动波能改变分散相表面分子结构，使细胞膜通透性增加，从而使药物易于透入到细胞内。②超声波使局部毛细血管扩张，也促进药物的透入。③超声波的作用使细胞内产生微声流，细胞结构发生变化，出现新的酶中心，使催化过程的趋向性发生改变，提高了细胞对药物的敏感性。④超声波的机械和热效应，可使大分子药物解聚，有利于大分子药物进入体内。⑤超声波将药物导入体内主要是通过皮脂腺和汗腺的开口而实现。

超声波药物透入疗法特点：所用药物范围广，药物可完全透入细胞内；药物浓度不受电离、电解作用的限制；不存在影响作用强

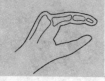

度和时间的极化问题；没有电刺激现象，不会发生电灼伤。

超声波药物透入疗法治疗类风湿关节炎时，局部结合使用的药物主要为扶他林或氢化可的松霜，通过超声波和上述药物的共同作用达到治疗效果，尤其是镇痛效果。除了治疗时需要在关节局部皮肤涂抹双氯芬酸（扶他林）或氢化可的松霜外，其余的操作内容与超声波疗法相同。

225. 如何采用分米波疗法治疗类风湿关节炎

采用分米波疗法治疗类风湿关节炎患者时，主要利用分米波的内生热效应。分米波内生热产生的原理和方式与超短波大致相同，分米波的热作用与超短波的热作用一样可以使机体组织血管扩张，细胞膜渗透性升高，改善局部组织营养代谢，促进组织再生等，同时还有解痉、止痛、消炎等作用，因此也适合用于治疗类风湿关节炎。

微热量分米波的剂量判断标准：恰有温热感，功率密度为每平方厘米 88～220 毫瓦。利用微热量分米波治疗类风湿关节炎的具体方法：患者除去身上的金属物品，取舒适体位，治疗部位不须裸露（可穿着单层薄棉质地衣服）。选择与治疗关节相应的辐射器，安装于治疗仪器的支臂上；移动支臂，使辐射器正对准治疗关节部位，辐射器与皮肤之间距离一般为 5～10 厘米，调节输出旋钮，达到治疗要求的微热量剂量，每次治疗时间为 15～20 分钟，每日 1 次，10～12 次为 1 个疗程。

分米波疗法治疗时应特别需要注意避免烫伤，因此治疗过程中应注意询问患者的感觉，注意监测、记录温度，以便及时调节输出。如患者感觉过热或有烫痛感，应中止治疗。在有感觉障碍或血液循环障碍的部位治疗时，不应依靠患者的感觉来调节剂量，并且治疗剂量宜稍小。此外，由于分米波属于微波范畴，因此在治疗过程中还需要根据微波安全允许标准进行规范操作。

226. 如何采用水浴疗法治疗类风湿关节炎

用水的物理化学特性，以不同的治疗方式作用于人体，达到预防和治疗疾病目的的方法称为水浴疗法。水浴疗法主要利用水的可塑性、可溶性和比热及热容量大等物理特性。水的可塑性决定了水在通常情况下为液体，可与人体各部位密切接触，是传递刺激机体的最佳物质。水的可溶性决定了水可以溶解多种物质，治疗时在水中加入某些化学药物，可增强水疗法的化学刺激作用，进行人工矿泉和药物浴等疗法。水具有较大的热容量（比热为1），热传导性好，约为空气的33倍，易于散热和吸取热量，对机体可产生温热或寒冷刺激。

水浴疗法的物理特性使得其具有温度刺激作用、机械刺激作用（静水压、浮力、水流冲击），添加物质（如各种盐类、气体、微量元素、药物等）后的化学刺激作用，以及由上述作用形成的综合刺激作用。水浴疗法由于水温、添加成分、治疗方式、作用压力、作用部位、操作方法不同，治疗作用、临床适用的范围也有所不同。因此，水浴疗法常根据上述不同的情况进行分类。按添加成分可分为淡水浴，药物浴（包括盐水浴、松脂浴、苏打浴、硫黄浴、芥末浴等）和气水浴（包括二氧化碳浴、硫化氢浴、氡浴、气泡浴等）。淡水浴主要为温度刺激；药物浴添加的化学物质刺激对水浴疗法具有加强作用；气水浴除了具有化学物质刺激作用外，还具有气泡产生的机械刺激作用。

水浴疗法治疗类风湿关节炎时，主要采用矿泉浴，可采用硫化氢浴、氡水浴等，将38℃～41℃的矿泉水引注于各式池内，需要治疗的关节以入浴方式浸泡，每次治疗时间15～20分钟，治疗频度每日1次，15～20次为1个疗程。治疗时，也可在池内徐徐轻动关节，以扩大接触面，形成活性薄膜，以更好地达到消炎、镇痛，改善循环及提高新陈代谢的作用。

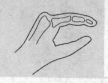

227. 如何采用泥疗法治疗类风湿关节炎

将各种泥类物质加温后敷于人体,达到治疗目的的方法称为泥疗法。泥疗法也属于传导热疗法范畴。可用于泥疗的治疗泥种类为淤泥、泥煤腐殖土、黏土和人工泥等。治疗泥的特性包括导热性、可塑性和黏着性。泥的导热性与水相仿,但热的对流极小,因此与皮肤接触的泥层冷却较慢,温热作用时间长。治疗泥具有较好的可塑性和黏着性,治疗中可与皮肤紧密接触,从而充分发挥其治疗作用。泥疗法具有如下治疗作用。

(1)温热作用:泥疗具有明显的温热作用,具体可表现为:治疗局部毛细血管扩张,血液循环加强,促进了组织的新陈代谢,皮肤及组织的营养得到改善,有利于慢性炎症、水肿、浸润、渗出液和血肿的消散吸收,能促进瘢痕、粘连组织的软化松解。降低末梢神经的兴奋性,使肌张力减低,具有镇痛解痉的作用。可引起全身反应,如体温可稍有升高,汗腺分泌增强,脉搏和呼吸加速等。

(2)机械作用:治疗泥具有一定的重量,当作用于人体时,对组织产生压迫作用及治疗泥微粒对皮肤的摩擦作用,可促进血液及淋巴液的回流。

(3)化学作用:治疗泥中含有各种矿物质和有机物质等成分,可通过皮肤的吸收或附着在体表刺激皮肤或黏膜,对机体产生一定的化学刺激作用。

泥疗法治疗类风湿关节炎可采用局部或全身泥疗法。局部泥疗法时,治疗泥温度多为 50℃～53℃,每次治疗时间 20～25 分钟,治疗频度每日 1 次,20 次为 1 个疗程。做全身泥疗法时,治疗泥温度多为 39℃～40℃,每次治疗时间 12～25 分钟,治疗频度为每日 1 次,20 次为 1 个疗程。

228. 采用热效应物理因子治疗类风湿关节炎时应注意什么

（1）注意热效应物理因子治疗方法使用的时机：由于类风湿关节炎患者急性期炎症阶段，热效应会加重病情，因此需要严格把握患者病情所处的阶段，在急性期热效应物理因子治疗须禁用，而应选择冷疗。只有在患者非急性期，方可使用热效应物理因子治疗方法。

（2）注意物理因子透热效果和关节软组织厚度之间的关系：大多数用于表面加热的物理因子治疗方法能使表皮下1厘米深度的软组织温度提高3℃。红外线只能穿透皮肤几毫米。所以，体表表面加热不能穿透进入深部的关节，如髋关节或者膝关节。事实上，这种体表表面加热使得血流分布到更表面的软组织，从而轻微降低了关节内的温度。

（3）注意避免烧伤：湿热疗法较干热疗法对皮下组织产生更高的温度，常被用来解除关节的疼痛。采用干热或湿热治疗方法可使皮肤温度超过44℃，所以应小心避免皮肤的烧伤，特别是在骨突出的部位。

（4）深部透热疗法需要注意患者是否存在禁忌证：透热疗法可采用短波或微波等物理因子，或者采用超声波，后者的高频声波能被转换成热量，能够较短波或者微波透热疗法穿透得更深。深部组织加热不能用于有局部肿瘤或者有出血倾向的患者。如果局部的血液循环差，患者服用了镇静药或者感觉受到损害，则可使上述任何一种透热疗法的危险性增加。

（5）注意与其他康复治疗方法综合应用：深部透热疗法与体表表面加热相比，它能影响胶原的黏弹性性能。在胶原伸展时，对组织有一定的张力，会出现蠕变的增加。这种蠕变是韧带在张力下的塑形伸展。在开展牵张训练、关节活动度训练等运动疗法之

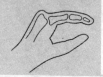

前给深部组织加热,将增强治疗的有效性。

229. 是否可以进行类风湿关节炎家庭物理因子疗法

除了在医院开展类风湿关节炎的物理因子疗法外,患者还可在家庭进行类风湿关节炎物理因子疗法。家庭开展类风湿关节炎物理因子疗法不但可以巩固正规治疗获得的疗效,降低复发率,而且可提高患者对疾病的深入了解和增强保健意识,节省去医院的时间和减少经济开支。另一方面,声、光、电、磁等物理因子有许多可在日常生活中便捷地获得,现在又有许多家庭用理疗仪器为开展家庭物理因子疗法创造了条件。因此,类风湿关节炎家庭物理因子疗法也是很容易开展的。

在家庭物理因子疗法中,最容易进行的是冰敷疗法、温热敷疗法和红外线疗法。冰袋及冰箱中的冰冻物品是类风湿关节炎急性期患者进行冷敷的便捷物品。热毛巾、热水袋、热水澡等都是类风湿关节炎患者进行非急性期温热敷疗法的便利条件。加热后的石蜡、发光的白炽灯等则是很好的红外线发射器。非急性期类风湿关节炎患者洗澡时浸泡在温水中,也可以获得较好的治疗效果。这种加热水疗法是一种通用的方法,能够治疗多关节和肌肉的疼痛。此外,蜡疗袋、场效应治疗仪、小型红外线辐射灯、频谱家用保健治疗仪等家庭理疗产品也可以采用。这些简易的物理因子疗法可改善类风湿关节炎患者局部状况,缓解肌肉痉挛,消除肿胀和减轻症状,有助于巩固和提高正规治疗的效果。

230. 如何具体开展类风湿关节炎家庭物理因子疗法

(1)类风湿关节炎急性期家庭物理因子疗法:主要为冰敷疗

法。除了一些商品冰袋之外,冰箱中的冰冻物品也可以作为替代品。具体操作如前所述的冰敷疗法相仿。

(2)类风湿关节炎非急性期家庭物理因子疗法:①温热敷。患者首先根据自己疼痛情况,找到需要温热敷的部位。然后将毛巾浸入热水中浸透,拧干毛巾,待毛巾温度基本上不是很烫后,展开毛巾平放在疼痛部位。为保持温度持久,可在毛巾上面覆盖一塑料布或干毛巾,以减少散热。热敷时间 10 分钟左右。为了加强疗效,也可以配合采用中医外用中草药水热敷。此外,还可在沐浴时利用淋浴进行湿热敷。患者在受累关节疼痛部位放上一块毛巾(较大的毛巾可折叠),用 45℃ 左右的温水冲淋患部 5～10 分钟,以达到效果。②蜡疗。家庭蜡疗主要采用蜡袋法。蜡袋法的具体操作为:预先在耐热塑料袋装入 1/3 容量的熔化蜡液。治疗时将封闭好的蜡袋投入热水加温,待蜡熔化后将蜡袋敷于受累关节部位。一般每日 1 次,每次 30～60 分钟。③场效应治疗。利用专门的场效应治疗仪进行。场效应的主要作用是低频交变电磁场的生物效应。颈椎病患者应用时可将效应带置于受累关节处,打开电源后,根据自我感觉调整"强、中、弱"开关,选择合适的场强和温度,每日 1～2 次,每次 30～40 分钟。为增强疗效,可结合使用配套的中药增效垫。④红外线疗法。红外线的辐射作用是一种以热作用为主的理疗方法。热作用不但能促进血液循环、消除炎症,而且可降低末梢神经的兴奋性而镇痛、缓解肌肉痉挛。具体方法为红外线灯对受累关节部位照射,灯距为 30～50 厘米,治疗剂量以患者受累关节部位有舒适热感,皮肤出现均匀的桃红色红斑为宜,时间为 15～30 分钟,每日 1 次。

231. 类风湿关节炎患者开展家庭物理因子疗法时应注意什么

开展家庭物理因子疗法时,应注意如下事项:①应在康复医学

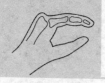
专科医生的指导、示范下进行,有问题及时就诊。②选择家庭理疗仪器要慎重,尤其要适合患者自身病症。③在治疗中,尽管用冰敷、湿热敷和干热疗法等简单方法,但需要根据具体病情的不同阶段选择。④治疗中要根据患者的要求及方便程度而定。患者可采用每日1次或数次的方法。⑤进行治疗操作时要遵照医嘱,如热敷局部温度应保持在50℃～60℃,不宜过高,尤其是使用热毛巾、热水袋和加热垫等物品时更应注意;红外线照射应与皮肤有一定的距离。温度过高不仅会引起血管扩张而加重症状,还会造成皮肤烧伤。冰敷时,温度控制可通过包裹的毛巾厚度及冰敷时间大致掌握。⑥治疗时间不宜过长。热敷等时间过长会加重症状,或造成皮肤烧伤。而冰敷时间过长会造成冻伤。⑦在冰敷或热效应物理因子疗法开展前,将局部所涂擦的药物清除干净,避免局部冻伤或烧伤及其他皮肤不良反应。不要在局部有人工假体关节的部位进行热效应物理因子疗法。⑧操作时,要避免身体压在冰敷或热敷物品上,因为患者的体重能降低局部的血液循环,增加局部冻伤或烧伤的危险。⑨避免同时进行几项均为热效应作用的理疗,以免造成剂量过大而出现烧伤或加重病情等不良现象。

232. 运动疗法治疗类风湿关节炎的作用有哪些

类风湿关节炎患者由于关节损害可造成疼痛、僵硬、无力、关节不稳定和运动丧失等一系列功能问题,还可导致患者日常生活活动能力下降、体力活动下降、睡眠质量下降和抑郁等残疾问题,甚至还可出现生活质量下降、社交活动减少等严重问题。

运动疗法是一种以生物力学和神经发育学为基础,采用主动的和(或)被动的运动形式,通过改善、代偿和替代的途径,旨在改善运动组织(肌肉、骨骼、关节、韧带等)的血液循环和代谢,促进神经肌肉功能,提高肌力、耐力、心肺功能和平衡功能,减轻异常应力或施加必要的治疗应力,纠正躯体畸形和功能障碍的治疗方法。运动疗法包括关节活动度训练、肌力增强训练等多种形式,因此对于解决类风湿关节炎患者的僵硬、无力、关节不稳定和运动丧失具有一定的针对性,可使类风湿关节炎患者关节活动范围恢复、结缔组织弹性增加、肌力和肌耐力增强。运动疗法在解决上述功能障碍问题的同时,由于进一步改善了关节的血液循环和代谢,所以在一定程度上也缓解了患者的疼痛。

由于运动疗法可改善类风湿关节炎患者的基础运动功能,从而使得患者的步态、日常生活活动能力和体力活动也得以进一步改善。同时,随着类风湿关节炎患者运动功能的改善,进而可以开展有氧运动训练等运动疗法,有氧运动训练的开展,可以更好地提高患者的健康状态和身体适应能力,生活质量和社交活动能力也会随之增加。潜在的抑郁、焦虑等心理问题也会得以解决。总之,对于类风湿关节炎而言,运动疗法可以达到缓解僵硬,改善柔韧性;帮助预防肌力减退,保持关节稳定;改善心理状态,缓解疼痛等方面的治疗作用。

233

233. 运动疗法治疗类风湿关节炎的基本原则是什么

(1)因人而宜:每个类风湿关节炎患者功能障碍的特点、发病部位、疾病情况、康复需求各不相同,因此需根据患者的具体情况制订运动疗法的治疗方案,选择针对性的运动疗法、治疗技术,并根据治疗进度和功能改善情况及时调整治疗方案和治疗技术。即运动疗法应个体化和以患者为中心,考虑到患者年龄、并发症、综合活动能力。对有明显肌力减弱或者关节活动范围降低的患者,运动疗法的首要目标是降低损害,改善功能,适应功能的改善。对肌力及关节活动范围好的患者,运动疗法计划应针对关节的保护和一般情况的改善。对膝关节类风湿关节炎患者来讲,一个包括

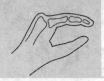

增加关节活动范围、提高肌肉力量和低冲击性有氧训练在内的综合运动疗法计划是比较合适的。

(2)循序渐进:类风湿关节炎患者在最初接受治疗时存在炎症、不同程度的疼痛症状和关节活动障碍等限制运动的因素,因此类风湿关节炎患者开展运动疗法时,要根据患者是否处于急性期等情况决定是否开展。同时开展时,应注意运动强度由小到大,运动时间由短到长,动作复杂性由易到难,休息次数和时间由多到少、由长到短,训练的重复次数由少到多,运作组合由简到繁。

(3)持之以恒:一方面,运动疗法需要持续一定的时间才能获得显著效应,运动疗法停止后训练效应将逐步消退;另一方面,类风湿关节炎属于随年龄增加而发生的退行性疾病,只有持续开展运动疗法,坚持不懈,才能保持长期治疗效果,因此类风湿关节炎患者的运动疗法训练需要长期持续,甚至维持终生。

(4)主动参与:虽然药物治疗和物理因子疗法等在很大程度上可以缓解类风湿关节炎患者的疼痛等临床症状,但患者的运动功能不可能通过被动治疗而得到最大限度地恢复,因此强调类风湿关节炎患者主动参与运动疗法训练。只有主动参与,才能获得最佳的治疗效果

(5)全面锻炼:类风湿关节炎患者受累关节可以是多部位的,退行性改变伴随身体其他功能的降低,因此运动疗法治疗应该综合考虑类风湿关节炎患者的整体健康状况,全面训练。

(6)多种方式:为了达到有效训练,运动疗法训练项目应包括促进患者积极改变生活方式的建议与教育。群体训练和家庭训练具有同等效果,同时还应考虑患者的爱好。

234. 类风湿关节炎患者运动疗法的目标是什么

类风湿关节炎运动疗法的主要目的在于缓解疼痛等症状,促

进局部物质代谢和微循环,维持和改善关节功能,促进关节运动功能的恢复,抑制退行性病变的进一步发展。具体而言,类风湿关节炎患者运动疗法的基本目标和实现途径包括如下 3 个方面。

第一,缓解疼痛,增加关节活动范围和关节周围肌肉力量,恢复正常步态,改善和提高日常生活的能力。实践证明,运动疗法通过改善局部血液循环、促进局部物质代谢和产生内啡肽等途径可有效地缓解类风湿关节炎患者的疼痛症状。针对性的牵伸训练、关节活动度训练和增强肌力训练可较好地恢复患者的关节活动范围和关节周围肌肉力量。

第二,步行训练可以使下肢类风湿关节炎患者恢复正常步态和步行能力。通过降低对关节的应力以减少对关节的损害,从而保护关节,改善关节受力的生物力学性能。通过增强肌力训练可以使得关节周围肌肉强壮,从而积极、有效地减轻关节遭受的应力,达到保护关节的作用。同时,科学的运动疗法在选择具体训练方法等方面可以进一步避免不恰当的活动造成关节损害加重的潜在风险。通过增加日常活动和改善身体的适应性,预防因不能活动而带来的躯体残疾和健康状况的恶化。若类风湿关节炎患者因为疼痛、关节活动障碍而限制了自身的日常活动,使得运动量大大减少,则会进一步因肌肉供血不足,造成肌肉缺乏营养而萎缩,肌力减退,肌肉的弹性下降,由此潜在增加发生损伤的风险。

第三,经常运动和参加体育锻炼能使骨骼变得粗壮,并改善血液循环功能,使机体各部位获得充足的营养。经常运动能使各关节保持较大的活动范围,关节软骨受力面均匀,关节软骨不易发生软化。经常坚持运动能使肌肉、韧带强而有力,可以起到稳固关节、加强骨的坚固性作用。经常运动,可以使关节囊不断分泌滑液,滑液对关节有营养作用,有利于改善运动系统的功能。

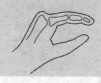

235. 类风湿关节炎患者康复治疗中运动疗法有什么优点

(1)运动疗法是类风湿关节炎的基础治疗:运动形式和运动量可根据受累关节决定。正确开展时,基本不存在不良反应。同时,所需要的经济费用也少。

(2)简单易学:类风湿关节炎的运动疗法一般为徒手体操等形式,因此一旦教会患者具体的训练方法,患者即能很快掌握。

(3)随时应用:类风湿关节炎运动疗法基本不受场地、时间的限制,在器械上也无更多的特别要求,尤为适合中老年患者。同时,也可在办公室、家中等各种场所进行治疗。

(4)增强患者治疗的信心:当患者通过运动疗法获得疗效时,往往会由于自己给自己解除疾病的痛苦,而产生欢愉的心情。所以,运动疗法在很大程度上可提高类风湿关节炎患者的兴趣和战胜疾病的信心,改善患者情绪,在心理上可获得极好的疗效。

(5)有其他治疗方法达不到的功效:由于关节活动度训练、肌力增强训练可针对性解决类风湿关节炎患者的功能问题,因此疗效较其他治疗方法更为直接。除了缓解疼痛、增加关节活动度和肌肉力量之外,运动疗法还具有控制体重、改善心脏和血流,促进整体健康的治疗效果。

(6)具有预防和防止复发的作用:运动疗法可有效地控制体重这一类风湿关节炎重要的诱发因素,因此具有积极的预防作用。同时,通过增强关节周围肌肉力量,可以减少关节应力,对防止类风湿关节炎的反复发作具有帮助作用。

(7)与其他治疗方法相互促进、相辅相成:运动疗法与治疗类风湿关节炎的其他非手术治疗方法综合应用可以达到更好的疗效。其次,对于手术治疗而言,运动疗法也具有较好的辅助作用。在手术之前,运动疗法可以对关节局部的病理状态有较大的改善,肌力也有所增强,同时还可增强体质,特别是在增加心脏负荷、提高心脏搏出量及心肌收缩力和改善呼吸系统功能方面;手术之后,运动疗法对巩固手术疗效,最大限度地恢复关节局部功能和患者的体能恢复同样也是很有帮助的。

236. 哪些类风湿关节炎患者不能开展运动疗法

并非所有类风湿关节炎患者都可以进行运动疗法,尤其是一些中老年类风湿关节炎患者,要特别注意是否存在运动疗法的禁忌情况。

(1)禁忌证:即不适合开展运动疗法的情况,具体包括体温升高、化脓性疾病、各种内脏器官疾病急性期、有出血倾向的疾病、局部骨折或损伤未愈、恶性肿瘤晚期等。

(2)不能开展运动疗法的明确指标:发热 38℃ 以上;安静时脉搏每分钟超过 100 次;舒张压大于 16.0 千帕(120 毫米汞柱),并有自觉症状;收缩压低于 13.3 千帕(100 毫米汞柱),伴有自觉症状;心功能不全、心源性哮喘、呼吸困难、全身水肿、胸腹水;近期(10日内)有心肌损害发作;严重心律失常;在安静时有心绞痛发生;体质特别虚弱等。

237. 类风湿关节炎患者如何应用运动疗法

运动疗法在治疗类风湿关节炎的众多非手术方法中的确有许多其他治疗手段所没有的优点。但是,需要提醒的是,只有正确地、恰当地应用运动疗法,才能使其优点充分地发挥,其治疗效果才能更为显著。所谓正确地应用,是指要避免盲目地采用运动疗法,如在类风湿关节炎急性发作时,治疗可能应更多地强调局部的制动,而不是运动,此时若采用运动疗法,尤其是运动量较大的活动,则极有可能会加重症状,导致适得其反的结果。

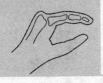

　　所谓恰当地应用,是指在进行运动疗法时所采用的形式是恰当的,也就是不会导致或加重类风湿关节炎的运动疗法项目。由于劳累、活动量增加、受寒等是类风湿关节炎发作的诱因,因此类风湿关节炎患者开展运动疗法不可过量。总之,类风湿关节炎患者若欲正确、恰当地应用运动疗法,则应在训练前咨询康复医生,哪一种运动疗法适合。当关节存在疼痛、肿胀时,更需要在康复医生指导下进行运动。如可在服用镇痛药或在冰敷后,使运动疗法更易完成。

238. 类风湿关节炎适宜采用哪些运动疗法

　　(1)柔韧性训练:包括关节活动度训练和牵伸训练。强调改善关节活动度、平衡和协调等柔韧性功能活动,以有助于完成日常生活活动。其中,关节活动度训练每日进行,每次每一动作重复5～10次,夜间的关节活动度训练可降低次日晨起的僵硬。牵伸训练至少保持每周3次,每次牵伸训练时,运动关节达到最大关节活动范围,维持15～30秒钟。

　　(2)肌力增强训练:即抗阻训练,一般以等长训练或等张训练两种形式进行,强调增加重复次数而非重量;重复次数可逐渐从2～3次增至10～12次;训练频度为每周2～3次;不应连续数日训练相同的肌群。等长收缩训练可随时开展。例如,在看电视时做一些抬腿运动,方法是腿绷直,平行上抬,作用是可加强下肢肌肉力量。

　　(3)有氧训练:宜采用低冲击性有氧训练,时间为每日30～60分钟,或每周150分钟。选择的低冲击性训练应有助于避免关节应力,如楼梯攀爬器会增加膝关节应力,可采用固定自行车替代。避免包括跳跃、跑步、网球等增加关节应力的高冲击性训练。游泳是全身性有氧运动,对关节却没有压力,适合类风湿关节炎患者。散步也是较好的有氧运动方式。散步以没有气促、心悸为度,走到微微出汗即可。休闲散步、慢跑等运动一般不会加重类风湿关节炎患者的症状。

239. 类风湿关节炎患者选择运动疗法时需要考虑哪些因素

（1）患者的疾病情况：根据受累关节、炎症程度、关节稳定与否及是否人工关节置换等制订训练计划。急性全身或局部复发时，应采用轻柔的、每日2次的全关节活动范围的关节活动度训练。

（2）患者的功能和整体健康情况：应考虑患者柔韧性、肌力、心肺功能和体能、耐力和整体健康等。并考虑患者休息和训练的时间平衡、合适的饮食、服用的药物。

（3）注意运动疗法过程中的关节保护：类风湿关节炎患者的运动疗法更强调合适的生物力学机制、关节保护和能量节约。例如，手关节功能障碍的患者，应避免抓握自由重量的增强肌力训练。

（4）注意运动疗法过程中的疼痛缓解方法：类风湿关节炎患者的运动疗法训练应根据疼痛情况调节活动水平。必要时，应配合物理因子疗法，但应注意关节炎症所处的阶段。例如，非炎症急性期，可采用湿热敷法（每日3次，每次15～20分钟）；或短波、微波和超声波等透热疗法。炎症急性期，可采用冷疗法（每日1次，每次10～15分钟）。

（5）配合日常生活习惯与活动：例如，保持理想体重；休息和活动保持良好的平衡；使用辅助具；尽量采用大关节活动；避免手关节等小关节过度应力；尽可能经常改变姿势；避免提取重物等。

240. 类风湿关节炎患者什么时候可以开展运动疗法

类风湿关节炎患者任何时候开展运动疗法都不迟。运动疗

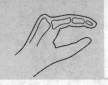

法贯穿类风湿关节炎防治的始终,根据类风湿关节炎的不同阶段、不同的功能障碍问题,选择合适的运动疗法技术,可很好地预防、治疗类风湿关节炎。即便是在关节存在疼痛、肿胀时,可在康复医生指导下,服用镇痛药或冰敷后完成适宜的运动疗法。因此,对于类风湿关节炎患者而言,重要的是要把握开展运动疗法的目标、原则、内容等,具体包括如下:①设定切实可行的目标,开展你喜欢的训练。这样才能持续地保持训练的积极性。②最大限度地保证训练效益的关键是训练的规律性。如果感到运动过量,可以休息片刻后再训练,或者在次日适当减量继续进行,掌握合适的运动量也是重要的。训练后原则上不应感到疲劳或明显的不适。③简单、不要设备的训练最为合适。常采用特定的关节活动度训练、肌力增强训练和牵伸训练、综合性体育活动(如行走)等。关节活动度训练、肌力增强训练开始时以自我舒适性良好确定重复次数,然后逐渐增加重复次数。牵张训练时动作宜缓,应感到关节周围的肌肉有明显的牵拉感,并在这一位置保持一段时间。保持牵张时,要求无不适感,理想的目标是达到 20 秒钟。一般牵伸训练可结合于医疗体操或在有氧训练过程中进行。行走时间一般为 30 分钟,训练量以呼吸频率略增加为宜,每周 5 次。若不能持续 30 分钟训练,可将其分解为每日 3～4 次,每次 10 分钟的训练,并与每日正常的日常活动相结合。④注意参加运动训练时的衣着。宽松的、不限制运动的衣服可保证训练的舒适性。参加运动时所穿的鞋子特别重要。鞋子需要合脚,保证能稳定站立,不产生滑动。同时,鞋子的宽度要合适,避免脚趾受挤压;鞋垫和衬里应质地柔软,以保证能够减震,保护关节。

241. 类风湿关节炎患者在实施运动疗法时需注意什么

(1)避免暂时不宜开展运动疗法的情况:对有急性炎症或者

关节有明显肿胀的患者，运动疗法应推迟至急性炎症消退后。

（2）选择合适的运动形式：运动形式及运动量选择的依据包括关节炎类型、受累关节、炎症水平、关节稳定性、关节手术情况和其他身体限制等。

（3）把握运动量的大小：运动量与强度、运动时间密切相关。同时由于类风湿关节炎患者年龄、体力、病情等因素的不同，在实施运动疗法时，应十分注意运动量的大小，注意不要过度或过量。原则上，类风湿关节炎运动疗法强调运动时间而非运动强度。

（4）注意运动疗法开展的时机：类风湿关节炎患者开展运动疗法最佳的时机是疼痛、僵硬等症状最轻时。通常可在晨僵消失后或午后进行。原则上，睡前 2 小时避免有氧训练，但牵伸训练和放松训练有助于睡眠。

（5）注意选择合适的运动训练项目：类风湿关节炎患者的运动疗法宜采用低冲击性、低承重的训练，如行走、骑自行车、游泳或水中有氧运动。训练设备包括跑台、椭圆机或固定自行车等。水中运动特别适合于症状较为严重、不能耐受常规陆地训练的类风湿关节炎患者。高冲击性训练，如篮球、排球等不适合类风湿关节炎患者。

（6）注意调整训练程序：训练程序刚开始时，轻微的肌肉酸痛和僵硬是正常的。若发生这些情况，休息数日后，尝试降低运动强度或缩短运动时间的方式恢复训练。随着时间推移，逐渐延长训练时间和增加训练强度，原则上，应在症状允许的情况下从低强度逐渐增加，避免加重症状。若训练导致严重的关节疼痛、肿胀，则需要调整训练程序，如训练完成有困难时，可将每日的运动时间分解为数次。

（7）其他注意事项：①持续开展。每日进行，不要间断。②平稳的训练节律。训练和呼吸必须协调。避免过强或忽动忽停的运动，额外增加关节应力。同时，避免过紧抓握训练器材或设备。

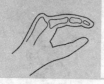

③运动与休息交替。类风湿关节炎患者平时运动要适度。急性发病时,要降低活动的强度和频度,甚至停止运动。但是,不运动,关节功能也会退化,所以病情缓解后,还是要逐渐恢复运动。④定期评价疗效。类风湿关节炎运动疗法的疗程通常为4周。每一疗程评估疗效1次,并根据疗效调整下一个疗程运动疗法的治疗方案。

242. 如何在运动疗法训练中注意关节保护

类风湿关节炎患者开展运动疗法的目标与关节保护技术的目标并不矛盾,均以降低受累关节的应力为主要目的。这一共同目的,决定了类风湿关节炎患者在开展运动疗法中需要注意关节保护,由此提高患者在运动疗法和日常生活中对关节撞击的缓冲能力,改善关节的主动性运动和负荷力线。

（1）避免易造成关节损害的运动疗法训练:跑步运动等具有较高冲击性或较大关节负荷的运动疗法训练对类风湿关节炎患者是不利的,需要避免。而游泳、骑固定自行车等运动疗法训练可以保护关节,类风湿关节炎患者可以选择。

（2）应用减轻关节负荷的技巧:为保护关节,控制关节的负荷,患者应穿适当的鞋子以适应行走的地面。使用手杖、步行器或者拐杖均有帮助作用。髋关节类风湿关节炎患者在健侧使用手杖,对关节的作用力可降低达50%。这些措施在膝关节类风湿关节炎患者也具有相同的结果。通过以上减轻关节负荷的技巧,通常能减轻受累关节的疼痛症状。

（3）改良运动疗法训练方式:快速的行走和跑步将增加下肢关节的应力。因此,适当地降低行走训练速度,以一种不增加关节疼痛或者肿胀的速度进行行走训练,可不增加下肢关节行走时的机械应力。通常认为,行走速度的增加是下肢关节类风湿关节炎患者症状改善的一个指标,但是如果对关节的生物力学特点认识不足,单纯通过镇痛药物缓解患者关节疼痛而达到改善行走速度的效果可能对下肢关节是有害的,或会导致下肢关节负荷的增加、软骨面的进一步损害。因此,从关节保护的角度来讲,不宜片面地追求下肢关节类风湿关节炎患者行走速度的改善。

243. 哪些信号表明类风湿关节炎患者运动疗法的运动量过大

类风湿关节炎为退变性疾病,超负荷的活动不但加速或加重关节的病理改变,而且易引起外伤或发生意外,尤其是在关节肿胀或炎症时,过度的活动,可能会加重症状。而合适运动量的运动一般不会激惹关节疼痛,且有助于缓解症状,预防关节僵硬,改善或保持关节活动度,降低体重,促进耐力。因此,要求类风湿关节炎患者的运动量在选择和实施时注意不要过量。

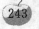

类风湿关节炎患者运动疗法的运动量选择依据为类风湿关节炎的病情阶段、受累的关节、炎症情况、关节的稳定性、是否关节置换、其他身体限制等。具体实施时,增强肌力训练和关节活动度训练要求以数次重复为 1 组,共数组的训练,并根据患者的感觉判断运动量的适宜情况。如下信号表明运动量偏大:①与往常不同或持续的疲劳。②肌肉无力程度增加。③关节活动度降低。④关节肿胀增加。⑤训练后疼痛持续 1 小时以上。一旦产生上述信号,则需要降低训练的重复次数。此外,若关节感到发热,也表明运动量过大,应暂停训练。

244. 类风湿关节炎患者不运动会造成什么样的后果

虽然运动疗法可以给类风湿关节炎患者带来如此之多的治疗效果,但在现实中,仍有许多类风湿关节炎患者处于不运动或很少运动的状态。这些类风湿关节炎患者不运动的原因包括:害怕疼

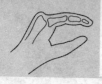
痛；认为运动训练加重疼痛；抑郁和焦虑；身体限制，造成不能完成行走、抓握、弯腰、跪下、提举或站立等日常活动。但是，这些患者没有意识到不活动可产生疼痛，不活动加重功能障碍的恶性循环。不活动造成的后果是疼痛、僵硬、炎症症状，关节损害，身体限制和功能障碍加重。

此外，因为慢性疼痛，许多类风湿关节炎患者不得不经常处于坐位状态。坐位状态可能会使患者暂时感觉会舒适些，但久而久之，疼痛导致患者变得活动减少，而活动减少会进一步加重疼痛。同时，长期久坐或不运动可导致肥胖，增加承重关节的疼痛，而且伴随着疼痛和疲劳产生抑郁症状。因此，不运动的生活习惯意味着类风湿关节炎潜在的疼痛症状加重、功能状况恶化，这是不健康的。即便是较为严重的类风湿关节炎患者，也应选择适当运动的生活方式。

适当的运动可以改善睡眠、降低体重、改善精神状态，并由此缓解疼痛症状。长期坐位的类风湿关节炎患者应尝试进行体育活动，推荐的方法包括：寻找运动伙伴帮助激发体育运动热情；养狗并通过遛狗促进行走；参加社区群体训练。

245. 类风湿关节炎急性期患者是否应该选择运动

类风湿关节炎急性期，也就是类风湿关节炎早期阶段，患者受累关节疼痛、肿胀明显，此时开展运动疗法可能会加重病情，因此患者应主要选择适当休息，促进回流的方式缓解疼痛，消除肿胀。

（1）适当休息：休息可减轻类风湿关节炎急性期的疼痛，但是注意关节休息的位置应取关节功能位，避免因活动减少造成的关节僵硬。此外，关节肿胀、疼痛剧烈时，病变关节也应相对制动，患者应采取必要的卧床休息，减少关节负重的活动，特别要避免上、下楼梯，以减轻炎症反应，缓解疼痛。当负重关节或多动关节受累时,应限制关节的活动量。

（2）体位回流：关节明显肿胀应采用体位回流的方法治疗。根据关节受累的部位，采用提高关节位置、增加回流的方法，促进关节肿胀的消退。关节位置提高后，静脉血回流阻力降低，静脉回流增加，有利于关节肿胀的消退。踝关节和膝关节肿胀一般采用在髋关节屈曲及足跟垫高的方法，可以用棉被或枕头垫在大腿后及足跟处。但是，应注意要防止局部发生压疮，每隔2小时活动一下肢体或改变一下体位。因为小腿的静脉主要位于小腿比目鱼肌的深部，沿胫骨后肌及屈趾长肌之间行进，所以用以垫高的物品不要垫在小腿后或压迫小腿后部，以避免静脉受压影响静脉血回流。

但是，这并不意味着类风湿关节炎急性期患者不能运动，而是在上述休息、体位回流的基础上，开展与类风湿关节炎急性期相适应的运动疗法，如等长收缩训练、主动-辅助关节活动度训练等，以缓解疼痛，防止肌肉萎缩和保持关节活动范围。

245

246. 类风湿关节炎患者适合什么样的关节活动度训练方法

关节活动受限是类风湿关节炎患者最常出现的功能障碍之一，并可能进一步导致手功能或行走功能等日常功能受限。解决这一功能问题的主要治疗方法为针对受累关节的关节活动度训练。关节活动度训练对防治类风湿关节炎患者可能发生的关节运动功能下降十分重要。属于运动疗法范畴的关节活动度训练可分为被动关节活动度训练、主动-辅助关节活动度训练和主动关节活动度训练。

（1）被动关节活动度训练：是患者完全不用力，全靠外力来完成关节活动的一种运动训练方法。外力主要来自康复治疗师、患者健肢或各种康复训练器械。适用于患者不能主动活动身体的该部分（如昏迷、麻痹、完全卧床休息）；患者主动运动受限制（如存在

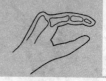

炎症反应,主动关节活动导致疼痛);增强瘫痪肢体本体感觉、刺激屈伸反射、放松痉挛肌肉、促发主动运动。常用于肌力在3级以下患者。

(2)主动-辅助关节活动度训练:在外在力量(徒手或机械)辅助下,部分地由患者主动完成的关节活动度训练形式。适用于患者可主动收缩肌肉,在辅助条件下可活动的关节;肌力相对较弱,患处关节不能完成全关节活动范围的运动。

(3)主动关节活动度训练:主要通过患者主动用力收缩完成关节活动的一种运动的训练。既不需要辅助力量,也不需要克服外来阻力。适用于可主动收缩肌肉,且肌力大于3级的患者。

对于类风湿关节炎患者而言,通常采用主动关节活动度训练和被动关节活动度训练。主动关节活动度训练一般适用于关节受限相对较轻的患者,在受累关节可耐受范围内进行,每日宜3～4次,每次活动不同的关节。训练前可对相应关节进行温度适中的湿热治疗(注意不可过热,以免加重症状);训练时尽可能进行各个运动方向、全范围的活动。被动关节活动度训练在受累关节无法达到充分活动时进行。训练前可先做热疗;训练时活动范围和运动量以患者仅感到稍有疼痛为限;训练后,疼痛不应持续1小时,否则应减量或暂停活动。此外,应注意避免加重畸形可能的情况,如手腕病变者应防止过于强力的抓握或提捏。

247. 类风湿关节炎患者关节活动度训练需要遵循什么原则

由于类风湿关节炎患者的关节活动受限是因为关节结构损害、疼痛和活动较少等多个因素造成的,一旦发生关节活动度障碍,通常需要反复的关节活动度训练才能恢复正常的关节活动度。在此过程中,需要遵循如下基本原则。

(1)逐步、反复的原则:只有反复多次的、持续较久的活动才能恢复软组织的弹性,因此关节活动度训练必须采用反复多次或持续一定时间的方式。而且,为了避免在训练过程中发生疼痛或新的软组织结构的损伤,这一训练还应循序渐进地逐步开展。

(2)安全的原则:训练应在患者舒适体位下进行,并尽量使所训练的肢体处于放松状态;训练应在无痛或轻微疼痛,患者能耐受的范围内进行,避免使用暴力,以免发生组织损伤;存在感觉功能障碍的患者进行关节活动度训练时,由于患者对疼痛的敏感性较差,因此应特别谨慎。

(3)顺序原则:数个关节活动度都需训练时,可依次从远端向近端的顺序进行逐个关节或数个关节一起的训练。

(4)综合治疗的原则:关节活动度训练中若配合药物和理疗等镇痛或热疗措施,可增加疗效。

(5)最大限度地达到功能活动所要求的关节活动度的原则:在类风湿关节炎患者受累关节可允许的范围内进行最大幅度的训练。功能活动需要相应的关节活动度达到一定的程度,否则,就很难较好地完成功能活动。其中,要绝对防治髋关节和膝关节屈曲功能的丧失,因为这可能会影响患者下肢的上抬能力,包括爬楼梯、上下路缘台阶等。

248. 人体主要功能活动时相应关节需要达到什么样的活动范围

(1)平地行走:①髋关节。后伸 $15°$,屈曲 $37°$,外展 $7°$,内收 $5°$,内旋 $4°$,外旋 $9°$。②膝关节。伸展 $0°$,屈曲 $70°$。③踝关节。背伸 $10°$,跖屈 $15°$。

(2)爬楼梯:①髋关节。后伸 $7°$,屈曲 $67°$,外展 $8°$,外旋 $10°$。②膝关节。伸展 $0°$,屈曲 $83°$。③踝关节。背伸 $115°$,跖屈 $10°$。

(3)从座椅上起立:①髋关节。后伸 $0°$,屈曲 $112°$,外展 $20°$,外旋 $17°$。②膝关节。伸展 $0°$,屈曲 $93°$。③踝关节。背伸 $15°$。

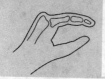

（4）进食：①肩关节。屈曲 5°～45°（总活动度 40°），外展 5°～30°（总活动度 25°），内旋 5°～25°（总活动度 20°）。②肘关节。屈曲 70°～130°（总活动度 60°）。③前臂：旋前 40°，旋后 60°（总活动度 100°）。④腕关节。屈曲 10°，伸展 20°（总活动度 30°），尺侧偏 20°，桡侧偏 5°（总活动度 25°）。

249. 类风湿关节炎患者如何开展关节活动度训练

开展关节活动度训练方法如下：①根据病情选择体位，如卧位、坐位、站立位等。一般要求患者相对舒适，并处于合适的身体力线。对于类风湿关节炎患者，还应注意所选择体位原则上不应使受累关节处于承重状态。②根据患者情况选择进行单关节或多关节、单方向或多方向的运动。③在治疗师指导下由患者自行完成所需的关节活动；必要时，治疗师的手可置于患者需要辅助或指导的部位。④动作宜平稳缓慢，使关节平滑、有节律地重复运动，并尽可能达到最大关节活动幅度，但应注意，动作不要超过无痛范围的极限，以引起轻度疼痛为最大限度。⑤根据程序的目的、患者的状况和治疗反应确定重复的次数。一般每一动作重复 10～30次。⑥依关节的各功能运动方向进行。⑦也可采用联合运动模式或日常生活活动中应用的功能模式进行训练。如下肢可采用如下联合运动模式进行关节活动度训练：一是患者仰卧位，以患者髋关节伸展、外展、内旋的姿势为起始位；当患者屈曲髋关节时，同步内收和外旋髋关节；然后下肢还原至起始位。二是患者仰卧位，以患者髋关节伸展、内收、外旋的姿势为起始位；当患者屈曲髋关节时，同步外展和内旋髋关节；然后下肢还原至起始位。三是上述两个训练还可在膝关节屈曲和伸展位下进行，或可在髋关节运动的同时完成膝关节的屈曲、伸展运动。⑧每次训练完成后，监测患者总体状况，训练关节的皮温和颜色改变，以及关节活动度、疼痛或运

248

动质量的改变。评定治疗反应。必要时,可改变训练方法或增减运动量。⑨训练频度为每日 2～3 次。

250. 如何防治类风湿关节炎患者的关节挛缩

牵伸训练是有效防治类风湿关节炎患者受累关节挛缩的一种运动疗法,通常在患者存有肌腱、关节囊等结构挛缩的情况时可考虑进行。具体可根据患者情况选择徒手被动牵伸训练、持续机械被动牵伸训练。徒手被动牵伸训练时,治疗者应用外在力量,控制牵张方向、速度、强度和持续时间,以牵伸受累关节活动限制的软组织,使其拉长并超过其静息长度。在被动牵伸过程中患者尽可能放松。通常牵伸时间应不低于 6 秒钟,并在每次训练时重复数次。牵伸强度和时间根据患者耐受性、治疗者的力量和耐力而定。一般应采用低强度、较长时间的徒手牵张。这样,患者可以更加舒适和更容易耐受,并可达到最佳的改善效果。

机械被动牵伸训练应用机械装置,以低强度外在力量(2～7千克或 5％～10％的体重)较长时间牵张受累关节。应用的牵伸力量可以通过患者姿势摆放、重力牵引、滑轮系统、动态夹板和石膏等获得。牵伸时间可持续 20～30 分钟或数小时。低强度机械被动牵伸训练时间大于 20 分钟即可有效地增加关节活动度,且疗效相对持久。同时,还具有较徒手被动牵伸训练更为有效、更为舒适的优点。

需要注意的是,合并存在骨性关节活动障碍、新近骨折后、周围区域急性炎症或感染、关节活动剧痛、出血或其他软组织损伤情况时,牵伸训练应禁用。同时,急性炎症期,不做被动牵伸;中等量至大量积液、关节不稳定、生物力学紊乱的关节避免用力牵伸;晚期患者过度牵伸可引起关节囊破坏。此外,训练前为减少疼痛,可应用温热疗法、超声波疗法或夹板治疗。

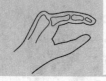

251. 类风湿关节炎患者增强肌力训练有哪些基本原则

（1）阻力原则：为使肌力增强，增强肌力训练必须给予一定的阻力，没有阻力的训练不能达到增强肌力的目的。阻力可来自于肢体的重量、肌肉运动时外加的阻碍力量等。

（2）超量负荷原则：也称为过量负荷原则，即增强肌力训练时施加的阻力负荷应适当超过患者现有的活动水平，否则就达不到改善肌力的目的。

（3）训练次数宜多的原则：为了达到增强和巩固肌力水平的目的，必须进行多次的重复收缩训练，而非单次收缩。当然，对于存在疼痛症状的类风湿关节炎患者，训练的次数应有所减量。

（4）适度疲劳原则：根据超量恢复原理，增强肌力训练会引起一定的肌肉疲劳，因为无明显的肌肉疲劳也无超量恢复出现，增强肌肉训练也难以取得明显效果。但是，过于疲劳，如由于前次的训练引起无力、疼痛或不愿再进行原有或新的运动训练，则会极大地影响训练效果。对于增强肌力训练而言，肌力不增加反而减退、运动速度减慢、运动幅度下降、运动协调性明显降低、患者主诉疲乏劳累等现象为过度疲劳的标志。因此，增强肌力训练要特别注意掌握适宜的训练频度，尽量使后一次训练在前一次训练后的超量恢复阶段内进行。训练间隔太短时，肌肉疲劳尚未完全恢复，继续训练将加重疲劳，以致引起肌肉劳损；间隔太长时，超量恢复已消退，就无从积累而无法使肌肉收缩力增强。一旦出现疲劳现象，原则上应停止训练。

（5）根据需要选择训练形式的原则：对于类风湿关节炎患者而言，不宜选择一些造成关节反复负重应力或高冲击性负荷的训练形式。因此，需要根据类风湿关节炎患者的疾病特点，选择适宜的增强肌力训练的形式。

252. 类风湿关节炎患者选择什么样的增强肌力训练形式最佳

增强肌力训练可根据训练时的阻力和训练时肌肉收缩形式分类。

(1)根据训练时阻力给予的方式分类：①徒手抗阻训练。训练时所给予的阻力主要由治疗师徒手、患者的健侧肢体等提供。缺点为所施加的阻力不能量化把握。②器械抗阻训练。训练时所给予的阻力由专门的器械提供。给予阻力的器械包括："自由重量"(如沙袋、哑铃、实心球)，弹性阻力装置，滑轮系统，等张力矩臂组件(如股四头肌训练器)，可变阻力装置，功率自行车，阻力交互训练组件等。

(2)根据训练时肌肉收缩的形式分类：肌肉生理收缩包括等长收缩和等张收缩两大形式，以此可将肌力训练分类。①等长训练。等长收缩是肌力与阻力相等时的一种收缩形式，收缩时肌肉长度基本不变，不产生关节活动，故也称为静力收缩。它是以等长收缩为肌肉收缩形式的训练。②等张训练。等张收缩是肌力大于阻力时产生的加速度运动和小于阻力时产生的减速度运动，运动时肌张力基本恒定，但肌肉本身发生缩短和伸长，从而引起明显的关节运动，故也称之为动力收缩。等张收缩时，根据其肌肉的缩短和伸长情况，又可分为向心收缩和离心收缩。向心收缩时肌肉的起、止点相互靠近，肌肉缩短，上楼梯时股四头肌的收缩形式即为此类收缩。离心收缩时肌肉的起、止点被动伸长，下楼梯时股四头肌的收缩形式即为此类收缩。它是以等张收缩为肌肉收缩形式的训练。③类风湿关节炎患者增强肌力训练的最佳方式为等长训练，利用小的自由重量、弹力带的器械抗阻训练；以及水中抗阻运动。尤其是存在疼痛症状时，首先推荐等长训练形式，因为等长训练时关节几乎没有活动，不会增加关节疼痛症状。

251

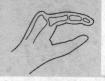

253. 类风湿关节炎患者增强肌力训练设计需要注意什么

(1)注意训练效果:类风湿关节炎患者有氧训练能够提高整体健康水平,但它并不能提高肌肉力量。类风湿关节炎患者关节活动度训练,有助于减轻症状、改善关节活动范围,但对肌力改善不明显。因此,只有通过增强肌力训练才能解决类风湿关节炎患者肌力减退问题。同时,增强肌力训练不仅要取得力量明显进步的效果,同时也要进一步缓解受累关节疼痛,并使步态等日常活动功能得以改善。

(2)注意训练的特异性:需要针对类风湿关节炎患者肌力减退的特点进行。例如,对于手功能损害的类风湿关节炎患者,需要采取针对增强手部肌肉力量的训练计划。

(3)注意训练的整体性效果:类风湿关节炎增强肌力训练的内容应包括训练增加肌肉收缩速度和耐力,以及增强肌肉等长和等张收缩力量的训练。耐力和速度的提高,较单独提高力量其功能改善的程度更令人满意。

(4)必须考虑患者身体情况:包括整体健康状况、损伤或疾病的类型、伤病后恢复的阶段及需要的功能结果。功能结果是最为重要的考虑因素。

(5)注意掌握肌力训练的适应证和禁忌证:尤其对于合并心血管疾病者、老年人、体弱者等高危人群应在医生指导下进行训练,并在训练中密切观察患者的情况,严防意外发生。

254. 类风湿关节炎患者增强肌力训练实施时需要注意什么

(1)保证正确的训练姿势:正确训练姿势是重要的,因为不正确的增强肌力训练姿势可导致类风湿关节炎患者肌肉拉伤、疼痛加重、关节肿胀加重。

（2）正确掌握运动量与训练节奏：自由重量器材宜选择可完成8～10次重复且不出现疼痛或疲劳现象的重量。每次肌肉训练应引起一定的肌肉疲劳，同时也应有一定休息，并应根据患者训练情况及时调整运动量。

（3）施加阻力的大小应遵循如下要求：在活动范围的起始和终末施加最小的阻力，中间最大；达到足以使患者发挥最佳能力，但又不过大而阻止患者完成活动的阻力水平；施加的阻力应根据患者肌力改善的情况逐渐增大。

（4）训练应在无痛和轻度疼痛的状况下进行：类风湿关节炎患者受累关节一般均存在疼痛，因此增强肌力训练时应特别注意疼痛的改变情况。如训练引起患者疼痛症状加重，则应减少运动量或暂停。疼痛加重不仅可增加类风湿关节炎患者不适感，也可使训练难以达到预期效果。一旦出现疼痛加重较为明显时，应在查明原因并进行必要的治疗后再进行训练。

（5）充分调动患者的积极性：由于肌力训练的效果与患者的主观努力程度关系密切，故应充分调动患者的积极性。训练前应使患者了解训练的作用和意义，训练中应经常给予语言鼓励并显示训练的效果，以提高患者的信心和积极性。

255. 等长训练有什么优点

等长训练是肌肉收缩时肌肉长度无明显改变或关节无明显活动的一种静态训练形式。虽然无生理做功，但肌肉产生较大的张力和力量，若要发生肌肉适应性改变（如增加肌力或耐力），等长收缩时间至少应持续6秒钟，这一时间可使肌肉每一次收缩产生最大张力并开始发生代谢改变。等长训练具有如下特点：①动作较为简单，容易掌握。②不需要或需要很少的器械。③可用于某些

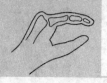

器械肌力训练不易锻炼或无法锻炼的肌群,如四肢的内收肌群等。④可在关节制动时或关节存在疼痛症状等情况下应用。⑤潜在的损伤少,较为安全。⑥所用的时间较少,费用较低。

鉴于上述优点,等长训练特别适用于存在疼痛症状的类风湿关节炎患者,同时也是类风湿关节炎患者开展家庭增强肌力训练的重要手段。但也需要注意,等长训练也存在一定缺点。例如,训练的效果不能直接改善日常活动能力;收缩时的屏气效应,可加重心血管负担;患者对其导致的肌力改变程度无具体数据考量。

256. 类风湿关节炎患者常用的等长训练方法有哪些

(1)定位等长训练:属于低强度、无阻力的等长训练。对于类风湿关节炎患者而言,其作用可促进血液循环、降低疼痛和痉挛、预防肌肉萎缩。基本方法:训练肌群在可耐受的最大负荷下等长收缩,持续 6 秒钟,重复 20 次,每次间歇休息 20 秒钟,每日 1 次。"tens"法则方法:训练肌群在可耐受的最大负荷下等长收缩,持续 10 秒钟后休息 10 秒钟,重复 10 次为一组训练,共做 10 组;每日 1 次,每周训练 3~4 次,持续数周。

(2)多点等长训练:属于抵抗徒手或机械阻力的等长训练。对于类风湿关节炎患者而言,其作用可在受累关节疼痛不宜活动关节时,改善肌力,更适合于存在慢性炎症的类风湿关节炎患者。具体的操作方法为:在整个关节活动范围内,每隔 10 分钟做一组等长训练,每组重复收缩 10 秒钟(其中初始 2 秒钟为增加张力的时间,最后 2 秒钟为降低张力的时间,中间 6 秒钟为持续高强度等长收缩时间)。

类风湿关节炎患者进行等长训练时,需要注意两点:一是应在间隔休息时辅以节律性呼吸,以预防血压升高。二是多点等长训练时两点间的角度范围不应超过 20°。

257. 什么是徒手抗阻训练

徒手抗阻训练是康复治疗师或其他专业人员提供阻力完成动态或静态肌肉收缩的一种主动抗阻训练形式。其基本操作如下。

(1)训练前的操作:①康复治疗师评定类风湿关节炎患者受累关节活动度和肌力,明确功能受限情况,以确定适宜的抗阻运动形式和运动量。②康复治疗师向患者解释训练计划和程序。③康复治疗师根据所需训练的受累关节,将患者置于适合训练的舒适体位。确保患者体位接近患者可应用适合发挥身体生物力学的体位,并避免训练部位存在衣物等增加摩擦力的情况。④康复治疗师以被动运动形式向患者演示所需的训练动作。⑤要求患者最大努力但无痛地完成训练,并且不要憋气。

(2)训练中的操作:①康复治疗师将阻力置于类风湿关节炎受累关节的肢体远端,以产生最大的阻力矩,而治疗师的能量消耗最小。②阻力施加的方向为所需运动的相反方向。③康复治疗师提供较好的稳定,避免替代运动。④康复治疗师应用合适的阻力。初始时让患者应用次最大阻力完成所需运动,以感受所要进行的训练,以后逐渐增大阻力;患者的最佳反应为无痛范围的最大努力;动态抗阻训练时,运动应平稳,没有颤动;应用的阻力应与关节活动范围内各点的肌力相匹配;逐渐施加和解除阻力,以防发生不能控制的运动。⑤患者不能完成全关节活动范围运动、施阻部位疼痛、运动造成肌肉颤动、发生替代运动时,应改变施阻部位或降低阻力力量。⑥提供简单、同步的语言指令。应给予患者容易理解的语言指令;发出指令的时间要与动作相匹配,尤其是在交互运动时。

运动的重复次数为 8~10 次,并在一定休息以后增加次数。在类风湿关节炎患者受累关节的肌肉力量通过等长训练等运动疗法形式达到一定程度后,可考虑采用徒手抗阻训练方式进一步增

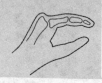

强类风湿关节炎患者的肌力,尤其是轻柔的、在不引起疼痛的关节活动范围内进行的短时间抗阻训练,并和休息交替进行。同时应注意,阻力应小量,缓慢增量,训练不应引起患者疲劳,若出现疲劳则需要较长时间的休息。

258. 类风湿关节炎患者为什么也要进行有氧训练

有氧训练也称为全身耐力训练,是指采用中等运动强度、大肌群、动力性、周期性运动,以提高机体氧化代谢运动能力的训练方式。有氧训练过程中的运动形式为有氧运动,相对于运动强度较大,氧的供给相对不足,机体利用糖原酵解生成乳酸获得能量的无氧运动,有氧运动具有如下特点:身体的大肌群参与;运动强度相对较小;持续时间较长,有规律;氧的供给充分;机体以能源物质的有氧化获得能量。

有氧训练过程中能量消耗的快速增加需要快速的循环调节,以满足需氧的增加、快速消除代谢产物和散热。这需要全身所有系统的协调活动完成。氧气的输送及其应用有赖于合适的血流及细胞呼吸。因此,有氧训练可以产生一系列的生理效应,尤其是心血管系统方面的生理效应。经常参加有氧训练的人,往往能够保持良好的健康状态。

对于类风湿关节炎患者而言,经常性的运动活动是很重要的。如果类风湿关节炎患者很少活动(事实上也往往是如此),与相同年龄和性别的正常人比较,会在肌肉、骨骼及心血管的状态上缺乏适应性,造成类风湿关节炎患者整体健康水平下降。有氧训练对类风湿关节炎患者机体的益处体现如下:①增加氧容量、肌肉力量和锻炼的持久性。②减少活动负荷时的能耗。③降低或控制体重。④产生内啡肽等镇痛物质,减少类风湿关节炎患者镇痛药物的用量,较好地缓解疼痛。⑤骨、韧带和肌腱抗损伤能力增加。

259. 有氧训练前为什么要制订运动处方

在运动疗法中，根据患者的年龄、性别、运动经历、健康情况、心血管及运动器官的功能状态，以处方形式确定适合患者实际需要的运动种类、方法、强度、运动量，并提出应注意的事项的过程称为运动处方的制订。运动处方的目的是以求更好地达到健身与防治疾病的目的、避免不合理运动引起身体损害，因此是确定有氧训练程序的基础。

一份完整的运动处方应包括的四要素为：运动方式、运动强度、运动持续时间和运动频度。其中，运动强度、运动持续时间和运动频度为构成运动量（指运动过程中所做的功或消耗的能量）的基本要素。此外，训练时的注意事项也是重要的内容。运动处方具有如下特点：①科学性。通过处方的形式，科学地控制和监督训练的运动量和评价运动训练效果。②针对性。以处方的形式制订每一患者的运动训练方案，故具有良好的针对性。③安全性。可有效地防止运动伤害。④计划性。可使运动安排得当，训练易于长期坚持。⑤有效性。可在较短的时间内获得最佳效果。

类风湿关节炎患者以中老年人多见，往往合并心血管疾病或其他系统的疾病，因此在开展有氧训练前，必须制订专门的运动处方。由此，才能使其有氧训练具有较好的针对性和有效性。

260. 制订运动处方有哪些基本原则

（1）个体化：由于患者的身体条件有别，因此必须根据患者的具体情况，因人而异、个别对待，制订运动处方。

（2）修订调整：患者的身体条件常随时间、客观因素等影响而经常变化，因此在实行过程中，对于最初制订的运动处方，需要根据患者的情况变化进行一次或多次的微调，使之成为随时间（或患

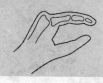

者情况)变化而符合患者条件的运动处方。

（3）以全身耐力为基础：在制订运动处方时，体力的差别比性别、年龄的差别更为重要。因此，更多地以全身耐力为基础制订运动处方是适宜的。

（4）保持安全界限和有效界限：为了提高全身耐力水平，运动强度须达到靶心率范围，以改善心血管和呼吸功能。若运动强度超过了这一上限，则可能产生危险性。因此，这一运动强度或运动量的上限称为安全界限。而获得治疗效果的最低下限则称为有效界限。两者之间即为运动处方安全有效的范围。

（5）体质基础：训练前体质基础差者，较小运动强度就可获得较为显著的效果，而训练前体质基础较好者，则需要更高的运动强度刺激方能取得效果。

（6）运动效果的特异性：运动时身体的生理适应，根据运动种类或方法有所不同，这称为运动效果的特异性。一般认为运动效果具有特异性，因此根据目的而选择适合的运动种类很重要。

（7）训练效应的可逆性：训练有益效应是短暂的、可逆的。当患者停止训练，则可发生快速的效应减退，停止训练 2 周后即可测得工作能力显著降低，改善效果在数月内消失。

261. 如何制订运动处方

（1）确定运动方式：在选择运动方式时需要考虑如下参考条件：①必备条件。经过医学检查、评定许可；运动强度、运动量符合个体的体力。②其他条件。以往的运动经验、个体喜爱的项目；运动训练的环境；运动设备；指导者、同伴等。③在此基础上确定具体方式。如步行、游泳、骑自行车、划船等。

（2）确定运动强度：运动强度为单位时间的运动量，是运动处方的核心部分，也是最困难的一部分，需要恰当的把握。可以用运动负荷/时间表示，也可以用代谢当量、心率或主观用力记分等表示。运动训练的目标强度称为靶强度。原则上,运动强度需要通过最大吸氧量百分数测定、心电运动试验法等方法确定。因为心率和运动强度之间存在一定的线性关系,通常把运动中允许达到的心率作为靶心率。按症状限制心电运动试验中停止运动时的最高心率,取其70%～85%的值为靶心率。

(3)运动持续时间:除去预备活动和整理活动外,运动持续时间为15～60分钟,一般为20～30分钟。运动时间长短宜与运动强度相互调节。

(4)运动频度:运动频度取决于运动强度和每次运动持续的时间。如按每次有足够强度的运动训练后,一次训练效应可维持2～3日,如按此标准,每周训练2～3次即可。

262. 有氧训练程序可分为哪些部分

由于运动和内脏调节适应能力之间存在一定的时间间隔(即自主神经系统支配的心肺功能不能随肌肉运动的一开始即很快适应),所以通常将一次有氧训练分为预备、训练和整理运动。

(1)预备运动:也称热身运动,这是一个逐渐增加运动强度的过程。①目的。通过预备活动能提高肌肉温度(降低肌肉的黏滞性、提高肌肉收缩效率、加快神经冲动传导速度)和提高心肺功能(加快心率、刺激呼吸中枢、促进血液循环、改善静脉反流),还可防止因突然较大强度的运动而造成肌肉损伤和出现心脏缺血性改变或心律失常。②时间。通常预备运动时间为10分钟左右(经过一段时间运动后,可适当缩短预备运动时间)。③方法。为全身柔软体操、肌群牵张训练、呼吸训练和(或)慢跑等。④要求。在预备运动中要求心率增加达每分钟20次左右。

(2)训练运动:这是耐力运动处方的最重要部分。①目的。根据运动处方中制订的运动方式、强度、时间、频率进行训练,以激发机体的内在功能逐步得到调整和提高。②时间。其中达到靶心率

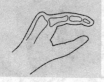

的运动时间不应少于 10 分钟。

（3）整理运动：在运动后不要马上停止运动，而应做一些轻松的整理运动。①目的。保持良好的静脉回流，维持一定的心排血量，从而防止出现直立性低血压或诱发心血管意外。②时间。5～10 分钟。③方法。轻松的体操、散步、自我按摩等。

263. 类风湿关节炎患者可选择哪些有氧训练项目

（1）行走：这是类风湿关节炎患者运动疗法的最佳选择，通过行走可以帮助患者增加下肢肌力、保持关节及软组织柔韧性、有助于骨健康，降低类风湿关节炎发生和发展的危险。

（2）自行车运动：户内、户外均可，是低冲击性运动的较好选择。可调节座高以适合身体限制。

（3）太极拳：柔和的太极拳运动具有较好的放松、保持关节及软组织柔韧性和改善关节活动度的作用。

（4）游泳或其他水中有氧运动，相对于其他的有氧运动训练，游泳和水中运动对关节的应力少。同时，水中运动可以增加肌力、缓解关节僵硬、放松疼痛肌肉。关节活动度训练易于完成。

（5）慢跑：选择地面不要太硬。应用时根据关节炎症情况和心肺功能确定强度，当关节炎症稳定时，通常以最大心率的 60％～85％为靶心率，并从低水平（60％）开始。

264. 类风湿关节炎患者开展有氧训练需要注意什么

由于有氧训练对心血管等内脏系统的影响较大，而且有氧训练中有些项目运动强度亦较大，故类风湿关节炎患者开展有氧训练必须注意以下几点。

(1)身体检查:参加训练前要认真地进行身体检查,特别要注意心血管系统的功能检查和运动器官的检查。心血管系统功能检查用以发现有无潜在的心功能异常,以免在运动中发生意外。通常采用心电分级运动试验法,这对50岁以上的患者十分重要。运动器官的检查对避免类风湿关节炎患者的运动损伤十分重要。

(2)循序渐进:必须严格遵守由医师或训练计划中规定的量、强度和进度。如果不按计划中规定的要求去做,势必超出人体的负荷能力,会损害患者健康,甚至有发生致命的危险。

(3)与规律的生活习惯相结合:规律的生活习惯可起到强化训练效果的作用,具体包括定时参加运动并养成习惯;尽力戒除吸烟、酗酒等危害身体健康的不良嗜好。

(4)根据气温的变化随时采取相应的措施:气温在28℃～35℃进行运动,应及时补充盐分。运动时要穿透气的衣服,并应避开炎热的中午或阳光暴晒。冬天进行训练时要注意保暖。进行有氧训练的理想条件是气温为24℃～28℃,空气湿度不高于60%,风速不超过7米/秒钟。

(5)训练后出汗较多时要预防感冒:运动后大汗淋漓,不要立刻洗澡,无论冷水、热水均不适宜。因为冷水可使外周血管突然收缩,大量血液流向内脏,增加心脏负荷;若用热水洗澡,可加快心率,也加重心脏负荷。一般应在汗已擦干、心跳减慢后再行温热水淋浴。

(6)身体不适时暂停训练:在患感冒、发热、胃肠病或其他疾病,或因睡眠不足感到疲劳时,应停止训练,待身体恢复正常后再行训练,并应从较小的运动强度重新开始,逐渐加大负荷量。

(7)注意防止发生运动损伤:在每次训练时需要有完整的热身运动和放松运动时间,以防止运动损伤。而且,对于类风湿关节炎患者而言,需要相对较长时间的热身运动和放松运动时间,一般建议10～15分钟。

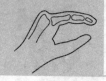

（8）注意良好的生物力学保护：对于下肢类风湿关节炎患者，穿合适的鞋子显得尤为重要，如鞋垫应有良好的减震功能。必要时，可考虑支具保护踝关节和膝关节。并且，类风湿关节炎患者有氧运动训练时应在柔软的地面上进行。

265. 类风湿关节炎患者如何把握有氧训练的运动量

有氧训练的效应可不断地提高机体的功能，但若不运动又可退缩、消失。为获得训练效应的持久性，必须长期坚持，但也要防止过量运动而发生意外。因此，建议类风湿关节炎患者为了获得较好的训练效果，需要承受靶心率 60%～80%、每周 3～4 次、每次 20～30 分钟的训练。

262

此外，虽然按运动处方制订的运动强度，特别是按心电分级运动试验后获得并计算的靶心率是合适的，但仍应注意该方法是在实验室条件下进行的检测，与患者平时运动的环境、条件并不完全相同，再加上个人的健康状况可能也有改变，所以还宜从其他方面进行监护，以保证运动的高度适应性。常用的监护方法是用一般身体情况和自我感觉来监测，如运动合适，应该全天心情舒畅，精神良好，工作精力充沛，食欲和睡眠良好，类风湿关节炎症状或障碍的程度有所改善。相反，则表示运动强度不适，宜减量。另一方面检查清晨睡醒时 1 分钟脉搏数，宜保持平稳而稍有减慢趋势（注意这是指自然睡醒），如果心率过快或过慢，均表明运动可能不适合，宜减量。同时，还要注意观察是否存在如下提示运动强度或运动量过大的情况：运动强度过大。无法完成运动；运动时因气喘而不能与他人随意交谈；运动后有无力或恶心感。运动量过大。运动后有持续性疲劳感；运动后当日出现睡眠障碍；运动后持续性关节酸痛或受累关节症状加重；运动后次日清晨安静心率突然出现明显的变化，或因此有不适感。

其中,若类风湿关节炎患者受累关节症状加重,那么患者应降低活动的强度或者改变运动方式,更换其他方式的有氧训练运动。

266. 类风湿关节炎患者开展行走训练需要注意什么

行走训练是最常用的有氧训练方式,优点是容易控制运动强度和运动量,简便易学,运动损伤较少。缺点是训练过程相对比较单调和枯燥。体弱者或心肺功能减退者缓慢步行可有良好的效果。快速行走可达到相当高的训练强度,当步行速度超过每小时7000～8000米时,其能量消耗可超过跑步。但是,对于类风湿关节炎患者而言,尤其是下肢类风湿关节炎患者,具体行走训练时需要注意如下事项:①步行速度。一般可根据患者自我感觉确定,但训练初始原则上步行速度不宜过快,建议应从较低步行速度开始。②步行场地。建议选择平地,虽然步行中增加坡度有助于增加训练强度,坡地步行比平地步行对心肺功能和代谢能力的影响更大,但坡地步行容易增加膝关节的关节应力,因此膝关节类风湿关节炎患者原则上应减少坡地行走。③对于膝关节力学稳定性尚可的患者。如果开始行走训练时的速度比较慢,则可逐渐增加行走时间至大约每周3日,每次30分钟。通过训练,这些患者可以逐渐耐受行走训练而不致加重症状。④每次行走训练时。首先应进行包括关节活动度训练和增强肌力训练的准备动作,行走训练结束后做关节的牵张训练。⑤为了获得良好的训练效果,要求训练时不产生明显的疼痛。如果行走训练中、训练后关节疼痛加重,说明训练计划需要调整。⑥训练时患者应身心放松。每一阶段为1周,心率应在100～120次/分钟。若感疲劳,出现明显气促时,则减慢速度,且不宜转入下一阶段。⑦为增加训练强度和训练效果,步行中还可配合上肢的各种运动。

263

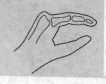

267. 类风湿关节炎患者如何开展自行车训练

自行车训练是类风湿关节炎患者较大运动量训练的选择。规律的自行车训练可帮助患者改善膝关节关节活动度,同时增强下肢关节的肌肉力量。低强度自行车训练可更好地改善类风湿关节炎患者功能、步态、有氧能力,降低疼痛感。自行车训练可分为户外自行车训练和室内自行车训练。

(1)户外自行车训练:对于身体条件较好的类风湿关节炎患者,可以开展户外自行车训练。户外自行车可选择省力的小链轮自行车。户外自行车训练的优点是兴趣性较好,缺点是负荷强度不易准确控制,容易受外界环境的影响或干扰,发生训练损伤或意外的概率较高,运动中难以进行监测。

(2)室内自行车训练:当类风湿关节炎患者的身体条件无法适应地面不平整、斜坡等户外自行车训练所面临的问题时,或类风湿关节炎患者因为关节疼痛、关节畸形和平衡问题等自身身体限制时,可考虑室内自行车训练。自行车训练的优点是不受气候和环境影响,运动时可以方便地监测心电和血压,安全性好,运动负荷容易掌握和控制。缺点是比较单调和枯燥。

室内自行车训练可采用直立固定自行车或卧位固定自行车。直立固定自行车的把手、脚蹬和鞍座与自行车一样,但下部固定在一个平台上。有些固定自行车还有功率计测量做功情况。卧位固定自行车具有一个宽大、靠背椅样的座位,患者骑上后,脊柱可处于倚靠位。脚蹬位于前方,把手位置降低至可及。训练时相对舒适。在室内自行车训练中,固定自行车通过改变刹车阻力调节运动负荷,运动时下肢关节没有承重,故特别适用于下肢骨性关节炎患者的有氧训练。若患者下肢关节严重受损,骑自行车的能力会受到明显限制。但是,即便是自行车训练有困难,也应寻找适合的活动替代。

268. 为什么水中运动适合类风湿关节炎患者

水中运动之所以适合类风湿关节炎患者,首先是因为水的物理特征所决定的。

(1)浮力:水具有对物体的一个向上的支持力,即浮力。当物体的比重大于水的比重(1.0千克/立方米)时,物体下沉;比重比水小时,物体被浮力浮起。当颈部浸没在水中时,足部的承重仅为体重的10%;当腰部浸没在水中时,足部的承重仅为体重的50%。因此,浮力降低承重,也降低了关节的应力。水中运动特别有利于脊柱关节、髋关节和膝关节类风湿关节炎患者,以及疼痛症状较严重的患者。利用水的浮力可有助于类风湿关节炎患者开展各类运动,并在许多运动过程中较大程度地降低对类风湿关节炎受累关节的应力。

(2)静水压:帕斯卡定理表明,液体的压力随着液体密度和液体深度的增大而增大。因此,水池底部的静水压最大。利用随着水的深度而增大的静水压对存在肿胀或关节炎症渗出的类风湿关节炎患者进行水中运动训练是十分有益的,因为其可以有效地控制肿胀和渗出;同时对于心血管的血液流动也是有益的,因为其可促进外周血液的向心性流动。

(3)黏滞性:液体的黏滞性是液体临界层面流动时的阻力,在静止状态,黏滞性无任何意义。由于当运动速度达到一标准值时可产生湍流,因此水的黏滞性往往成为阻力手段。在移动物体后方的尾流成为涡流而产生阻力。非流线型物体的这种阻力较流线型物体大。运动速度的增加显著地使这种阻力增加。在水中运动时,身体前方的阻力与表面面积成正比例,表面面积增大,则阻力增加。因此,可有两种方法改变黏滞性产生的阻力,一是运动速度,二是物体表面面积或其流线型特点。① 运动速度。水中缓慢的运动一般不产生涡流,阻力较小。因此,在缓慢的水中运动时,

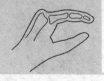

浮力更有意义地作为辅助力量或阻力成分。然而,在快速的水中运动时,所遇到的大部分阻力与运动速度成正比例,随着运动速度逐渐增加,阻力也逐渐增加。因此,水中运动的训练强度受重力的限制较小。②表面面积。物体的形状可改变湍流的大小,故身体的不同体位或附加的装置可改变湍流的大小。例如,侧方踏步动作所遇到的阻力较前后方向行走时要小;鸭脚板(橡皮脚掌)、划桨等装置增加表面面积或导致湍流,从而改变运动的阻力。

总之,水中运动可以提供类风湿关节炎患者关节活动度训练、增强肌力训练、有氧训练等多种运动疗法形式;可以较大程度地减少类风湿关节炎患者受累关节的应力;可以很好地缓解类风湿关节炎患者的疼痛、肿胀等临床问题。

269. 如何利用水的浮力开展类风湿关节炎患者的水中运动

(1)体位和运动方向:水中的活动可以由浮力提供辅助的、支持的或提供阻力的训练。不同体位进行不同的功能活动,水的浮力可起辅助、支持或阻抗作用。由此,帮助类风湿关节炎患者开展关节活动度训练和增强肌力训练。①浮力辅助训练。朝向水面的运动为浮力辅助训练,相当于陆地上的重力辅助训练。例如,在水中俯卧位条件下的髋关节伸展动作。浮力辅助训练常用于关节活动度训练,可使类风湿关节炎患者的受累关节得到较好的训练,并使患者具有良好的心理状态。②浮力支持训练。与水池底部相平行的运动为浮力支持运动,相当于陆地上重力最小位置的训练。例如,在水中仰卧位条件下,髋关节外展为浮力支持训练。浮力支持训练适用于肌力相对较弱的类风湿关节炎患者完成水平方向的活动。③浮力阻抗训练。朝向水池底部的运动为浮力阻抗训练。例如,在水中仰卧位条件下,髋关节伸展为浮力阻抗训练。浮力阻抗训练常用于增加肌力和耐力。

（2）水的深度：水深是改变水所提供的辅助力量或阻力的另一个参数。在齐腰深的水中完成蹲坐动作较在齐髋深的水中容易。较浅的水深提供较小的浮力支持。深水中行走可因患者的功能损害或失能不同而容易或困难。因为浮力减少了类风湿关节炎患者受累关节的应力，因此类风湿关节炎疼痛症状较重的患者在较深的水中行走相对容易。而深水中行走因为增加了前方的阻力，因此肌力减退为主要表现的类风湿关节炎患者不适合深水中行走的训练。

（3）杠杆臂的长度：与陆地上的运动一样，杠杆臂的长度可以用于调节水所提供的助力或阻力大小。水中站立位，肘关节伸直（杠杆臂长）条件下的浮力辅助肩外展（杠杆臂长）较肘关节屈曲（杠杆臂短）条件下容易。相反，在肘关节伸展条件下完成浮力辅助的肩内收由于杠杆臂长而相对困难。

（4）浮力装置：为进一步增加辅助力量或阻力量的大小，可在调节杠杆臂长短的基础上增加浮力装置。手握浮力哑铃可增加肩外展的助力而增加肩内收的阻力；浮力袖带（或踝带）可在肢体（杠杆臂）的任何一点调节辅助力量或阻力的大小及位置。浮力装置还可在患者仰卧位或俯卧位完成训练时应用。由于浮力的作用方向与重力相反，因此在陆地重力作为阻力的训练活动在水中则可以由浮力作为辅助力量。

270. 对水中运动设备有什么要求

由于对水中运动的安全性要求较高，因此对水中运动设备有一定的要求。具体要求如下：①水中运动需要专门的水池或水柜。水池水深 0.8～1.5 米，水池边设有扶手；池底防滑。适用于群体训练。水柜一般适用于个体训练，有些水柜中还配置专门的跑台或固定自行车，由此，更有利于患者开展水中有氧训练。②必要的配套设施。具体包括为患者提供稳定的治疗位置的水中治疗床或

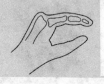

椅,床和椅一般为不锈钢制,重量不小于10千克或能固定在池底,移动式的床和椅脚要装有防滑底座。其他包括用于支撑患者头颈部或肢体,或促进运动的辅助工具,如充气橡皮圈、马鞍型气垫、软木块或不吸水的泡沫塑料等漂浮物。③具有水循环加温、过滤和消毒的处理装置。水池用水应过滤、消毒,并采用循环水或定时换水的方法。治疗前要特别注意水温、室温、湿度、换气情况、水中游离氯含量等。不同水温有时可强化治疗效果,故应根据需要采用不同水温。类风湿关节炎患者主要为受累关节运动,并训练时间较长,故水温宜在32℃~34℃。④水池周围,包括更衣间,注意保持地面干燥,患者行走时也应加以注意,避免滑倒。⑤水池边应有监护急救人员,并备有急救药品和设备。

271. 类风湿关节炎患者水中运动需要注意哪些安全措施

水中运动可以较好地改善类风湿关节炎患者的肌力和关节活动度,是类风湿关节炎患者最舒适、最有效的运动方法。但是,具体训练中需要很好注意安全问题。具体安全措施包括如下。

(1)部分疾病为水中运动禁忌证:同时合并下列疾病的类风湿关节炎患者不能开展水中运动:局部开放性伤口,皮肤感染,炎症;患有全身感染或炎症性疾病,并处于感染急性期;大小便失禁;女性月经期;严重的心血管系统疾病,如未控制的高血压、严重动脉硬化、心力衰竭,不稳定性心绞痛;严重的癫痫等神经系统疾病,或存在认知功能障碍的患者;骨折未固定或未愈合;传染病等。

(2)训练前充分的准备工作:静水压有利尿作用,患者须在入水前排空膀胱,以保持水的清洁。避免空腹入水(应在餐后1~2小时进行)。入水前应该进行较低强度的适应性训练(准备活动),一般应在专业人员指导下进行,热身方式可以为缓慢的游泳或水中行走。

（3）掌握合适的训练程序和训练方法：最初的训练时间不要超过20分钟。注意掌握运动量和运动节奏，尤其是运动速度不宜太快，若感到气促，应放缓运动速度。注意训练的每一个动作应尽可能平滑、自如。注意训练时需要浸没在水中的身体部分保持在水下。

（4）注意训练过程中的不适情况处理：注意患者的身体情况。有心脏病史的患者注意浸没后的心血管改变。齐颈的水深限制胸部扩张，对肺功能受限者可造成呼吸困难。肺功能差者（肺活量在1500毫升以下）不宜在该水深进行训练。水中运动过程中，若感到头晕等不适情况时，立即出水；若运动导致疼痛或不适，应暂停训练；若运动后关节疼痛或肌肉疼痛持续数小时，则需要在随后的训练中降低运动强度或运动量。由于重力降低、浮力支持、肌肉放松、静水压和水温等作用，易使患者过度训练。过度训练的症状和体征在训练当日稍后的时间或次日显现。因此，需要注意观察，避免训练过度。对于在水中不能控制身体姿势的患者，需要先将其稳妥地固定在水池边扶手与栏杆或水中治疗床（椅）上，再进行训练。功能障碍较重或体弱的患者，需要治疗师陪同下水，以给予患者直接保护。

（5）出水后应该进行较低强度的适应性训练（结束活动）：必要时在出水后测量心率、血压。

（6）其他：训练过程中和训练后需要补充必要的水分。

272. 类风湿关节炎患者如何开展水中改善关节活动度的训练

在水中，由于患者肌肉放松、浮力支持、水的动态力量提供了改善关节活动度训练的有利环境，因此改善关节活动度的训练在水中较易进行。水中改善关节活动度的训练具体操作如下：①根据浮力及其对所进行运动的效果、体位及关节的可动范围、需要运

269

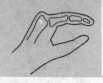
动的方向和浮力或重力装置的需要与否等因素设计训练。②根据患者需要(如上肢训练或下肢训练),选择适当的水深。③从简单的关节活动度训练开始,并尽可能快地进展至功能受限和失能方向的活动。例如,增加髋、膝关节活动度的训练应尽快地过渡至正常的移行;一旦可以进行承重运动,则应向正常的行走、跑步和骑车等训练运动过渡。④充分应用水中运动的各种特性。浮力是最常用于关节活动度训练的物理特性;杠杆臂长度和浮力装置用于增加或降低浮力辅助的大小。例如,垂直位髋关节屈曲、肩关节屈曲、肩关节外展运动可由浮力提供辅助;应用浮力装置进行快速踏步可训练膝关节屈曲、伸展功能。⑤在完成水中运动的过程中,应适当地改进训练技术。由于水的折射可对患者在水中训练时的位置和仪器设备的观察造成困难,在关节活动度训练中更需要注意保持适当的脊柱姿势和正常的骨运动学基础。在水中运动之前观察患者陆地上的脊柱姿势和骨骼运动,可有助于在水中更好地完成训练。

273. 类风湿关节炎患者如何开展水中增强肌力的训练

水的浮力也是增加阻力的一种手段,而水的黏滞性和水的动态特性也可提供阻力。水中运动中产生的涡流提供了最大的阻力,并可受表面面积、物体形状和运动速度影响。因此,利用上述水中运动的阻力可以达到增强类风湿关节炎患者肌力训练和有氧训练的目的。开展水中增强肌力训练如下:①水中增强肌力训练可以采用浮力阻抗训练或利用水的黏滞性和动态特性阻力的方法。肢体运动方向与浮力方向相反,或通过增加运动速率或在肢体增减附加物以增大或减少肢体对抗水流的面积,以增大阻力。可根据病情需要,给予不同的阻力,以达到不同的阻抗运动训练目的。②水中增强肌力训练的原则和渐进方法与陆地上的肌力训相同。③与改善关节活动度的训练相同,应尽可能快地将肌力增强训练过渡至实用功能训练。例如,简单的、抵抗水的黏滞性阻力的髋关节伸屈和膝关节伸展训练应尽快过渡至正常的步态或坐位起立训练。④在一定支持的条件下,通过运动速度的调整进行阻力大小的调节。若水中运动速度超过一定标准,则任何方向的运动均可成为阻抗运动。任何方向的阻抗运动需要相反方向力量固定,以抵抗浮力中心的转动效应。⑤利用必要的装置强化阻抗训练。采用浮力沙袋或哑铃可增加抵抗浮力的阻力,桨状物、手套及其他增大表面面积的装置可由于涡流而增加阻力。

274. 类风湿关节炎患者如何开展水中有氧训练

在类风湿关节炎患者关节活动度和肌力恢复到一定程度后,可开展水中行走、游泳等水中有氧训练。具体如下:水中行走不但可增加类风湿关节炎患者髋关节、膝关节和踝关节的活动性,而且可增加下肢肌力和有氧活动能力。具体操作时,要求水深达到齐颈。患者整个训练过程中保持躯干正直位的体位,以正常的足跟－足趾步态模式行走,承重下肢的膝关节屈曲 60°～80°,随后完全伸展,运动时间 20～30 分钟。注意事项包括:确保躯干正直,避免前倾;避免膝关节屈曲超过 80°;在膝关节屈曲过程中保持胫骨于垂直位;须穿合适的鞋,以减少可能发生的足底冲击性损伤和摩擦损伤。游泳训练是十分有效的水中有氧训练方法,不仅对于心血管疾病、慢性阻塞性肺疾病、肥胖症、糖尿病等具有良好的康复治疗作用,也因为可以极大程度地降低类风湿关节炎患者受累关节的应力而有助于类风湿关节炎患者的有氧训练。

在开展水中有氧训练时,同样也要根据陆地有氧训练相同的过度负荷原则和渐进原则,可采用多种途径增加心血管阻力。水中有氧训练必须有足够的运动强度和训练时间,主要应用大肌群训练,每周 3～5 次。深水运动特别适用于承重受限的患者,如连

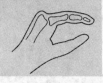

续或间断完成深水跑、骑车和垂直踢腿等运动；游泳中的划动运动补充了下肢占优势的训练。水中有氧训练也应遵循陆地有氧训练的程序，要求有充分的准备、训练和结束过程。此外，水中有氧训练方案要个体化和循序渐进。体质较差或病情较重的患者可以采用间断训练方式。

275. 类风湿关节炎患者如何做颈部柔韧性体操

(1)收颌运动：①预备姿势。患者坐位或站立位。②动作。患者轻轻收颌，直至感到颈后部有"拉长"和"伸直"感。放松还原。③重复次数。5～10次。④注意事项。在完成收颌动作时，注意保持目光平视。为了保证动作的准确性，也可将食指指于鼻前，然后引导水平方向收颌(图56)。如开始这一动作时感到不适，可以去枕仰卧位进行。

(2)颈部牵伸运动：①预备姿势。患者收颌位，双肩放松。②动作。患者颈椎向右旋转，注视右肩(图57-1所示)，然后放松还原，再向左旋转，注视左肩，放松还原。颈椎向右侧屈，尽可能将右耳靠近右肩(图57-2所示)，然后放松还原，再向左侧屈，尽可能将左耳靠近左肩，放松还原。③重复次数。5～10次。④注意事项。不要在运动过程中耸肩。

276. 类风湿关节炎患者如何做肩肘关节柔韧性体操

(1)肩关节环转运动：①预备姿势。患者站立位，双肩放松。②动作。轻柔地完成肩关节向上、向前、向下、向后的环转运动(图58-1所示)，然后放松还原，相反方向完成环转运动(图58-2所示)。③重复次数。两个方向各重复5次。④注意事项。放松双肩和上背部;可在任何时候进行。

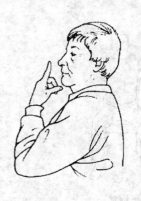

图56　收颔运动

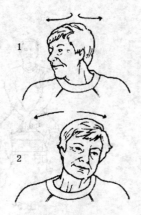

图57　颈部牵伸运动

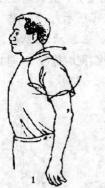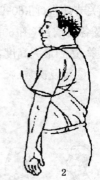

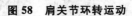

图58　肩关节环转运动

　　(2)肩关节上举运动:①预备姿势。患者坐位或站立位。双上肢放松,于体前双腕交叉,轻轻握拳,拇指向下(图59-1所示)。②动作。患者双上肢前臂旋前,双手展开,手指伸直,双肘关节伸直,双肩关节向上外展,达到最大高度(图59-2所示)。同时深吸

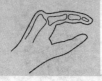

气。放松还原。同时深呼气。③重复次数：5～10次。

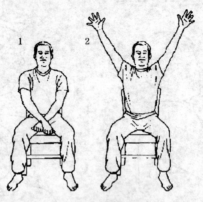

图59　肩关节上举运动

（3）肘关节屈曲运动：①预备姿势。患者坐位、站立位或仰卧位，双上肢放松，双肘关节伸直（图60-1所示）。②动作。双肘关节屈曲，并使双手分别够及各自肩部（图60-2所示）。然后，顺势伸展双肘关节，双肩关节向上举，达到最大高度，同时深吸气（图60-3所示）。放松还原，同时深呼气。③重复次数。5～10次。

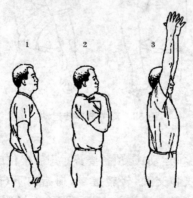

图60　肘关节屈曲运动

（4）肩肘关节牵伸运动：①预备姿势。患者站立位。②动作。右上肢肩关节前上举，肘关节屈曲，将手指置于后颈背部。左上肢肩关节内旋，肘关节屈曲，于体后方置于后背部，左手手指尽力够及右手手指（图61）。放松还原。③重复次数。左右交替，5～10次。

（5）增强中上背部肌力和扩胸运动：①预备姿势。患者坐位或站立位，下颌内收，双肩关节放松（图62-1所示）。②动作。双肩关节外展至双上肢与肩水平；双肘关节屈曲90°，双手掌向前方展开，手指自然屈曲状（图62-2所示）。双腕关节背屈，手指伸直。双肩胛骨向内侧收拢，双肘关节尽力向后（图62-3所示），保持3～5秒钟。放松还原。③重复次数。5～10次。

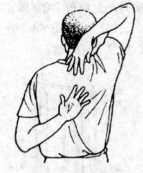

图61 肩肘关节牵伸运动

275

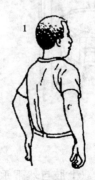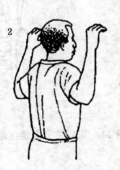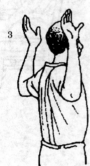

图62 增强中上背部肌力和扩胸运动

（6）双肩关节滑轮运动：①器材准备。将一滑轮固定于门框，

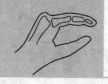

并在滑轮上系上足够长的绳索，以保证患者可在坐位完成这一运动。②预备姿势。患者坐位，分别用手握住绳索的两端（可在绳索的两端添加把手，以使抓握更加舒适）。③动作。患者一手下拉绳索，使另一上肢前上举（图63-1所示）；也可以一手下拉绳索，使得另一上肢外上举（图63-2所示）。放松还原。④重复次数。左右交替，重复5～10次。

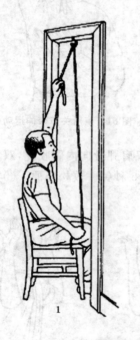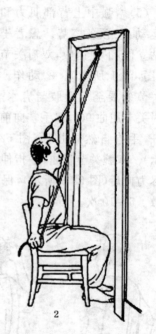

1　　　　　　　　2

图63　双肩关节滑轮运动

（7）体操棍运动：①预备姿势。患者站立位，双上肢自然下垂，与肩同宽，抓握体操棍（图64-1所示）。②动作。患者双肩关节前上举，将体操棍举过头顶，至最大程度（图64-2所示）。放松还原。③重复次数。5～10次。

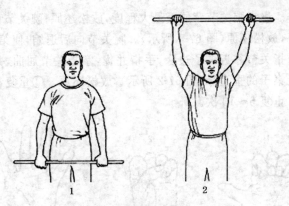

图64　体操棍运动

277

277. 类风湿关节炎患者如何做手腕关节柔韧性体操

类风湿关节炎患者手腕关节柔韧性体操可在桌子等可支持前臂的物品上完成，也可在洗碗、洗澡和手工劳动休息时进行。

（1）手指运动：①预备姿势。患者手部自然伸展。②动作。患者屈曲第二至五中指关节，使各指尖靠近手掌（图65-1所示）；将大拇指内收，并尽量靠近小手指（图65-2所示），保持3~5秒钟；然后分指（图65-3所示）。③重复次数。左右手各重复5~10次。④注意事项。良好的手功能需要大拇指与其他手指的对指捏功能，同时也需要各手指的伸直功能，因此每一动作需要充分完成。

（2）大拇指对指运动：①预备姿势。患者腕关节自然位。②动作。患者大拇指分别与其他每一手指轻轻相对，形成字母"O"状（图66-1所示）。然后分指（图66-2所示）。③重复次数。左右手各重复5~10次。

（3）腕关节与掌指关节屈伸运动：①预备姿势。患者前臂置于桌子上，腕关节伸直靠近桌子边缘。手指并拢并呈放松状态。

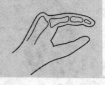

②动作。患者腕关节背屈至最大程度，放松还原；腕关节背伸至最大限度，放松还原（图67-1所示）。腕关节向后退缩，使第2～5手指的掌指关节靠近桌子边缘，手指并拢，掌指关节屈曲，并最大程度靠近桌子的垂直缘（图67-2所示），放松还原。③重复次数。左右手各重复5～10次。

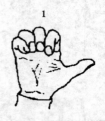
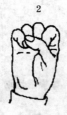

图 65　手指运动

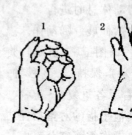

图 66　大拇指对指运动

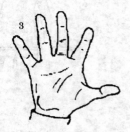
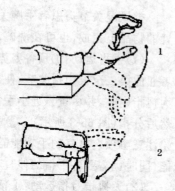

图 67　腕关节与掌指关节屈伸运动

　（4）前臂旋前运动：①预备姿势。患者前臂于桌面休息位，手掌向上；上臂和肘关节紧贴体侧。②动作。小手指贴于桌面，完成大拇指离开桌面的前臂旋前运动至最大限度（图68），保持3～5

秒钟。放松还原。③重复次数。左右手各重复 5～10 次。④注意事项。这一运动牵伸前臂旋前肌群,使得旋转门把手、应用螺丝刀或掏衣服后兜等活动更加容易完成。

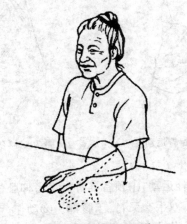

图 68 前臂旋前运动

278. 类风湿关节炎患者如何做腰背部柔韧性体操

(1)腰部旋转运动:①预备姿势。患者坐位或站立位。双上肢屈曲,与肩关节水平,双肘关节屈曲 90°。②动作。患者轻柔缓慢地向一侧旋转腰部至最大程度(图 69),保持 3～5 秒钟。放松还原。③重复次数。左右交替,重复 5～10 次。④注意事项。头颈部不发生旋转。这一动作可以使得患者腰部旋转舒适,可作为行走或跳舞等活动前的放松准备动作。

(2)腰部侧屈运动:①预备姿势。患者站立位或坐位。②动作。患者一侧上肢上举过头,然后腰部向对侧侧屈,举过头的上肢手顺势侧向对侧至最大限度(图 70),保持 3～5 秒钟。放松还原。③重复次数。左右交替,重复 5～10 次。

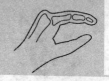

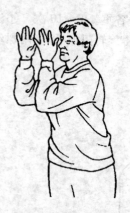

图69　腰部旋转运动

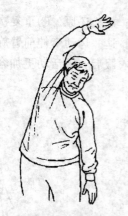

图70　腰部侧屈运动

（3）后背部牵伸运动：①预备姿势。患者仰卧位。双足平踏床面，双膝关节屈曲，双手交叉，置于腹部。②动作。患者腹肌、臀肌收缩，下压后背部，使之紧贴于床面（图71），保持3～5秒钟。放松还原。③重复次数。5～10次。

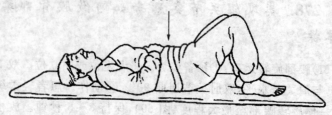

图71　后背部牵伸运动

（4）后背部左右旋转运动：①预备姿势。患者仰卧位。②动作。患者双手扶握大腿后下部，使双膝关节屈曲，并尽量及胸（图72-1所示），保持3～5秒钟。放松还原。轻柔地将双膝关节侧向一方（图72-2所示），放松还原；再侧向对侧，放松还原。③重复次数。5～10次。④注意事项。保持躯干和双肩贴于床面。

280

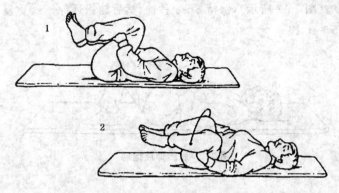

图72　后背部左右旋转运动

（5）后背部伸展运动：①预备姿势。患者俯卧位。②动作。患者双肘关节屈曲，双前臂、双手掌支撑于床面；双上臂撑起，使后背部伸展至最大程度（图73），保持3～5秒钟。放松还原。③重复次数。5～10次。

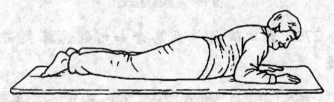

图73　后背部伸展运动

（6）膝胸伸展运动：①预备姿势。患者仰卧位，双膝屈曲，双足平踏于床面。②动作。患者双手抱于右侧大腿后下部，使右膝尽量贴近胸部（图74），保持3～5秒钟，然后放松还原。③重复次数。左右交替，重复5～10次。

（7）手膝跪位运动：①预备姿势。患者双手撑于床面，同时双膝跪位（图75-1所示）。②动作。患者缓慢"拱"起后背部，并使腹

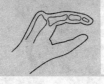

肌收缩(图75-2所示),保持3～5秒钟,然后放松还原。③重复次数。5～10次。

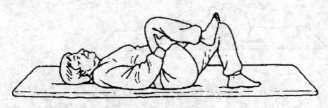

图74　膝胸伸展运动

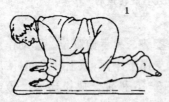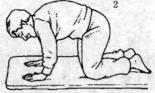

图75　手膝跪位运动

279.类风湿关节炎患者如何做髋膝柔韧性体操

(1)髋关节外展内收运动:①预备姿势。患者右手扶桌面站立,左足略踏于右足的前方,左下肢微微屈曲髋关节和膝关节,以使左足跟离地。②动作。患者左足趾与地面接触并使左膝关节向内侧(图76-1)和外侧转动(图76-2)。③重复次数。左右交替,重复5～10次。④注意事项。这是保持舒适行走和直立过程中良好姿势的基础。

(2)髋关节后伸运动:①预备姿势。患者面桌站立,双手扶住桌面。②动作。患者左侧下肢向后至最大位置(足跟离地,足尖接触地面,图77),保持3～5秒钟,然后放松还原。③重复次数。左右交替,重复5～10次。

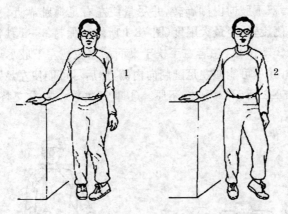

图76　髋关节外展内收运动

283

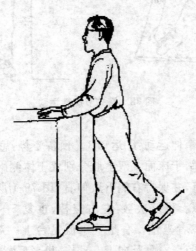

图77　髋关节后伸运动

(3)髋关节旋转运动:①预备姿势。患者仰卧位或站立位。

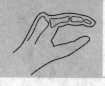

②动作1。患者仰卧位,双下肢尽可能分开。在保持膝关节伸直的条件下,双下肢向内侧旋转,并尽量使左右足拇趾靠近;然后双下肢向外侧旋转,至最大限度(图78-1所示),保持3～5秒钟。放松还原。③动作2。患者右手扶于桌面站立位。左下肢尽可能向远处分开,并尽可能使左足趾朝向内侧,然后尽可能使左足趾朝向外侧(图78-2所示)。放松还原。④重复次数。左右交替,重复5～10次。

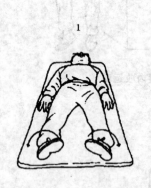

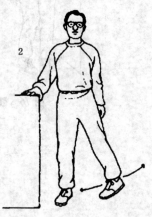

图78　髋关节旋转运动

(4)腘绳肌牵伸运动:①运动1。预备姿势:患者仰卧位,双膝关节屈曲,双足踏于床面。双上肢分别置于体侧。动作:患者缓慢伸直右侧膝关节,并保持右侧下肢伸直(图79-1所示),保持3～5秒钟。放松还原。重复次数:左右交替,重复5～10次。②运动2。预备姿势:患者坐位。右足置于低足台上。双手置于右侧大腿。右膝关节伸直,右足趾向上。动作:患者后背伸直,身体前倾,直至感到大腿后部被牵拉(图79-2所示),保持3～5秒钟。放松还原。重复次数:左右交替,重复5～10次。

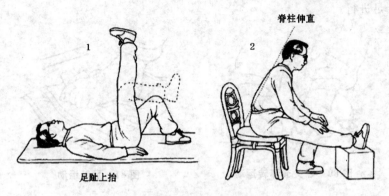

图79 腘绳肌牵伸运动

280. 类风湿关节炎患者如何做踝足柔韧性体操

（1）踝关节环转运动：①预备姿势。患者直靠背椅坐位，赤足。②动作。患者双足跟着地，先顺时针缓慢环转双足（图80），然后逆时针缓慢环转双足。③重复次数。5～10次。

（2）足趾运动：①预备姿势。患者直靠背椅坐位，赤足。将浴巾平铺于地面。双足踏于浴巾，足跟尽可能靠近浴巾近椅子处，保持跟着地。②动作。患者足趾屈曲，抓握浴巾，并将浴巾向后方重叠。当浴巾基本于后方完全重叠后，足趾进行相反方向的运动，使浴巾向前方平展（图81）。③重复次数。5～10次。可单足或双足进行。

（3）夹捡弹球运动：①预备姿势。患者直靠背椅坐位，赤足。将数个弹球置于足下地面。②动作。患者足跟着地作为支点，足趾朝向弹球。转动足跟，用足趾逐一夹持弹球，并移至另一处（图82），直至弹球全部移完。再将所有弹球移至初始位置。若夹捡弹球有困难，可采用纸团等物品替代。③重复次数。5～10次。单

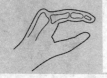

足进行。

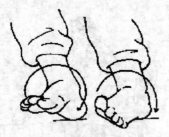

图 80　踝关节环转运动

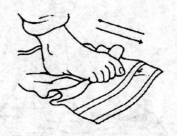

图 81　足趾运动

　　(4)足踏滚动运动：①预备姿势。患者直靠背椅坐位,赤足。将一擀面杖置于足弓处。②动作。患者前后滚动擀面杖(图 83)。③重复次数。5～10 次。单足进行。

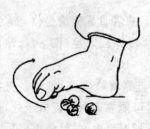

图 82　夹捡弹球运动

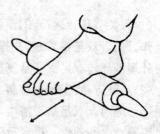

图 83　足踏滚动运动

　　(5)跟腱牵伸运动：①预备姿势。患者面向桌子站立,双手扶于桌面(或抵墙站立)。将左足置于右足前,足趾向前,足跟着地。②动作。患者身体前倾,屈曲左下肢膝关节,保持右下肢膝关节伸直且足跟着地,右跟腱部有明显牵拉感(图 84),保持 3～5 秒钟。放松还原。③重复次数。左右交替,重复 5～10 次。

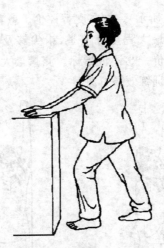

图84　跟腱牵伸运动

287

281. 类风湿关节炎患者如何自我评价柔韧性

在类风湿关节炎患者进行柔韧性体操训练时,为了能够较好地判断训练的效果,尤其是改善情况,需要进行柔韧性评价。在此,推荐几个自我评价柔韧性的方法,在柔韧性体操训练开始前逐一进行,并记录结果,在训练4周后,再度进行这些评价,以检查改善情况。这些评价方法的评价指标是完成更加容易,如可够及更高的高度等。

(1)肩肘关节牵伸功能评价:①预备姿势。患者站立位。②动作。患者右上肢肩关节前上举,肘关节屈曲,将手指置于后颈背部。左上肢肩关节内旋,肘关节屈曲,于体后方置于后背部,左手手指尽力够及右手手指。左右交替评价。③评价指标。测量左右手指之间的距离。若距离逐渐减小,则表明训练效果有改善。

(2)肩关节柔韧性功能评价:①预备姿势。患者面朝墙壁站立位,足趾抵于墙壁。②动作:患者右上肢最大程度前上举,指尖够

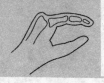

及处标记(图85-1所示)。左右交替评价。患者侧身90°,距墙约8厘米站立,右上肢最大程度外上举,指尖够及处标记(图85-2所示)。左右交替评价。③评价指标。测量最大上举高度。若高度逐渐增加,则表明训练效果有改善。

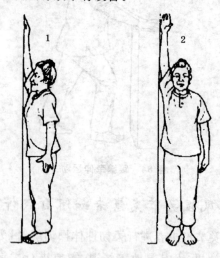

图85 肩关节柔韧性功能评价

(3)腘绳肌柔韧性评价:①预备姿势。患者仰卧位,双膝关节屈曲,双足踏于床面。双上肢分别置于体侧。②动作。患者缓慢伸直右侧膝关节,并保持右侧下肢伸直。左右交替评价。或患者坐位,右足置于低足台上。双手置于右侧大腿。右膝关节伸直,右足趾向上,后背伸直,身体前倾,直至感到大腿后部被牵拉。左右交替评价。③评价指标。若膝关节伸直,大腿后部紧张降低,则表明训练效果有改善。

(4)踝关节柔韧性评价:①预备姿势。患者椅坐位,双膝关节屈曲90°,双足赤足踏于地面。②动作。患者保持足跟着地,抬起足趾和足前部。③评价指标。测量前足掌与地面的距离(图86)。

若前足掌与地面的距离为3～5厘米,则表明训练效果较好。

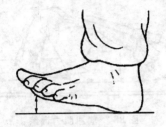

图86　踝关节柔韧性评价

282. 类风湿关节炎患者如何开展背部和腹部肌力训练

(1)背部伸展肌力训练:①预备姿势。患者俯卧位,双手分别置于体侧。②动作。患者颈椎后伸,背部伸展,抬起双肩与双上臂,注意收颌,目光注视下方(图87),保持3～5秒钟。放松还原。③重复次数。5～10次。④注意事项。也可以将双下肢上抬替代头部和双肩的抬起。

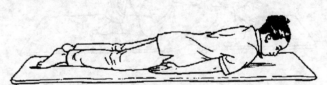

图87　背部伸展肌力训练

(2)腹肌肌力训练:①预备姿势。患者仰卧位,双膝关节屈曲,双足踏于床面。②动作。患者抬起头部与双肩,双手靠拢双膝。背部伸展下压(图88),保持3～5秒钟。放松还原。③重复次数。5～10次。④注意事项。保持收颌,腹肌收缩时呼气,放松时吸

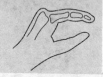

气。注意避免屏气。

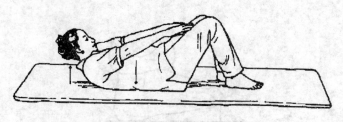

图88　腹肌肌力训练

（3）腹肌肌力强化训练：①预备姿势。患者仰卧位，双膝关节屈曲，双足踏于床面。②动作。患者抬起右下肢，右膝关节进一步屈曲，并尽可能向胸部靠近（图89-1所示）。然后右侧骨盆略抬起，保持下背部固定于床面。在此基础上，逐渐伸直右膝关节，使右膝关节离开胸部（图89-2所示）。放松还原。③重复次数。5～10次。

290

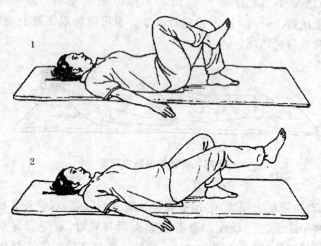

图89　腹肌肌力强化训练

283. 类风湿关节炎患者如何开展髋部肌力训练

（1）站立位髋关节伸展肌力训练：①预备姿势。患者面朝桌子站立位，双手扶于桌面，获得支持。②动作。患者左下肢在膝关节伸直的条件下向后伸展，并抬起至最大程度（图90），保持3～5秒钟。放松还原。③重复次数。左右交替，重复5～10次。

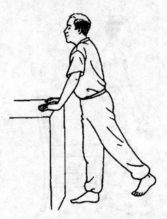

图90 站立位髋关节伸展肌力训练

（2）俯卧位髋关节伸展肌力训练：①预备姿势。患者俯卧位，双手分别置于体侧。②动作。患者左下肢在膝关节伸直的条件下向后伸展，并抬起至最大限度（图91），保持3～5秒钟。放松还原。③重复次数。左右交替，重复5～10次。④注意事项。身体不向侧方转动；为增强舒适性，可在腹部垫枕。

（3）半蹲起立运动：①预备姿势。患者椅子前站立位，双手分别置于体侧。②动作。患者慢慢屈曲双髋关节和双膝关节至半蹲状态（图92），然后伸直双髋关节和双膝关节，恢复至站立位。

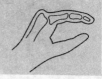

③重复次数。5～10 次。④注意事项。注意不用双手帮助。

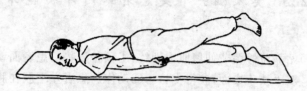

图91 俯卧位髋关节伸展肌力训练

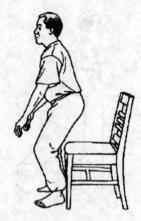

图92 半蹲起立运动

（4）外展运动：①动作 1。预备姿势：患者侧卧位。位于侧卧位下方的下肢膝关节屈曲，位于侧卧位上方的下肢伸直，并与身体保持一线；位于侧卧位下方的上肢支撑头部，位于侧卧位上方的上肢支撑于床面。动作：患者上抬位于侧卧位上方的下肢，并达到最大限度（图93），保持 3～5 秒钟。放松还原。重复次数：左右交替，重复 5～10 次。②动作 2。预备姿势：患者侧立于桌旁，单腿站立位（靠近桌子侧的下肢站立支撑，同侧手扶于桌面获得支持，以使身体与这一侧下肢保持一线）。动作：患者另一下肢在膝关节伸直的条件下髋关节外展,至最大限度(图 94),保持 3～5 秒钟。放松还原重复次数:左右交替,重复 5～10 次。

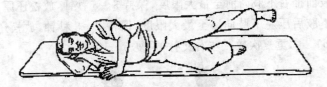

图 93　侧卧位外展运动

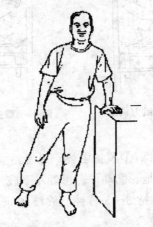

图 94　站立位外展运动

293

284. 类风湿关节炎患者如何开展膝部和踝部肌力训练

(1)膝关节伸展肌力训练:①预备姿势。患者椅坐位,将左下肢置于低脚凳上。②动作。患者左下肢抬起,伸直,尽可能保持 30 秒钟。双手置于左下肢大腿上方,感觉肌肉收缩(图 95),保持 3～5 秒钟。放松还原。③重复次数。左右交替,重复 5～10 次。

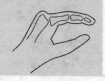
（2）膝关节屈伸肌力训练：①预备姿势。患者坐位，坐于直靠背椅上。②动作。患者左下肢膝关节屈曲，置于右下肢踝部后方。左下肢前推右下肢向前至最大限度，保持3～5秒钟，放松还原，然后右下肢后压左下肢向后至最大限度，保持3～5秒钟，放松还原（图96）。③重复次数。左右交替，重复5～10次。

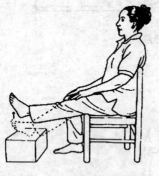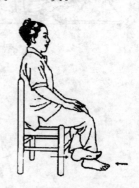

图95　膝关节伸展肌力训练　　　　图96　膝关节屈伸肌力训练

（3）起步动作训练：①预备姿势。患者站立位，左下肢略位于右下肢前方，足跟着地。②动作。患者左下肢伸直，最大限度收缩股四头肌（图97），保持3～5秒钟。放松还原。③重复次数。左右交替，重复5～10次。

（4）踮脚运动：①预备姿势。患者站立位，双手扶于桌面，以获得支持。②动作。患者双足足跟离地，足趾着地（图98），保持3～5秒钟。放松还原。③重复次数。5～10次。

285. 类风湿关节炎患者如何开展上肢肌力训练

（1）上肢上抬运动：①预备姿势。患者站立位，双手置于体前，分别握持0.25～1.5千克哑铃（图99-1所示）。②动作。患者双手握持哑铃，双上肢抬起至胸部水平，双肘关节屈曲，双肩关节外

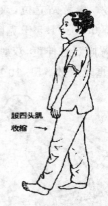

股四头肌
收缩 →

图 97 起步动作训练

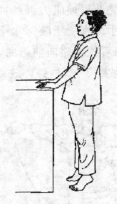

图 98 踏脚运动

展,双手于身体中线靠拢(图99-2所示),保持3～5秒钟。放松还原。③重复次数。5～10次。

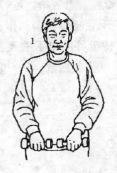
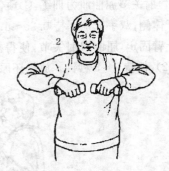

图 99 上肢上抬运动

(2)肩关节外展肌力训练:①预备姿势。患者站立位,双上肢分别置于体侧,双手分别握持0.25～1.5千克哑铃。②动作。患者在双上肢肘关节伸直的条件下,双手持哑铃,双肩关节外展至水平(图100),保持3～5秒钟。放松还原。③重复次数。5～10次。

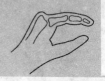

(3)肩关节后伸肌力训练：①预备姿势。患者站立位，双肘关节屈曲，双手分别置于腰部水平，分别握持0.25～1.5千克哑铃。②动作。患者腰椎略向前屈曲，保持双上臂固定且伸直，双肘伸直（图101），保持3～5秒钟。放松还原。③重复次数。5～10次。

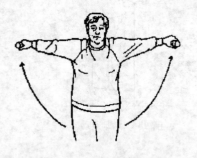

图100　肩关节外展肌力训练

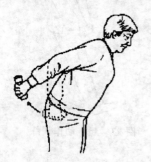

图101　肩关节后伸肌力训练

296

(4)肘关节屈曲肌力训练：①预备姿势。患者站立位，双上肢分别置于体侧，双手分别握持0.25～1.5千克哑铃。②动作。患者保持双上臂固定，屈曲双肘关节，使得握持哑铃的双手够及各自肩部（图102），保持3～5秒钟。放松还原。③重复次数。5～10次。

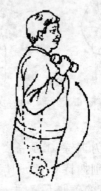

图102　肘关节屈曲肌力训练

(5)肩关节水平外展肌力训练：①预备姿势。患者站立位，双上肢肘关节与腕关节伸直，双肩关节屈曲于体前侧至肩水平，双手分别抓握弹力带两端（图103-1所示）。②动作。患者保持双上肢于肩水平，双肩关节充分外展，牵拉弹力带（图103-2所示），保持3～5秒钟。放松还原。③重复次数。5～10次。

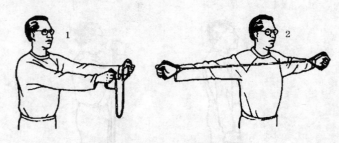

图103　肩关节水平外展肌力训练

297

(6)肘关节伸展肌力训练：①预备姿势。患者站立位，将弹力带绕于后背部肩胛处，双上肢肘关节屈曲，双手分别于体侧前方抓握弹力带两端（图104-1所示）。②动作。患者双肘关节伸展，双上肢水平向前方运动，牵拉弹力带（图104-2所示），保持5秒钟。放松还原。③重复次数。5～10次。

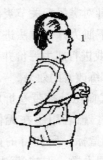
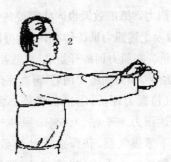

图104　肘关节伸展肌力训练

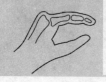
（7）肘关节屈曲肌力训练：①预备姿势。患者站立位，将弹力带绕于左侧足底，并固定。左上肢于体侧自然下垂，左手抓握弹力带两端（图105-1所示）。②动作。患者屈曲左肘关节，左手尽可能靠近左肩部，牵拉弹力带（图105-2所示），保持3～5秒钟。放松还原。③重复次数。左右交替，重复5～10次。

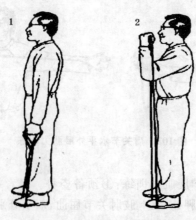

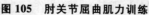

图105　肘关节屈曲肌力训练

286. 类风湿关节炎患者如何自我评价肌力

肌力训练的效果也同样需要进行评价。针对类风湿关节炎的特点，以及上述肌力训练体操内容，可以采用如下肌力评价方法进行自我评价。在肌力训练开始之前，患者可以先自我进行肌力评价并记录评价结果，肌力训练4周后，再次评价以检验训练改善的效果。

（1）握力评价：①预备姿势。将水银柱式血压计袖带卷折后再充气达压力4千帕（30毫米汞柱）。②动作。患者用手在无依托情况下紧握气囊，获得血压计读数。③评价指标。所测得的血压计读数减去4千帕（30毫米汞柱）即为实测握力数。取连续测量3次的平均值。以同样方式可测出手指握力和夹力。

（2）腹肌肌力评价：①预备姿势。患者仰卧位，双膝关节屈曲，双足踏于床面。②动作。患者抬起头部与双肩，双手靠拢双膝，然后放松还原。③评价指标。计数可重复的最大次数，或在30秒钟内可重复的次数。

（3）髋、膝部肌力评价：①预备姿势。患者椅坐位。②动作。患者无双手支持下从座位上站立。③评价指标。计数在30秒钟内可重复的次数。或计数15米步行的时间。

（4）踝部肌力评价：①预备姿势。患者站立位，双手扶于桌面，以获得支持。②动作。患者双足足跟离地，足趾着地（图106-1所示），放松还原。或患者站立位，双手扶于桌面，以获得支持，双足足跟着地，足趾离地（图106-2所示），放松还原。③评价指标。计数在15秒钟内可重复的次数。

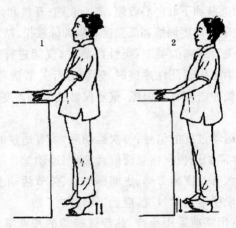

图106 踝部肌力评价

287. 类风湿关节炎患者开展运动疗法需要注意什么

（1）对关节、周围软组织等局部状况（如炎症所处阶段、关节破

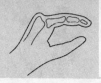

坏程度、肌力、软组织挛缩等）：应做细致评定，对每一关节应根据上述评定进行针对性运动，同时还要考虑患者心肺功能和全身情况，以建立运动时间、强度、频度等运动处方，并除外潜在的对关节有害的训练。

（2）注意关节炎症所处阶段：急性期应以休息为主，每日仅允许数次主动的关节活动度训练和等长收缩训练，避免过度牵伸关节周围软组织；亚急性期运动次数可增加；慢性期则可考虑各种运动疗法。早期类风湿关节炎运动疗法程序具体操作示例如下：5 分钟以低强度有氧训练为主的预备运动和主动关节活动度训练；牵伸训练；中强度有氧训练和增强肌力训练，开始的数日可两者隔日交替；初始的有氧训练 5～10 分钟的运动时间，每周递增，最后争取达到练习中 60%～80% 的靶心率（220－年龄岁数）；增强肌力训练可包括左右平衡的上肢和下肢向心收缩、离心收缩、开链和闭链练习；15 分钟的主动关节活动度训练和低强度有氧训练放松，结束训练。

（3）区别关节疼痛的类型：炎性疼痛时，仅能进行关节活动度训练；生物力学结构紊乱性疼痛时，轻者可行关节活动度训练、等长收缩训练、低冲击性有氧训练，重者仅做关节活动度训练和等长收缩训练。

（4）注意运动过度的信号：每次运动后，须有适量的休息时间。一般运动后疼痛如经夜间休息缓解者，表明运动量合适；若疼痛持续 1 小时以上，有过度疲劳感、虚弱感加重、关节活动度减少、关节肿胀增加，则说明运动量过度，应适当调整之。

（5）其他：训练前采用冷疗、热疗或轻柔的按摩等缓解肌肉痉挛和疼痛的方法，有利于运动疗法的进行。另外，应注意老年患者合并的其他疾病和退行性改变。

288. 类风湿关节炎患者如何开展作业治疗

类风湿关节炎患者的作业治疗内容主要以使患者能独立完成

日常生活所需动作的日常生活活动能力训练。若患者使用日常生活辅助具或矫形器时，则需结合采用日常生活辅助具或矫形器进行训练。日常生活辅助具佩戴与训练是类风湿关节炎患者作业治疗的"重头戏"。此外，类风湿关节炎患者所佩戴的矫形器可分为上肢矫形器和下肢矫形器。上肢矫形器有固定式（静止性）和功能性（可动性）两大类。如固定式手指制动器、天鹅颈矫正环、固定式手部制动器、固定式腕部矫形器和功能性手指矫形器等。下肢矫形器主要用于治疗类风湿关节炎患者足病。一般有鞋底摇杆、跖骨杆、鞋底楔块、软跟矫形鞋等。

从作业治疗针对性而言，手功能训练尤为重要。手功能训练的作业治疗项目包括利用温热箱黏土作业、手工艺加工、编织、手游戏等。作业治疗法的注意事项：合理安排作业治疗时间，避免过度劳累，一般作业治疗时间宜短；选择与运动疗法、物理因子治疗相适应的项目；避免水中浸泡、温度偏低或变化急剧的项目；保持肢体处于良好功能位置下进行作业治疗。作业治疗还应包括对患者的日常生活及就业指导。日常生活指导包括休息、体位、受累关节保护等方面。由于作业治疗能够在一定程度上解决患者存在的各种功能障碍，因此在此基础上，可根据患者具体情况和能充分发挥的工作技能选择职业，开展就业指导。类风湿关节炎患者一般可胜任脑力劳动、办公室工作，或缝纫、刺绣、编织、书写工作。

289. 为什么建议类风湿关节炎患者使用日常生活辅助具

类风湿关节炎可影响患者日常生活能力，尤其是手关节类风湿关节炎患者，完成撕开牛奶盒、钥匙开门、高处及物、扣纽扣、梳头和其他个人卫生等日常生活活动会存在一定的困难，并由此限制患者部分日常生活活动，影响患者的独立生活能力。

影响类风湿关节炎患者日常生活活动能力的因素为关节损害、

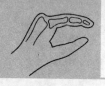

关节疼痛、僵硬和疲劳。而日常生活活动若用力不当或过度活动，则有可能加重类风湿关节炎患者的病情。此时，利用一些日常生活辅助具可在有效保护关节的前提下，帮助患者克服日常活动的某些限制，保持患者的独立性，使患者可以独立完成抓握、拿持、穿衣、及物、携物、坐位、站立、爬楼梯、行走和驾驶等日常生活活动。

手关节类风湿关节炎患者可利用电动开瓶器、黏性泡沫或定制的手柄、钢笔或铅笔持笔器、行李携带器或房门/汽车钥匙旋转器等日常生活辅助具完成相应的日常生活活动。可升起的马桶座位、木制浴缸椅（图 107）、电动浴缸椅（图 108）、淋浴椅（图 109）、长柄刷（图 110）等，均可帮助患者完成个人卫生。

厨房的一些辅助具，如采用可旋转的、背部有良好支持的厨房高脚凳，以便坐位完成部分厨房家务。采用长柄的簸箕和拖把，患者可很好地完成清洁活动。此外，卡片夹、夹书架、扬声器电话和防滑垫等日常生活辅助具对类风湿关节炎患者也有帮助。

总之，日常生活辅助具是利用康复工程学技术，有效地保护关节，并使日常生活活动变得更容易，患者能够独立完成日常生活活动的一种治疗手段。除了使用日常生活辅助具外，为了更好地保护类风湿关节炎患者的关节，可以开展一些必要的环境改建。

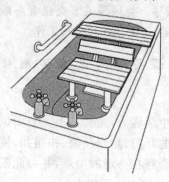

图 107　木制浴缸椅

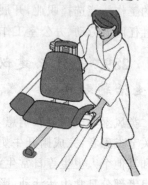

图 108　电动浴缸椅

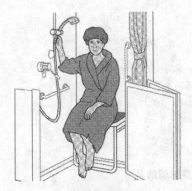

图 109　淋浴椅

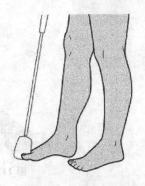

图 110　足趾长柄刷

290. 有哪些日常生活辅助具适合类风湿关节炎患者保护关节

日常生活辅助具可分为穿衣辅助具,如穿上衣辅助具(图111)、穿裤辅助具(图 112)和穿袜辅助具(图 113);厨房辅助具;个人卫生辅助具;园艺辅助具;交通辅助具等几大类。常用于类风湿关节炎患者保护关节的日常生活辅助具包括如下。

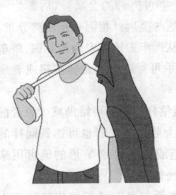

图 111　穿上衣辅助具

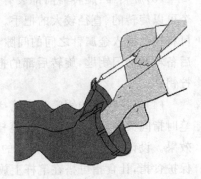

图 112　穿裤辅助具

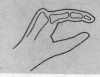

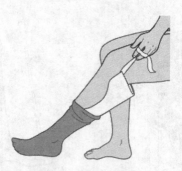

图 113　穿袜辅助具

（1）牙刷柄直径增大的牙刷：刷牙时，用大拇指和食指抓握（捏）牙刷柄，易造成对指间关节额外的应力。因此，手类风湿关节炎患者应尝试在牙刷柄上加一个泡沫管增大牙刷柄直径，这种增"粗"方式可减少指间关节应力。此外，餐具柄等具有柄把的日常生活用具上也可采用类似的改良方法。

（2）大手柄的日常生活用具：如大手柄的削皮刀、炒菜勺等厨房用具，可在一些商场购得。

（3）旋转器：旋转器前部装有一些可拆卸的金属针，后部为一个可以旋转的、直径较大的把手。这些金属针相隔一定距离分布，可将物品插入金属针之间的间隙，从而牢固地固定烤箱旋钮、轿车后备箱及房门钥匙，旋转后部的把手可帮助患者旋转按钮或者旋拧钥匙。

（4）笔杆较粗的钢笔和铅笔：粗笔杆的钢笔可帮助减少患者握笔时指间关节承受的应力，铅笔杆上装上橡皮套也可达到同样的效果。设计为可佩戴在手指上的笔或者形状像 Y 形的笔可用来保护食指，让食指可搭在笔杆上放松休息。

（5）垂直向上把手的菜刀：与把手与菜刀平行的传统菜刀不同，垂直向上把手的菜刀（图 114）可利用患者手掌的力量，并让患者的手和腕关节处于更舒适的姿势,避免了传统刀具在使用时需要大拇指掌指关节、食指指间关节桡侧端、腕关节尺侧端应力较大的缺点。另外,若使用削皮器(图115)、电动食品加工机(图116)切菜,也可帮助减少关节应力,并减少关节活动,尤其在腕关节或手关节疼痛或肿胀时,借助更加容易操作的设备。

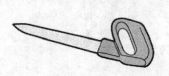

图114　垂直向上把手的菜刀

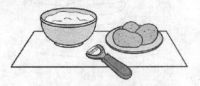

图115　削皮器

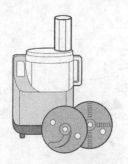

图116　电动食品加工机

　　(6)带有挡板和固定钉的切菜板:在边缘带有挡板、中间带有1～2个钉尖向上的固定钉的切菜板可让患者在切菜时,充分固定食材,减少手指按压固定食材的动作,以此保护患者指间关节。

　　(7)开瓶(罐)器:拉钩式开瓶器(图117)、握旋式开瓶器(图118)、钳式开瓶器(图119)可帮助患者开启罐头、广口瓶盖或酒瓶盖,减少开瓶时手关节承受的应力。电动开罐器(图120)就可避免使用手动开罐器给手指关节施加的应力。

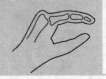

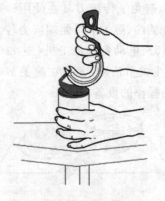

图 117　拉钩式开瓶器

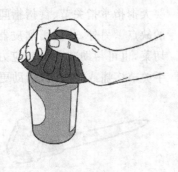

图 118　握旋式开瓶器

306

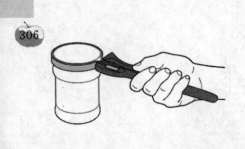

图 119　钳式开瓶器

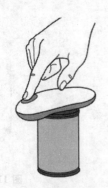

图 120　电动开罐器

　　(8)自动闭合剪刀：使用普通剪刀时，需要手动打开闭合。而附有弹簧的剪刀可自动闭合(图 121)，这可使患者减少使用剪刀时所需要的抓握力量。

　　(9)纽扣钩：专门设计的纽扣钩(图 122)可保护手指关节，避免手指关节过度屈曲，并很好地完成系衣服纽扣的动作。此外，手指关节类风湿关节炎患者可选择拉链、大纽扣或钩夹等容易穿着的衣服。

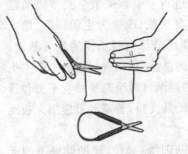

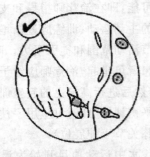

图 121　自动闭合剪刀　　　图 122　利用纽扣钩系衣服纽扣

（10）门把手操作杆：患有手指关节类风湿关节炎的患者较难拧开门把手，若在门把手上添加一个杠杆式的操作杆，则可减少手指关节使用，方便开门。

307

（11）鞋拔：穿鞋时利用长柄的鞋拔，可帮助患者减少髋关节、膝关节的屈曲程度。

291. 如何进行急性期类风湿关节炎的康复治疗

（1）康复目的：缓解疼痛和肌肉痛性痉挛；预防畸形；保护非受累关节的活动度；保护受累关节的休息；保持肌力；预防心肺并发症；逐渐恢复受累关节的活动和功能。

（2）康复方法：包括休息、夹板、运动疗法等，逐渐应用冷疗法、温热疗法、蜡疗法、短波疗法、水浴疗法等物理因子治疗。具体操作如下：根据炎症的严重程度和范围，可卧床休息 1～3 周。夹板主要用于颈、手、腕、膝和踝部的支持和休息，但不要过度矫正畸形。卧床休息阶段，运动疗法主要是保持肌力和功能。一旦炎症的迹象减退（如血沉下降）即可开始受累关节的等长训练，一般每日 2 次，每次重复 3～4 次收缩；与畸形反向的肌肉（臀肌、股四头

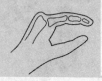
肌、踝跖屈肌、肩伸展肌、肘伸肌、腕伸肌和指屈肌)收缩宜多些;只要可能,即在治疗师指导和支持下进行非受累关节全关节活动范围的主动运动;训练应逐渐增加重复次数、改变为主动训练、增大关节活动范围和徒手阻力。呼吸训练是保持肺功能的重要基础。当患者可坐起,治疗师应给予稳定的高坐位,以确保患者不产生头晕,然后进行高椅上的起坐训练,并逐渐过渡至跨步站立平衡和行走平衡训练(此时可应用手杖等辅助具支持,若需要可应用夹板支持膝关节于伸展位)。

水中运动项目开始为浮力辅助训练(坐位-辅助伸展下的起立-坐下);坐位,肩外展;俯卧位(半牵伸状态),髋伸,逐渐开展浮力反向平衡训练和抗浮力运动训练。

(3)注意事项:为维持关节活动度,应每日对每一个受累关节做被动关节活动度训练或非常轻柔的主动关节活动度训练,并应在控制疼痛和无阻抗的情况下缓慢地进行。突然的、快速的活动或用力过猛可导致炎性关节新的损伤。为避免疲劳,每次治疗时间不宜过长,可增加频度来保证效果。每日应进行 3～4 个时间段的治疗,每个时间段进行不同关节的治疗。

292. 如何进行恢复期类风湿关节炎的康复治疗

(1)运动疗法前的准备:采用毛巾包裹碎冰块的冷疗法可用于减轻关节肿胀、缓解疼痛,特别是膝关节。蜡疗法用于缓解手部的疼痛,特别是在训练前。温热疗法适用于残留的疼痛,尤其是由活动所诱发的疼痛;主要采用短波疗法和温热疗法等。

(2)用正确的运动模式活动关节:不要将关节置于易发生变形的位置,避免关节在变形的位置上承受外部和内部的压力;避免关节在一个位置上时间过长;避免可能超出患者的力所能及却不易在中间停下来的某些活动;重视疼痛。

(3)运动疗法宜选择刚超过痛点的被动关节活动度训练以防

防治篇

止挛缩：训练最好在晨僵已消退，并用药物或温热疗法缓解疼痛后进行。

（4）运动疗法强调日常活动训练程序：要求每一关节均为最大活动范围；若主要肌群不能等张收缩 5 次，则进行等长收缩；休息和运动的时间比例可根据个体情况和关节损害程度、失能情况而定；规律的运动疗法训练同时可促进健身、增强心肺功能。

（5）治疗后疼痛不应持续 1 小时以上：若疼痛持续数小时，则治疗量应该减半，若疼痛持续存在，则关节必须休息。注意休息不是简单的坐下或躺下而是处于放松体位。

293. 慢性类风湿关节炎患者如何进行康复治疗

慢性类风湿关节炎康复治疗如下：①通过药物、夹板、运动疗法和放松缓解疼痛。②通过运动疗法、休息、夹板等预防畸形。矫正畸形，尤其是矫正膝屈畸形和获得腕伸展。膝关节的畸形可采用管型石膏矫正。管型石膏范围在踝以上、大腿上 1/3 以下，尽可能固定膝关节于充分伸展位，固定 2 周，然后更换新的管型石膏，以获得进一步的伸展，直至不再有新的关节活动范围获得；在更换管型石膏的 3～7 日间隔内，应进行较大强度的股四头肌力量训练以保持获得的关节活动度。管型石膏技术只能用于慢性类风湿关节炎患者，使用时应根据患者具体情况适当调整，并注意避免皮肤擦伤，患者不适时应注意是否发生压疮。③运动疗法训练保持关节活动度和肌力。④改善居住环境。应用防水、轻质地、耐用材料制成的且使用简单、易于固定的功能夹板，以保持患者的功能性独立。⑤利用日常生活辅助具完成个人卫生、穿衣、进食、烹饪、移行等日常生活活动。⑥积极开展各种社交、休闲娱乐活动，保持生活质量。

294. 如何进行踝、足损害患者的康复治疗

（1）矫形器：使用矫形器目的在于缓解疼痛、矫正常见的跟骨

309

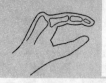

外翻和距骨内翻等畸形、恢复正常的生物力学列线。具体方法如下：踝-足矫形器用于制动存在慢性渗出和结构性病理改变的踝关节，降低疼痛和改善步态。特殊的鞋子用于各种足部畸形，具体包括应用柔软的制鞋材料，制鞋时改良鞋构造的边缘区域（如足趾部高而宽大、鞋面宽、鞋帮后跟无约束等）以使鞋内容积最大而减少对足趾部、后跟部和足面等处潜在的压迫，鞋底的改良（如跖骨疼痛时采用跖骨杆缓解压力，在足底外侧或内侧填垫预防踝内翻或外翻，摇杆鞋底减轻跖骨压力使步态周期的足跟离地更加舒适有效）。

（2）物理因子治疗：通常采用浅表热或冷渗透的方法作用于足-踝部。冷疗法采用摩或擦的方法代替持续冰敷可使患者更易于接受。透热疗法用于牵伸训练前改善连接组织弹性，但急性炎症期或感觉缺失者禁用。对所有肢体血管性疾病或感觉降低者，温热疗法和冷疗法应谨慎使用。

（3）运动疗法：包括跟腱和腓肌腱的被动牵伸训练、踝和距跟关节的主动关节活动度训练、足踝前部肌群的等长收缩训练、胫前肌、胫后肌从展长位开始的向心等张收缩训练、腓肠肌和腓肌从缩短位开始的离心收缩训练。"弯底鞋"（弧线足跟和弧线足趾）可帮助患者在步行和其他陆地运动训练过程中缓解踝关节应力。

（4）避免新的损伤：所有增加踝、足关节应力和损害，加重病情的活动都应避免。跑步、跳跃和需要快速启动、转动或停止的运动，容易导致已经肌力降低的关节韧带、肌腱等软组织拉伤，导致严重的踝关节损伤。

295. 如何进行膝关节损害患者的康复治疗

（1）急性炎症期：①矫形器。限制承重；休息夹板（如软性膝关节制动器）提供最大程度的伸展、促进局部关节休息；在卧位移去矫形器时避免用枕垫于膝下，以减少膝关节屈曲挛缩的危险性。②物理因子治疗。冷疗法是最简捷的镇痛方法。③运动疗法。通过等长收缩训练保持股四头肌肌力;在急性期不宜采用等张收缩训练。

(2)亚急性或慢性期:①矫形器和日常生活辅助具。病程较长的类风湿关节炎患者一般对矫形器的耐受性较差,故无特殊的矫形器。若存在膝屈挛缩,则可在夜间使用软性膝关节制动器;若存在单纯的腘绳肌紧张,可采用可调节的或夹板辅助的膝伸矫形器;若存在膝外翻畸形,限制距跟关节旋前的踝-足矫形器是有益的,在膝内侧结构相对完好时可垫高足内侧。手杖、助行器、拐杖等可降低步态过程中膝关节的应力,一般鼓励患者使用。②物理因子治疗。除了急性期所采用的温热疗法外,超声波疗法、经皮神经电刺激疗法均可用于缓解疼痛。③ 运动疗法。通过从股四头肌等张开链训练,渐进为闭链向心收缩训练和离心收缩训练以增加肢体肌力;登楼梯训练和倾斜跑台训练可导致前膝痛,应予避免;水中运动可使有氧训练更为容易,但降低了对股四头肌的针对性肌力训练;膝屈挛缩可采用缓慢的腘绳肌牵伸训练,同时可配合浅表热或深部热疗。④能量节约和关节保护。学习有效地完成日常生活活动能力的技巧,并节约能量,缓解关节压力,如应避免重复的爬楼(其可使膝关节应力较正常增加 6～7 倍)。

296. 如何进行髋关节损害患者的康复治疗

(1)移行辅助具和矫形器:步行器或手杖可在步态过程中降低对髋关节的应力;四脚拐等适用于上、下肢体关节均有病理改变者。

(2)设施改建:升高坐便器位置、增加洗澡椅、栏杆和坐垫有助于髋关节受累患者在完成日常生活活动时避免髋关节处于疼痛位置。此外,可利用长柄把手装置帮助穿裤子、洗浴,促进独立。

(3)物理因子治疗:浅表热或冷疗虽不直接影响关节内在病理,但可缓解大转子滑囊炎等浅表结构的疼痛。炎症消退后,配合牵伸训练的超声波疗法可缓解关节囊紧张。

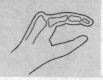

（4）运动疗法：急性期患者仰卧位或俯卧位，臀下垫枕伸展髋关节且不使膝关节屈曲，以此使髋关节获得休息；可完成一些髋关节肌群的简单等长收缩。亚急性期和慢性期，水中运动是完成等张训练和有氧训练的最佳方式，主要靶肌群为髋伸肌和髋外展肌；应用功率自行车、跑台和渐进性行走练习可很好地获得肌力和耐力；运动疗法前后的牵伸训练是必要的。

297. 如何进行颈椎损害患者的康复治疗

（1）矫形器：软性或半刚性颈围有助于帮助放松肌肉痉挛，但软性颈围对限制关节活动无效；有轻度半脱位且无脊髓损害的患者在矫形外科会诊后可采用制动更强的枕-颈-胸矫形器等矫形器。

（2）物理因子治疗：牵引疗法和力量偏大的手法治疗为绝对禁用；浅表热疗法、超声波疗法或两者共同作用可缓解颈部肌肉的紧张。

（3）运动疗法：恢复更多的肩胛和盂肱运动和轻柔的局部深擦摩有助于恢复颈部的关节活动度；患者将手置于前额和头部施加向前、向后、向侧方的压力完成等长训练；等张训练须慎用。

（4）能量节约和关节保护：通过上肢非承重方式和应用恰当的颈部生物力学，使颈段脊柱负荷降低，建议技术为提轻袋、贴身提举物体、在弯腰和过头举物时颈部保持正立位。

（5）特殊情况的康复：寰枢椎半脱位发生率为 $25\% \sim 75\%$。对于寰枢椎半脱位，即使患者主要表现为疼痛而无明显神经系统障碍时，也常存在危险的隐患。因此，当患者乘坐汽车、火车等各种交通工具，甚至电梯时，需要加强特别的保护措施。最好是使用一个柔软的或塑料的颈围，以减少颈椎过度屈曲，并教育患者保持适当的身体运动姿势。颈椎的手法治疗要特别慎重，若患者存在寰枢椎半脱位的情况，在对患者做功能训练时就应谨慎。

298. 如何进行手、腕损害患者的康复治疗

（1）天鹅颈畸形：应用蜡疗松弛软组织并镇痛；手指按摩降低水肿、减少纤维化形成；"环夹板"主要用于近端指间关节，改变远端指间关节的被动屈曲和补偿掌指关节屈曲畸形；牵伸促进掌指关节伸展和近端指间关节屈曲。

（2）钮孔畸形：手指按摩和蜡疗是有用的治疗；牵伸训练促进掌指关节屈曲、近端指间关节伸展和远端指间关节屈曲；内在肌的牵伸提供近端指间关节伸展和掌指关节屈曲的部分帮助；矫形器可促进近端指间关节伸展，以产生远端指间关节屈曲运动或通过三点压力和逆转近端指间关节屈曲提供远端指间关节屈曲运动。

（3）掌指尺侧偏和腕桡侧偏：应用持续的管型石膏可有效地预防韧带挛缩并将关节置于休息位，但这一过程可造成近端或远端关节的畸形，因此必须小心监测；功能夹板可使关节处于休息位，但使用不方便，腕管夹板可能会造成神经损害；物理因子治疗包括蜡疗、水肿的按摩和超声波疗法等；糖皮质激素关节腔及腱鞘注射可极大缓解疼痛并加速功能恢复；关节保护对有腕、掌病理改变的患者特别重要；作业治疗主要帮助对家庭和工作场所的再设计。

（4）扳机指：治疗主要为糖皮质激素腱鞘内注射，重者可选择对纤维索条的松解手术。

（5）内在肌紧张：应用掌指关节伸展和近端指间关节屈曲牵伸缩短的内在肌和支持连接组织；应用蜡疗和水疗促进牵伸；强调应用避免掌指关节屈曲和近端指间关节伸展的功能技巧（如避免坐在手掌上和用手掌面携物等习惯性活动），可减缓内在肌紧张。

299. 类风湿关节炎症状缓解后还需要继续治疗吗

一般来说，类风湿关节炎患者在急性、亚急性期经过药物等一

313

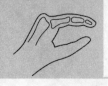

系列合理有效的治疗，多数患者症状可以缓解。症状缓解的具体表现为：晨僵小于 15 分钟，无乏力，无关节肿痛，肌肉萎缩与关节活动受限好转，血沉等实验检查指标降低或明显好转。此时，在病理学上也呈静止或缓慢进展状态。但是，由于类风湿关节炎患者虽然进入缓解期，其病理仍可能缓慢进展，因此仍有可能复发。也就是说，虽然患者缓解期症状减轻或消失了，但是患者体内的异常免疫反应并没有完全得到根除，病理发展没有完全停止，只是药物等治疗将它们抑制在一个比较低的水平，不引起明显的临床症状而已，如果不维持治疗，复发和加重的可能性依旧存在，最终可导致或加重关节破坏、畸形及功能丧失。

鉴于上述情况，临床上症状缓解的类风湿关节炎患者也仍然需要维持治疗，只是这个时期的治疗方案与急性期不大一样，具体治疗方案还要根据急性期治疗情况来确定。通常，可根据病情控制的程度进一步将非甾体抗炎药减量，以 1/3～1/2 剂量维持，部分患者甚至可停用。同时，可在病情完全控制后 3～6 个月将改善病情抗风湿药减量或将联合用药改为单用。少数患者有可能在病情完全缓解后 6 个月尝试停用改善病情抗风湿药，但应注意患者的随诊，发现病情反复时再及时用药，既往的治疗用药仍然有效。同时，这个时期的康复治疗十分关键，康复治疗对于关节功能的恢复及预后都有至关重要的影响。患者每日要定时做全身和局部相结合的关节运动，并根据需要配合物理因子疗法。

类风湿关节炎患者往往经过积极合理的治疗，大多能够得到有效的控制，达到完全缓解，但是这时候千万不能放松治疗，缓解后的巩固治疗仍然任务艰巨，不可掉以轻心。换言之，类风湿关节炎的治疗需要一个长期过程，在这个过程中，为防止病情复发，原则上不应停药，但也可依据病情逐渐减量维持治疗，直至最终停用。对于最终停药时间，目前没有明确的限定，有观点主张终身用药，也有观点认为可小剂量用药，维持 2～3 年。这方面的问题还有待于进一步的临床观察和研究。

300. 如何治疗难治性类风湿关节炎

临床上通常把两种或两种以上改变病情药物联用治疗类风湿关节炎完成一定疗程而疗效仍不满意者,称之为难治性类风湿关节炎。对难治性类风湿关节炎,多主张用甲氨蝶呤＋来氟米特联合治疗或采用多种改善病情抗风湿药联合治疗。其次,生物制剂为常规治疗无效的类风湿关节炎患者提供了新的方案,其中最多的是生物制剂,如肿瘤坏死因子-α抑制药等。生物制剂治疗已显示了一定的疗效,但是费用过高和存在某些不良反应仍然是当前亟待解决的问题。

同时,免疫净化治疗、大剂量化疗、外周血造血干细胞移植等方法也在尝试应用。例如,单个核细胞清除、血浆置换等免疫净化治疗,以及应用患者自体外周血造血干细胞移植是可供难治性类风湿关节炎治疗选择的有效方案,这些疗法能够达到缓解病情、改善生活质量的治疗作用,具有良好的可行性。大剂量免疫吸附结合自体干细胞移植进行免疫重建已用于难治性类风湿关节炎的治疗,2年病情缓解率达到66％,但存在费用高、易复发、移植相关不良反应及死亡率等缺点,使其应用受到限制。此外,还有尝试应用干扰素、免疫毒素、共刺激信号阻断药及其他多种单克隆抗体治疗难治性类风湿关节炎。这些治疗均处于探索之中。

301. 治疗老年类风湿关节炎需要注意什么

由于老年类风湿关节炎患者具有自身的临床特点,尤其存在长期预后较差,即使治疗得当,大多数患者仍会发生残疾。此外,高发的严重感染和心血管疾病进一步使老年类风湿关节炎患者死亡率增加。因此,在治疗上需要特别注意如下事项:①老年类风湿

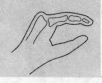
关节炎患者早期确诊后应立即进行正确治疗,应用既能迅速改善症状又能长期控制病程进展的联合药物治疗。②老年类风湿关节炎患者对小剂量糖皮质激素治疗效果良好。泼尼松减量后常出现持久而严重的滑膜炎,需要使用其他药物,如非甾体抗炎药和羟氯喹以控制炎症。③老年类风湿关节炎患者在治疗的同时应该每日坚持适当活动。活动期全身症状明显时以休息为主,同时避免绝对卧床不起,受累关节须保持功能位置,必要时须用夹板。缓解期易发生严重的多发性关节畸形,因此待关节肿痛消退后,应循序渐进地进行锻炼,以改善关节功能。④根据老年患者特点慎重选用药物。老年人的胃肠道、肾脏等器官的功能在逐渐减弱,用药后发生不良反应的概率约为年轻人的 7 倍。并且老年人常患有高血压、冠心病、糖尿病等,因此在选择药物时应十分慎重。非甾体抗炎药极易影响老年患者胃肠道及肾脏的功能,故老年人使用该类药物的剂量要小,在用药过程中要密切观察用药反应,一旦出现异常,要及时减量或停药。⑤积极治疗感染灶。老年人的免疫功能在降低,对环境的适应能力变差,易发生各种感染,如龋齿、齿槽溢脓、扁桃腺炎、副鼻窦炎、慢性中耳炎等。这些感染性病灶是重要的感染源,可使类风湿关节炎的症状加重,必须及时进行治疗。⑥避免不良环境、劳累等诱因。潮湿,受凉,精神紧张,过度疲劳,失眠,外伤(如关节扭伤、跌伤和骨折)等,均可诱发或加重老年类风湿关节炎患者的症状,故需要注意避免。

302. 如何治疗围生期女性类风湿关节炎

由于类风湿关节炎好发于青中年女性,正好也是育龄期,如何治疗围生期这一特殊时期的女性类风湿关节炎是临床上一个十分重要的问题。具体治疗要点如下:①患者怀孕前必须做好充分的准备,使疾病得到最佳控制,最好处在稳定期,增加营养,防止受凉及各种感染,以免诱使类风湿关节炎复发。②怀孕前半年停用对生殖系统有影响的药物,如必须停用细胞毒免疫抑制药(如硫唑嘌呤、环磷酰胺、甲氨蝶呤、雷公藤等)3~6个月以上,以免导致胎儿畸形。如果难以停用在怀孕前2~3个月也最好停用,停药后约70%的类风湿关节炎妇女在怀孕期间病情可以改善,大部分孕妇在妊娠3个月病情可缓解。尽管如此,怀孕期间病情仍会出现波动,而且大部分怀孕期间病情稳定的患者,多在分娩后复发。因此,类风湿关节炎患者妊娠时的关键是如何用药的问题。③怀孕期间禁用细胞毒药物,如甲氨蝶呤、环磷酰胺等。金制剂、青霉胺、雷公藤等也应慎用。④对于非甾体抗炎药,妊娠前3个月由于可能对胎儿的肾功能有影响,因此必须严格限制使用;妊娠中期必要时可以使用;妊娠后期由于此类药有增加新生儿出血包括颅内出血的危险性,因此在产前6周应该停用;哺乳期间最好使用半衰期短的药物,如布洛芬等。一般来说,女性类风湿关节炎患者在妊娠期间症状大多会自然缓解,因此重点在于如何治疗产后疾病加剧的问题。

303. 什么是幼年类风湿关节炎的治疗原则

幼年类风湿关节炎是儿童的一种特发性关节滑膜炎,伴周围软组织肿胀和渗出。目前认为,可能是一个由多种原因引起的综合征。具体治疗原则如下:①幼年类风湿关节炎不能完全治愈,但可以做到临床症状缓解。因此,治疗的目的是缓解临床症状,控制关节炎症,保持关节活动和肌肉力量,防止或减少关节损害及畸形,最大限度地保持其功能状态。②早期治疗,安全用药,控制病情,缓解症状,治疗并发症,阻止病变发展,延长缓解期,改善预后,防止关节畸形和肌肉挛缩。③治疗宜先从简单、安全和比较保守的疗法开始,如未见效再选用其他治疗。除用非甾体抗炎药对症治疗外,应尽早开始用改善病情抗风湿药。当使用一种改善病情抗风湿药存在不足时,应在密切观察下,采用联合疗法。毒性较大的免疫抑制药只在严重情况下才可慎用。④长期治疗。由于它的

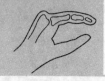

病因和发病机制不是十分清楚,所以治疗相对复杂和困难,需要长期治疗,且采取综合治疗措施。⑤幼年型类风湿关节炎标准治疗方案。需要以家庭为中心,社会为基础和多方面的协调配合。尽可能让父母和孩子理解疾病,并参与治疗。培养患儿形成正常的心理和社会观,积极鼓励患儿接受正规教育。

304. 幼年类风湿关节炎宜采用哪些治疗方案

幼年类风湿关节炎治疗方案应该从最简单、最安全、最保守的措施开始。治疗一般持续到代表疾病活动的所有症状被控制后的1~2年,应避免在短暂的自限性缓解后立刻停用抗风湿药物。儿童长期使用糖皮质激素和生物制剂有潜在的毒性蓄积作用,只有在出现威胁生命的疾病时才可使用。具体的治疗方案可根据幼年类风湿关节炎分型进行。

(1)少关节炎型幼年类风湿关节炎:可按照非甾体抗炎药、羟氯喹、甲氨蝶呤、柳氮磺吡啶、关节腔内注射糖皮质激素的顺序进行依次治疗。

(2)多关节炎型幼年类风湿关节炎:可按照非甾体抗炎药、甲氨蝶呤与泼尼松、关节腔内注射糖皮质激素、静脉用丙种球蛋白与环孢素、硫唑嘌呤与环磷酰胺试验性治疗的顺序进行依次治疗。

(3)全身型幼年类风湿关节炎:可按照非甾体抗炎药与泼尼松、静脉糖皮质激素冲击治疗、甲氨蝶呤与泼尼松、关节腔内注射糖皮质激素、静脉用丙种球蛋白与环孢素、硫唑嘌呤与环磷酰胺试验性治疗的顺序进行依次治疗。

如果所有治疗方法无效,则可考虑使用自体造血干细胞移植。此外,在幼年类风湿关节炎长期治疗中,营养是非常重要的一环,饮食的补充尤其是维生素 D、维生素 C 和钙的补充是明智之举。

305. 哪些非甾体类抗炎药可用于幼儿类风湿关节炎

针对上述 3 型幼年类风湿关节炎,一般首选的治疗药物为非甾体抗炎药。幼年类风湿关节炎可选择的非甾体抗炎药种类如下。

(1)阿司匹林:阿司匹林是世界范围内广泛使用的一种最有效和便宜的非甾体抗炎药。治疗起始量为每日每千克体重 75～90 毫克(根据患者的年龄和体重计算),每日 4 次,口服,3 次在用餐时间与饭同服,1 次在晚上睡觉前与牛奶同服,这样可以减少胃肠刺激。

(2)其他非甾体抗炎药:使用较为广泛的非甾体抗炎药还包括萘普生(每日每千克体重 15 毫克,每日 2 次,口服);布洛芬(每日每千克体重 35 毫克,每日 4 次,口服);托美丁(每日每千克体重 25 毫克,每日 4 次,口服)。对于那些吞咽片剂有困难的幼儿,还可使用前两种药物的悬浮液(布洛芬悬浮液的剂量是每日每千克体重 45 毫克)。同时,幼年类风湿关节炎患儿服用非甾体抗炎药时,还须注意:①幼年型类风湿关节炎患儿对非甾体抗炎药的反应各不相同,约 50％的患儿经过非甾体抗炎药治疗后,病情可得到满意的控制。患儿可能使用某一个药物的疗效比其他的都要好。②如果患儿出现呕吐或可能患流行性感冒或水痘时,任何非甾体抗炎药都应该停用。③如果只有丙氨酸氨基转移酶短暂性地升高而没有其他的毒性表现,则不是停药的指征。

306. 哪些改善病情抗风湿药常用于幼儿类风湿关节炎

当患儿对最初试用的非甾体抗炎药无效或疗效不佳时,应该

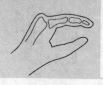

选用其他多种药物,尤其是改善病情抗风湿药。幼年类风湿关节炎可选择的改善病情抗风湿药种类如下。

(1)甲氨蝶呤:甲氨蝶呤是目前最常用于治疗对非甾体抗炎药无效的幼年型类风湿关节炎患儿。其优点是小剂量起效,可口服,不会引起恶性肿瘤和不育。但有出现系统性毒性的可能,包括骨髓抑制、间质性肺炎等。在每周治疗一次的患儿中,肝硬化并不是可预见的毒性表现。如果伴有如营养不良、病毒性肝炎、糖尿病、肥胖、乙醇中毒这些危险因素时应避免使用甲氨蝶呤。甲氨蝶呤可能干扰患儿排泄,故在治疗时可同时每日口服叶酸。同时,也需要定期监测全血细胞计数、尿常规、肝肾功能和胸片等。

(2)羟氯喹:羟氯喹被认为是一种对年长患儿有效的附加治疗药物。最初剂量是每日每千克体重 5 毫克(总量不超过 400 毫克)。服药前应进行眼科的色觉评估检查,以后每 6 个月检查一次。虽然目前推荐的剂量很少出现视网膜毒性反应,但一旦出现视网膜病变,应立即停药,因为它的不良反应是逐渐累积的。

(3)其他:金制剂、青霉胺、柳氮磺吡啶也可用于治疗,但并非首选,硫唑嘌呤等仅用于存在威胁生命、持续进展的关节炎和残疾风险的患儿,幼年型类风湿关节炎出现淀粉样变是使用免疫抑制药的独特适应证。生物制剂也可用于幼年型类风湿关节炎,而且试验证明有效,但由于价格昂贵,所以应根据家庭经济条件及患儿的病情来选用。一般来说,容易反复感染或长期感染的患儿不宜使用。治疗前应排除结核病的可能。

307. 幼年型类风湿关节炎患儿如何使用糖皮质激素

对使用非甾体抗炎药和甲氨蝶呤等药物治疗无效的幼年型类风湿关节炎患儿,通常需要全身应用糖皮质激素。具体应用要点如下:①常与非甾体抗炎药或其他抗风湿药物合用。②对于那些难以控制且伴显著功能障碍的系统性疾病,可每天早晨给药 1 次,剂量为泼尼松每日每千克体重 0.1～1 毫克(总量不超过 40 毫克)。③病情更严重者可分次服用。④当疗效满意或无法得到完全控制时药物应逐渐减量,甚至停用。⑤注意避免不良反应。发育迟缓是糖皮质激素最大的不良反应。每日 5 毫克的剂量通常就有抑制作用,在体重小于 25 千克的患儿中每日 3 毫克也可出现生长抑制。然后,患儿的身高会有所恢复,这可能是疾病或治疗的结果。如果出现明显的生长抑制,通常不会出现身高的恢复。为了将每日糖皮质激素的需要量减到最小量,提倡对症状严重的患儿采用静脉注射糖皮质激素的冲击疗法。通常选用甲泼尼龙,每次冲击剂量为每千克体重 10～30 毫克,但可引起电解质紊乱、液体失衡和心律失常等严重的致命并发症。⑥有致命的严重并发症,如心包炎或致盲的急性虹膜睫状体炎等,应使用大剂量糖皮质激素口服或冲击治疗。⑦如果 1～2 个关节对保守治疗或短期物理因子疗法疗效不满意,可考虑进行关节腔内注射糖皮质激素治疗。⑧全身型幼年型类风湿关节炎,应该而且必须使用糖皮质激素联合治疗,除了糖皮质激素可能影响生长发育之外,疾病本身的一个可以预知的特征就是生长发育迟缓,因此目前最好使用最小剂量的糖皮质激素,既达到控制疾病的目的,又不过于影响患儿的生长发育。

321

308. 中医对幼年型类风湿关节炎有何观点

中医学认为,幼年型类风湿关节炎也属"痹病"的范畴。但由于小儿特殊的生理特点,使其在病因病机上又与成人类风湿关节炎略有不同。小儿生理特点如初升旭阳、生机旺盛,"阳常有余、阴常不足",在病理方面更易于有"化热"的趋向。幼年型类风湿关节炎在活动期或发作期也有"热病居多、较少寒证"的临床特点,虽有风、寒、湿、痰、瘀之因,久之亦多化热。如《临证指南医案·幼科要

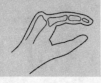

略》所说:"体属纯阳,所患热病最多。"所以,在临床上患有幼年型类风湿关节炎的小儿多见舌红苔黄,脉滑数,患处多有红肿热痛。

由于患幼年型类风湿关节炎的小儿在病理上易于"化热",以热证居多,所以在诊治本病中,虽然患儿往往遇阴雨天的时候症状加重,但不作寒湿论处,仍按热证论治。在治疗过程中一般大量应用清热解毒凉泄之药,如黄柏、防己、薏苡仁、忍冬藤等,可以控制关节炎症,消除充血、水肿,减少患处炎症所致免疫复合物形成和堆积。

中医学认为,幼年型类风湿关节炎致病因素中湿、痰、瘀浊易阻滞气机、经络,最难剔除,使病情反复难愈,形成恶性循环,给治疗带来极大困难。这些病理产物往往又是造成患儿关节滑膜充血、水肿,形成炎性病理产物,日久软骨被吸收,关节面粘连融合,关节腔内纤维化,使关节肿胀热痛,活动受限,关节僵硬,最终会导致肢体致残。

由于小儿体质尚弱,正气不足,无力抗邪外出,每致缠绵难愈。早期治疗以祛邪为主,侧重清热,后期则加扶正之品。早期的祛邪主要是清热、利湿、化瘀和消痰。所谓"治风先治血、久病多瘀、顽疾多痰"。除了清热解毒凉泄的药以外,还会适当地应用如当归、川芎、红花、牛膝、防己、陈皮、半夏、土茯苓等活血化瘀、祛痰除湿的药物。另外,像蜈蚣、乌梢蛇等虫蛇类药品,极易搜剔经络之邪、散结通络止痛,为治"顽痹"之要药。在辨证论治的基础上也会适当地加以应用。

在治疗后期,病情渐渐稳定,患儿逐步康复。这时邪气已大部分祛除,此时宜逐渐增加益气温通之品,如黄芪、桂枝等,加快疾病的痊愈。由于幼年型类风湿关节炎治疗时间长,又易于反复,在辨证辨病的基础上,要坚持服药,不能一见临床症状消失就停药息治。即使实验室指标复查结果正常、转阴,也应坚持治疗一段时间,逐渐停止服药,以免病邪又卷土重来。

309. 类风湿关节炎患者饮食应注意什么

类风湿关节炎患者可因关节疼痛、活动减少、长期服药等因素造成食欲降低、消化功能减弱等饮食问题。而日常饮食是身体新陈代谢活动所需营养及能量的主要来源，合理的饮食可以维持正常的生理功能，可以增强体质，还可以辅助药物，达到治疗疾病的效果。因此，类风湿关节炎患者应当注重合理饮食。具体注意事项如下。

(1)合理选择食材：可适量选食富含维生素 A、B 族维生素、维生素 C、维生素 E 丰富的蔬菜和水果，可适量多食动物血、蛋、鱼、豆类制品、鸡肉等富含组氨酸、精氨酸、核酸和胶原的食物。饮料以不含添加剂的果汁为宜，少喝汽水等易增加胃酸的饮料。切忌生冷。

(2)适当烹饪：一般不采取炸、烤、爆等烹饪方法，以免有效成分被破坏，同时，油炸食物含有糖基化终末产物，增加细胞氧化性。因此，应采取蒸、炖、煮、煲汤、酒浸、泡等烹饪方法。

(3)合理饮食：保证足够的能量，富含多种维生素及一定的蛋白质，食物要容易消化和吸收，经过合理的营养搭配及适当的烹调，尽可能提高患者的食欲，也可以少食多餐增加食量。不可过量，进食要按时。饮食应以清淡为主，做到高蛋白、高维生素，脂肪、热量适中，低糖、低盐。膳食中糖类、蛋白和脂肪的比例以 3：2：1 为合适，动植物脂肪比例为 2：1 为宜。全日饮食中热能的分配以早餐 30%、午餐 40%、晚餐 30% 为合适。

(4)避免不宜饮食：牛奶、羊奶等奶类，以及花生、奶糖、肥肉、动物内脏、酒、咖啡、茶等食物不利于疾病的治疗和康复，要注意少吃。此外，饱和脂肪酸等容易加重炎症，而 ω-3 脂肪酸等可降低炎症反应。

(5)注意与服用药物相配合：服用药物期间，注意加强保护性

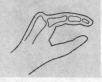

饮食,尤其是服用存在胃肠道反应的药物时。应用糖皮质激素的患者,糖类及脂肪要少用,食盐用量也应比正常人少。

(6)饮食疗法只是一种辅助食疗方式:单靠饮食疗法并不能使类风湿关节炎治愈,类风湿关节炎的治疗一定要以药物治疗、康复治疗等为基础。

310. 哪些饮食适宜类风湿关节炎患者

饮食治疗可以作为治疗类风湿关节炎的一种辅助措施,因此适宜、合理的饮食,可以帮助患者缓解症状和预防再发。某些食物及微量元素(如硒元素)可使类风湿关节炎患者减少疼痛和肿胀症状、降低晨僵时间、缓解疲劳等。但有些食物也可造成类风湿关节炎患者产生不良反应或加重患者病情。因此,选择适宜的饮食,对治疗类风湿关节炎患者有帮助。原则上,类风湿关节炎患者宜选择富含有益油脂、钙质、铁质和维生素的饮食。

(1)富含有益油脂的食物:富含 ω-3 脂肪酸和鱼油的鱼类可降低炎症反应,减少晨僵和关节疼痛,具体包括花鲭鱼、秋刀鱼、乌鱼子、石斑鱼、鲑鱼、白鲳鱼、牡蛎、鳕鱼等。吃富含 ω-3 脂肪酸和鱼油的鱼类对于预防类风湿关节炎的重要性在多项流行病学研究中得到了证实。研究结果显示,即使每个月只食用 1～3 次富含 ω-3 脂肪酸和鱼油的鱼类,也能使类风湿关节炎的发病风险降低 20%。与从不食用鱼类的人相比,每个月至少食用 1 次富含 ω-3 脂肪酸和鱼油的鱼类,可降低类风湿关节炎 28% 的风险。

(2)有助于降低炎症反应的食物:含有抗氧化剂和植物化学物质,有助于降低导致炎症的酶类物质的水果与蔬菜,如樱桃、苹果、洋葱、姜、西红柿、草莓等。全谷物所含成分也有助于降低炎症反应。

(3)含有天然抗炎物质的食物:橄榄油含有与非甾体抗炎药布洛芬活性相似的天然抗炎物质。因此,有观点认为,地中海饮食因内含有鱼、橄榄油、水果、蔬菜、全谷物等,故可较好地降低炎症反应。

(4)富含优质蛋白质的食物:瘦肉类、鱼类、豆制品、蛋类、脱脂奶类。

(5)富含钙质的食物:脱脂奶类、乳制品、带骨小鱼干、吻仔鱼、蛤、牡蛎、传统豆腐、黄豆制品、绿色蔬菜、芝麻(少量摄取)。

(6)富含铁质的食物:猪肉、牛肉、肝脏、猪血、鸭血、全谷类、豆类、海藻类、葡萄干、绿色蔬菜等。

(7)富含维生素的食物:如番石榴、柑橘类、西红柿、柠檬等。

311. 哪些食物可能加重类风湿关节炎症状

(1)高脂肪类食物:脂肪在体内氧化过程中能产生酮体,而过多的酮体对关节有较强的刺激作用,患者不宜多食用高脂肪类食物。牛奶、羊奶等奶类和花生、巧克力、干酪、奶糖等属含酪氨酸、苯丙氨酸和色氨酸的食物,因可产生致关节炎的介质前列腺素、白三烯、酪氨酸激酶自身抗体及抗牛奶 IgE 抗体等,易致过敏而引起关节炎加重、复发或恶化。高动物脂肪和高胆固醇食物所产生的酮体、酸类、花生四烯酸代谢产物和炎症介质等可抑制 T 淋巴细胞功能,易引起和加重关节疼痛、肿胀、骨质脱钙疏松与关节破坏。因此,红肉因含有高脂肪和高蛋白而导致炎症加重。

(2)海产类食物:如海带、海参、海鱼、海虾等,因其中含有尿酸,被人体吸收后,能在关节中形成尿酸盐结晶,使关节症状加重。

(3)过酸、过咸类食物:酸性食物摄入过多,超过体内正常的酸碱度值,则会使体内酸碱度值一过性偏高,使乳酸分泌增多,且消耗体内一定量的钙、镁等离子,从而加重症状。同样,过咸的食物会使体内钠离子增多,由此加重患者的症状。

(4)含糖量高的食物:糖类易致过敏,可促进人体产生细胞活素类等炎症前化学物质,加重关节滑膜炎的发展,易引起关节肿胀

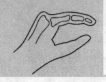

和疼痛加重。此外,研究结果表明,爱吃甜食的后果之一——肥胖是一个较强的类风湿关节炎独立危险因素。目前,尚不清楚肥胖导致类风湿关节炎风险增加的潜在机制,炎症很可能是介导因素之一。内脏脂肪会分泌促炎性细胞因子,从而引起 C 反应蛋白、肿瘤坏死因子-α 及其他全身性炎症的生物标志物水平上升。

(5)咖啡、茶和酒等饮料:咖啡及茶会影响铁质的吸收,不要摄取太多或太浓,最好于饭后 2 小时再饮用。饮酒可增加炎症反应。研究表明,饮酒的"最佳剂量"是每日 175~355 毫升啤酒(或 75~150 毫升葡萄酒,或 20~45 毫升白酒),若超过这一标准,妇女患类风湿关节炎的风险可增加 63%。

(6)茄属植物:如茄子可加重类风湿关节炎症状。

(7)食物过敏:轻微的乳糖不耐受可削弱免疫系统。

312. 女性类风湿关节炎患者如何解决生育问题

女性类风湿关节炎患者怀孕、生育的前提是患者必须处于病情的稳定阶段。因此,当女性患者一旦考虑怀孕,则应根据病情调整治疗方案,选择药物影响最小的最佳怀孕时机。一般来说,改善病情抗风湿药会对胎儿发育有影响,导致胎儿畸形,所以需要停用此类药品 3 个月以上才可怀孕。而停药的前提是经过系统的治疗,病情已缓解,临床活动性指标(如血常规、血沉、肝功能、C 反应蛋白、肾功能等)恢复正常,类风湿因子由原来的高效价降为低效价。在准备怀孕前,可采用避孕套、口服避孕药、子宫内避孕器等措施避孕。

妊娠期患者体内的雌激素、孕激素、皮质类固醇增加,可明显减轻病情,特别是怀孕后的前 3 个月,病情减轻明显,对母亲、胎儿都有好处,整个孕期病情减轻,几乎不需服药。所以,类风湿关节炎女性患者可以安全怀孕生育。

哺乳期患者是否可以哺乳需要根据患者产后的情况具体分

析。由于产后母亲体内的雌激素、孕激素、糖皮质激素水平下降，哺乳可以促进分泌泌乳素、催产素，这两种激素可以抑制糖皮质激素的产生，因此潜在造成女性类风湿关节炎患者产后病情活动加重的可能性。如果哺乳期患者发现病情加重，则原则上不能继续哺乳，且需要服药治疗。如果患者产后症状不明显，复查类风湿关节炎活动指标正常，而又迫切希望母乳喂养，可以试着哺乳 1～3 个月，但哺乳时间不宜过长，以避免病情复发。

313. 为什么类风湿关节炎容易复发

约有 70％的类风湿关节炎患者会呈现反复、周期性发作的病情特点。由此，不仅严重影响患者的日常生活、学习和工作，而且还会使病情逐渐加重，造成功能障碍、残疾，生活质量明显下降的严重后果。造成类风湿关节炎容易复发的原因大致有如下几方面。

（1）发病机制：这是类风湿关节炎复发的根本原因。类风湿关节炎是由许多不明原因引起的体内免疫反应异常的一种疾病，病理呈进行性发展，目前的治疗药物尚不能够彻底根除体内的异常免疫反应，因此在疾病没有到达稳定期之前，这种异常反应会持续存在，或是被控制在一个较低的水平。一旦有诱发因素或者药物应用不规范，这种异常免疫反应会重新引起症状发作。总之，由于人的整个免疫系统处于一个动态平衡的状态，对于类风湿关节炎患者而言，这种平衡极易被打破，所以类风湿关节炎患者也可在稳定期存在复发可能。

（2）应用药物不规范：治疗类风湿关节炎要求用药的规范化和个体化，医生需要根据患者的病情、身体耐受情况和体重等来决定药物的选择、剂量、剂型、服用时间等。如果患者不能够积极配合医生合理用药，则很难达到理想的治疗效果。因此，部分患者随意换药、停药等情况也是类风湿关节炎容易复发的原因。突然的停

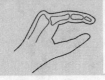

药可导致疲劳、乏力和疼痛等问题。即便是缓慢停药,也会增加复发的风险。中断改善病情抗风湿药可能会在4~8周后复发。

（3）重视预防的程度不够:类风湿关节炎是一种极易受诱发因素影响的疾病,天气、环境、饮食、精神因素等都可以引起疾病的复发。因此,积极从各方面做好预防工作,注意保暖,保持愉快放松的心情,避免感染、寒冷、潮湿、过劳等是十分必要的。

因此注意避免加重发病机制、减少发病诱因,合理规范用药是避免类风湿关节炎复发的有效措施。

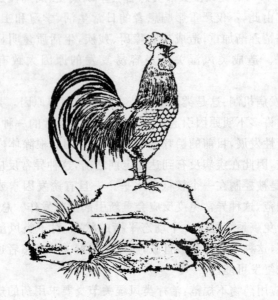